내 몸의 질병을 해독 · 복구하는 자연치유 건강사전!

자연치유

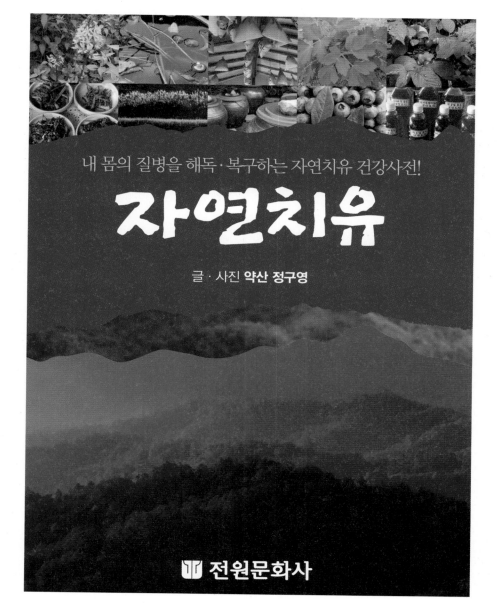

내 몸의 질병을 해독·복구하는 자연치유 건강사전!

자연치유

글·사진 **약산 정구영**

전원문화사

"이 세상에 영원한 만병통치약?은 없다"
"몸의 노화를 억제하고 훼손된 몸을 복구할 수 있다"

나의 화두(話頭)는 "건강한 몸"이다. 의과대학 교수와 병원을 운영해 왔다. 일
평생 최고의 선택은 채식주의자(vegan)와 도인(道人)의 삶을 살아 온 것이다.

세상에서 가장 귀한 게 생명이기에 건강은 아무리 강조해도 넘치지 않는다.
예부터 "재물을 잃은 것은 조금 잃은 것이요, 명예를 잃은 것은 많이 잃은 것이
요, 건강을 잃은 것은 모두를 잃은 것이다"라 했다.

이 책의 저자인 약산 정구영 선생의 호는 약산(藥山), 방외지사(方外之士)다. 약산
선생의 건강에 대한 해박한 지혜는 이 세상에 사는 모든 이의 몸과 마음의 병을
다스리는 영약으로 가득 채워져 있다. 몸에 병이 있는 사람에게는 그의 세속인
들이 알 수 없는 신비함이 전달되어 질병의 고통을 치유하고 경감시켜준다.

약산 정구영 선생과 2000년 중국 하이난도섬에서 일주일을, 2002년 韓中수
교 10주년에 맞추어 북경 베이징에서 韓中日 태극권 교류대회에 참석하여 12일
을 같이 지냈다. 낮에는 태극권과 양생술을 수련하고 밤에는 중의학 문헌자료
를 구하러 다닌 것을 보았다. 귀국 후에는 매주 내가 거처하는 병원에 방문하여

같이 수련실에서 태극권을 수련하고 때로는 주변 사람들에게 양생공과 태극권을 가르쳐 주기도 하였다. 점심 때는 기(氣)철학과 동양 사상에 대하여 깊이 있는 토론을 하기도 하였다.

약산 정구영 선생은 기독교의 독실한 신자이면서, 동양의 3대 사상인 유교(儒敎)·불교(佛敎)·도교(道敎)의 사상을 이해하고 노력하여 상당한 지식 수준에 이르러 있다. 그의 강의를 듣고 있노라면 선도(先導) 도사인지, 유학자인지, 불교학자인지 구별하기 어려울 정도이다. 그의 대학원 석사학위 논문이 불교 능엄경의 "소리 수행에 관한 연구"인 것을 보아도 알 수 있다.

약산 선생은 일평생 세상과 타협하지 않고 자연과 교감하며 전통 의서인 중국의 "황제내경(黃帝內徑)"과 "본초도감(本草圖鑑)", 조선의 "동의보감(東醫寶鑑)", "조선왕실의서", "자연의학" 외 "몸학", "기(氣)", "도학(道學)", "양생술(養生術)", "명상(暝想)", "태극권(太極拳)" 등을 두루 섭렵하고 수련을 해오고 있다.

세계보건기구(WHO)에서 건강이란 육체적, 정신적, 사회적 건강에서 1998년 영적인 건강을 추가했다. 현대인이 앓고 있는 대부분의 병은 잘못된 식습관과 생활 습관에서 오는 만성질환이다. 이 세상에 건강과 관련하여 만병통치약?이 없다는 믿음에는 동서양 구분이 없다. 다만 노화를 억제하고 질병을 예방하고 몸에 좋은 먹을거리와 천연 식품은 지천에 널려 있다.

사람은 먹어야 산다. 우리가 매일 먹는 음식은 건강과 직결된다. 평소에 늘 먹어서 아무 문제가 없었던 음식은 괜찮지만, 흔히 건강에 좋다(한약재 등)는 것을 선택할 때는 신중을 기해야 한다. 실제로 몸에 맞지 않은 식품을 먹고 병원에 오는 경우가 많고 잘못된 음식 습관이 암·고혈압·당뇨병·중풍과 같은 성인병의 원인이 되는 경우가 많기 때문이다.

이 세상에 나를 지켜주는 안전지대가 없다는 것을 깨닫고 지구환경에 무슨 일이 벌어지고 있는지 관심을 가져야 한다. 사람은 오래 사는 것도 중요하지만 생을 마감할 때까지 병 없이 행복하게 삶의 질을 높이며 사는 게 중요하다. 요즘 현대인은 영양이 넘친다. 몸에 좋다는 각종 음식이나 건강 기능 식품이 넘쳐나고 부작용도 매년 증가하고 있는 추세다.

모든 병은 세포의 변질과 손상이 되면 염증이 생긴다. 머리끝에서 발끝까지 어떤 부위에서도 염증이 생길 수 있다. 몸에 일어나는 병의 70%가 마음에서 기인한다고 정신신체의학에서는 주장하고 있다. 스트레스의 홍수 속에서 살아가는 현대인은 정신신경증, 고혈압, 당뇨병, 신경성위궤양, 과민성 대장증후군 등 각종 스트레스성 질병에 노출되어 있다. 위염 · 식도염 · 비염 · 피부염 · 결막염 · 관절염 · 구내염 등 미세먼지 · 화학물질 · 중금속 · 식품첨가제 · 변이와 산화된 식품 등이 몸 안에 독소가 축적 되어 인체의 곳곳을 돌아다니며 온갖 질병을 유발한다.

지금부터라도 건강한 몸을 유지하기 위해서는 자연과 교감하며 잘못된 생활습관과 식습관을 바꾸고, 긍정적인 생각, 절제된 생활, 휴식, 규칙적인 운동, 체중 관리 등을 해야 한다.

이번에 약산 선생이 쓴 내 몸을 해독 · 치유하는 "자연치유"는 아무나 할 수 있는 일이 아니다. 그동안 약산 정구영 선생은 "몸을 알면 건강이 보인다", "산야초 대사전", "약초에서 건강을 만나다" 외 30권 저서를 냈다. 국내 일간지 신문(한국일보, 문화일보 등)과 잡지사(월간조선, 사람과 산 등)에 연재한 것과 각종 지자체(시 · 군 · 구)와 공무원 교육원 등에서 특강한 것을 각종 질병을 치유하고 해독하는 방법을 "자연치유" 책으로 펴낸 것이다.

이 책에서는 주로 병의 원인과 의학적인 지식을 전하고 해독하는 방법을 제시하고 있다. 아무쪼록 이 책을 통하여 환자는 질병에서 해방되고, 건강을 되찾길 바란다. 건강을 직업으로 가지고 있는 제도권의 의사 · 한의사 · 한약사 · 약사와 비(非)제도 권에서 자연요법사 · 약초꾼 · 건강원 · 요양사 등을 운영하는 분에게 자연치유의 바이블로 일독을 권한다.

전주 화산 따상방 연구실에서
대한태극권연맹 총재, 의학박사 _ 이동호

"나의 생명은 이 세상에서 가장 귀하다"

이 책의 저자인 약산(藥山) 정구영 선생을 내가 처음 본 곳은 진안의 마이산이었다. 한국태극권학회 창립 발기인 대회가 그곳의 군민체육관에서 열린 날이었다.

한국도교문화학회를 이끌던 이동호 회장의 태극권에 대한 지극한 열정이 학회를 성립시켰고, 그 첫 대회를 한국에서도 가장 기(氣)가 세기로 정평이 난 마이산 자락에서 개최하게 된 것이다.

약산 선생은 기(氣)와 태극권에 조예가 깊어 특히 이번 대회에 초청되었고, 나는 도교문화학회에 관계하고 있었기 때문에 함께 모일 수가 있었던 것이다.

대회가 끝나고 우리는 마이산을 올랐다. 마이산의 석탑 앞에 많은 사람이 모여 있었는데 그들은 모두 약산 선생의 "몇 백년에 한 번 열린다는 파란 배", "도인(道人)의 염력", "신성한 산"에 관한 이야기에 넋을 잃고 있었다.

약산 선생의 구수한 이야기에 나도 그들 가운데의 한 사람이 되고 말았다. 그때에 나는 약산 선생에게 그 재미난 이야기들을 책으로 써 보라고 강요하였다. 그 후로 그는 내가 참여하고 있는 체육사상연구회, 도교문화학회에 열심히 참석하여 그 학문적 호기심을 충족시키는 한편 나와의 약속을 지키기 위해 노력하여 왔다.

그 동안 그가 직접 써서 나에게 보여준 활자의 수는 수 천 페이지의 책이 되고도 남을 것이나, 그 내용이 신성(神性)과 신비(神秘)로 가득 차 나로서도 감당할 수 없는 것이 너무 많았다. 그 글들은 세속에서 말하는 체계성이라든지 합리주의와는 거리가 먼 것이 많아 직접 출판하기에는 난점이 있었던 것이다. 그러나 나는 그의 글 속에서 약산이야말로 세속을 초탈한 천의무봉(天衣無縫)의 도인(道人)임을 알았다.

약산 선생의 천의무봉은 그의 최대 장점이기도 하고 동시에 단점도 되었다. 그런 약산 선생에게 내가 논문을 쓰라고 주문하는 것은 그로서도 감당하기 어려운 고문일시 분명하였다. 그러나 약산은 논문을 쓰려고 노력하였다. 약산이 논문 형식의 체계를 갖추어 체육사상연구회에서 최초로 발표한 것이 '관음수행법(觀音修行法)'이었다. 이것은 나중에 약산으로 하여금 명지대에서 석사학위를 받게 한 토대가 되었다.

약산은 독실한 기독교 신자이면서도, 유교, 불교, 도교에 관심을 가진 특이한 존재이다. 특히 그가 기공이나 안마를 통해 불치의 병에 걸려 고민하는 많은 이들을 치료하고, 그들에게 복음(福音)을 전파한 일은 세상에 드러나지 않은 그의 음덕(陰德) 중의 하나이다. 그가 『동의보감』, 『황제내경』, 『본초강목』, 『전통의서』를 읽고 중생을 위한 건강 지침으로 제시한 것은 아무나 할 수 있는 일이 아니다.

약산 선생이 양생(養生)에 관심을 가지고 오랜 기간 노력한 것은 그가 교통사고의 고통 속에서도 절망하지 않고 예수님께 기도하는 속에서 하나님의 은혜를 직접 체험할 수 있었기 때문이다.

약산이 쓴 자연요법은 21세기를 살아가는 우리들에게 뜻 있는 계시를 제공하리라 믿어 독자들의 일독을 권하는 바이다.

도교문화학회 명예회장, 한양대학교 명예교수, 이학박사 _ 이진수

"사람이 고칠 수 없는 병은 자연치유에 맡겨라!"

지구 생명의 역사는 생명체와 그 환경의 상호작용의 역사이다. 하늘과 땅, 바다, 강 등은 생명의 근원이기 때문에 어느 한 부분도 소중하지 않은 곳이 없다.

사람의 건강은 지구의 모든 것과 연결되어 있다. 사람은 태어나는 순간부터 몸속에 온갖 화학물질들이 계속 축적되고 건강에 영향을 받는다. 사람은 누구나 삶의 질을 높이기 위해서는 첫째도 건강, 둘째도 건강, 셋째도 건강이다. 이 세상에서 건강처럼 소중한 것은 없다. 생명은 천금을 주고도 사지 못한다. 첫째도, 둘째도, 셋째도 잘못된 식습관과 생활습관을 바꿔야 한다. 주춤하는 사이 어느 날 병에 걸린 후에 후회를 해도 소용이 없다는 것을 깨닫게 될 것이다.

인간은 채식위주의 식습관을 가져야 하지만, 육식과 가공식품, 유해 식품 등으로 인해 세포가 변질과 손상으로 염증, 궤양, 부전, 종양 등으로 자유롭지 못하다.

요즘 흔히 100세 시대라 하지만 질병으로 고통을 받는 사람이 너무나 많다. 건강을 잃은 사람의 존재가 무슨 의미가 있단 말인가?

필자가 "자연치유"를 쓰기로 마음 먹은 것은 오래 전부터 건강에 관심을 가지고, 건강 서적을 탐독하고, 최첨단 의료기를 갖추고도 근본적으로 완치를 하지 못한다는 사실에 충격을 받았다. 스스로 치유할 수 있는데도 불구하고 병원과 약에 의존하는 것에 대하여 "자연치유만이 희망이다"라는 것을 지구에 사는 모든 사람에게 알리고 싶었다.

이 책에는 35가지 병의 원인과 치유할 수 있는 해독법인 현대의학, 한의학, 자연의학, 약초와 버섯, 효소, 자연식, 발효식품 등 모든 것이 망라되어 있다.

이 땅에 사는 사람만이 아닌 전 세계 사람들에게 내 건강법을 전달하는 방법을 궁리하면서 집필하게 되었다. 세계 최고의 노벨 의학상에서 밝힌 의학, 대대로 전수되어 온 비방인 황제내경, 동의보감, 전통의학서, 현대의학의 모든 것 등 수많은 책을 두루 섭렵했다.

치료는 제도권 의사, 약사, 한의사, 한약사와 비(非)제도권 영양사, 보건학자, 자연의학자, 민간요법사 등 여러 전문가가 관여하는 영역이다. 여기에 제약업계와 식품 산업계, 농산물 생산자도 이해 관계가 얽혀 있다.

이 책을 집필하기 위하여 수백 권의 건강서와 자연과학과 의학 분야 학술지에 실린 "사이언스", "네이처", "영국의학저널", "잉글랜드 의학저널"과 학술지 "미국 국립보건원", "식품저널" 외 일간지 신문 "조선일보", "동아일보", "매일경제" 등에서 보도와 심층 보도한 내용에서 발췌하였다.

사람은 산소의 결핍과 질병의 원인 중 하나인 활성산소(유해산소)를 해독해야 건강을 유지할 수 있다. 요즘 몸 속에 쌓인 독소를 몸 밖으로 내보는 방법들이 수없이 많다. 예를 들면 천연 약초, 효소, 식초, 채소, 산나물, 버섯 등이 있다.

사람은 자연에 순응하면 건강하고 어기면 질병에 노출될 수도 있다. 우리 땅 산과 들에서 자라는 제철에 나는 산야초를 먹을 때 건강을 지킬 수 있다. 지금부터라도 잘못된 식습관과 생활습관을 바꾸면 몸 안의 독소를 해독(解毒)할 수 있다. 내 몸을 살리는 천연 식품은 우리 주변에 있다.

세계보건기구(WHO)에 의하면 전 세계적으로 연간 700여만 명이 미세먼지로 인해 기대 수명보다 일찍 사망한다고 발표했다. 미세먼지는 입자가 워낙 작아 코 점막에서 걸러지지 않고 폐 속 기도 끝에 달린 작은 공기 주머니인 폐포까지 침투해 모세혈관을 통해 온몸 혈관으로 퍼져 신체 모든 장기와 세포로 퍼져 나간다. 미세먼지를 조심해야 할 사람은 호흡기 질환을 앓는 천식, 감기, 폐렴 환자다. 초미세먼지는 인체의 호흡기를 통해 기관지, 피부 모세혈관을 타고 침투하면 몸 밖으로 빠지지 않는다. 미세먼지는 온몸을 공격해 뇌(뇌졸중, 치매), 눈(점막 자극을 통한 알레르기성 결막염), 코(알레르기성 비염), 목(기침, 호흡 곤란, 호흡기 질환), 피부(가려움증, 피부 트러블), 폐(폐포 손상 및 만성 폐질환 발생, 폐암), 심장(부정맥, 심근경색), 몸(혈관을 타고 돌면서 염증 유발, 혈액 순환 장애) 등 각종 질환을 유발한다.

우주 만물에는 자연의 섭리와 법칙이 있다. 지난 100여 년 동안 의학의 발전으로 100세 시대를 살고 있지만, 우리는 여전히 건강에 위협을 받으며 살고 있다. 사람은 자연에 순응하면 병원이 멀고 어기면 가깝고 질병에 노출될 수밖에 없다. 생명이 있는 사람이든, 동물이든, 식물이든 활동하는 때가 있으면 쉬는 때가 있고 죽는 때가 있다.

우리 땅 산과 들에서 자라는 제철에 나는 식물과 산야초를 먹을 때 인체의 건강을 위협하는 독소, 미세먼지, 화학물질, 환경호르몬, 각종 유해물질로부터 건강을 지킬 수 있을 것이다.

십승지 휴휴산방에서
약산 정구영

일러두기

❶ 제1장에서 3장까지 팁은 의학적으로 건강을 예방하고 치유하는 방법을 실었다.

❷ 제4장에서 천연 치유는 의학적으로 스스로 치유할 수 있는 방법과 천연 식품 요법을 수록했다.

❸ 제6장 우리가 몰랐던 인체와 질병 이야기에서는 질병마다 천연 식품 요법을 수록했다.

❹ 제7장 "醫는 하나, 醫學은 여럿, 自然治癒는 수천"에서는 우리나라에서 자생하는 산야초 · 약용식물 · 버섯 중에서 건강에 유용한 10종 씩을 자연 분류 방식을 따르지 않고 편의에 따라 실고 요법을 실었다.

❺ 우리가 매일 먹는 식품이 건강과 직결된다는 것을 강조했다. 내 몸을 해독하는 천연 요법은 통상 한의원이나 한약방에서 처방과는 다르다.

❻ 필자의 연재물과 저서, 수백 권의 참고문헌에서 저작권에 적용이 안되는 범위에서 인용했다.

❼ 이 책은 국민의 건강을 도모하는 목적이 있지만, 의학적 · 한의학 · 한약학 전문 서적이 아니므로 천연 식품을 먹는 것은 각 개인의 책임이며, 꼭 치료를 목적으로 복용하고자 할 때는 의사와 한의사의 처방을 받아야 한다.

❽ 이 세상에 무병장수(無病長壽)나 만병통치(萬病通治)는 없다. 세상에서 단 하나뿐인 생명은 소중하고 귀하기 때문에 내 몸의 건강을 유지하기 위해서는 스트레스에서 자유롭고 식습관과 생활습관을 바꾸지 않으면 아무리 좋은 천연 식품을 먹어도 훼손된 몸을 복구하기는 어렵다.

목차

제7장 / 醫는 하나 醫學은 여럿 自然治癒는 수천

제1장

몸의 반란

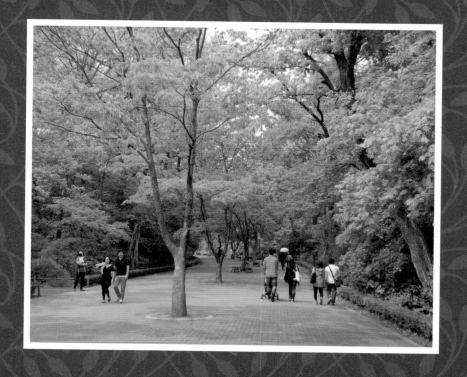

왜 몸인가?

"이 세상에서 내 생명과 건강보다 더 소중한 것은 없다"
"살면서 세상을 보기 전에 내 몸부터 돌보라"
"자연도, 낭만도, 추억도, 멋도 없이 그저 돈만을 쫓는 삶이 문제다"

왜 몸이 먼저인가! 이것은 지난 수년간 필자가 내 자신에게 끊임없이 되묻는 화두(話頭)다. 이 세상에서 내 생명과 내 건강보다 더 소중한 것은 없다. 인간의 신체는 원래 건강하고 적응 능력도 뛰어나 다양한 환경에서도 생존할 수 있고 육체적, 정신적, 스트레스에도 잘 견딜 수 있도록 되었다. 그러나 자연과 교감은 없고 잘못된 생활습관과 식습관으로 인하여 건강의 위협을 받고 있는 중이다.

인체는 계속 재생되고 복원되고 유해 물질로부터 스스로 방어하는 기능도 있다. 사소한 질병은 우리가 인식하지 못할 때 저절로 아물거나 잠이 들 때 치유된다. 그럼에도 불구하고 우리의 몸은 신체에 다양한 영향을 줄 수 있고 항상 노출되어 있다.

우리 인체는 스스로 치유할 수 있는 능력이 있다. 인체는 복합적 유기체적으로 상호작용을 하는 여러 계통으로 이루어져 있고 각각의 주요 인체 계통들은 특정 기능을 갖고 생명에 영향을 준다.

🍃 삶에서 최우선으로 몸을 챙겨라!

〈주역〉 계사전(繫辭典)에서 몸의 중요성을 강조한 대목이 나온다. "근취제신 원취제물(近取諸身 遠取諸物)" 즉 "세상을 보기 전에 내 몸부터 돌보라"는 뜻이다. 인생이라고 하는 세월은 일방적으로 흐르면서 한 번 엎질러진 물을 다시 담을 수 없듯이 청춘은 다시금 돌아오지 않는다.

우리는 지금 자연도, 낭만도, 추억도, 멋도 없이 그저 돈만을 쫓는 삶을 하고 있다. 뭐든지 몸으로 평가받는 시대, 결국 몸의 숭배는 욕심과 탐욕을 불러 일으켜 몸의 학대와 훼손으로 이어지기 때문에 몸이 반란을 하고 있는 것이다. 사람에게 지혜도 중요하고 어리석은 것을 깨닫는 것도 중요하다. 건강을 잃는 것은 소 잃고 나서 외양간 고치겠다는 생각에서부터 벗어나야 한다. 항상 몸이 먼저라는 것을 깨닫고 속도의 삶에서 자연과 교감하고 느림의 삶으로 전환해야 한다.

필자는 영·혼·육을 포함한 생명학인 "몸학(身學)"을 창시한 후 평생의 화두(話頭)는 항상 "몸"이었다. 여기에 절실하게 매달리는 이유는 원치 않는 잦은 병과 교통사고로 처절하게 투병생활을 하고 극적으로 살아난 이유도 있지만, 예나 지금이나 사람에게 건강만큼 중요한 것이 없다는 것을 깨달았기 때문이다.

우리가 살고 있는 지구에는 세상 어느 곳도 나를 지켜주는 안전지대가 없다. 이 세상에서 하나뿐인 몸을 지키고 건강한 삶을 살기 위해서는 더 이상 속도의 노예가 되지 말아야 한다.

일찍이 공자(孔子)는 "몸이란 부모의 가지다"라고 했다. 몸의 훼손은 "부모에게 첫 번째 불효가 된다"고 하면서 "군자가 되려면 먼저 너의 몸을 공경하여야 한다"고 한 의미를 알아야 한다. 우리 속담에 "발등의 불을 꺼라"는 말이 있는데, 여기서 발등이란 내 "몸"을 말한다. 소크라테스가 말한 "너 자신을 알라"는 말처럼 삶에서 무엇보다도 우선순위가 항상 몸이 먼저 되어야 한다는 깊은 뜻이 담겨 있다.

　삶이란 자신의 뜻대로 되는 경우는 별로 없다. 한없는 노력과 시련을 겪어야 겨우 성취할 수 있는 기틀을 잡을 수가 있다. 무슨 일을 하든지 몸이 먼저라는 바탕 안에서 나를 온전히 잊는 몰두에서만 빛나는 성취를 이룰 수 있다. 하나뿐인 몸에 대하여 얼마나 알고 있는지 스스로 자문해야 하는 이유다.

🍃 삶을 맛있게 요리하라!

　이 세상을 살 동안 삶을 맛있게 요리하고 싶으면 건강한 몸을 가지고 있어야 한다. 그러나 건강한 몸을 유지하기도 어렵고 내 뜻대로 살기도 쉽지 않다. 사는 것이 격정적(激情的)이기 때문이다. 우리는 경기장 안에서 상대를 밀어내야만 살 수 있는 생존의 현실 앞에서 항상 희비(喜悲)가 엇갈린다.

　왜! 우리는 비명을 지르고 아우성을 치면서 살아야 하는가? 몸과 마음을 돌보지 않는 탓이다. 지나친 물질주의의 삶과 과도한 경쟁 속에서 너무나 몸과 마음이 황폐해지고 있지만 지금부터라도 나를 일깨우며 원래의 몸을 회복해야 한다.

　날마다 홍수처럼 쏟아지는 정보 속에서 무엇보다 중요한 것은 몸을 먼저 챙기고 옳고 그름을 판단하는 일이다. 남들 하는 대로 하고, 가자는 대로 이리저리 몰려다니기만 한다면 큰일을 할 수 없다. 천하를 다 속여도 내가 나를 속일 수는 없기 때문에 내가 나를 엄격하게 살펴보는 삶이 되어야 한다. 뾰쪽한 송곳처럼 굴지 않고 칼날을 세우지 않는 삶이 중요하다. 남을 탓하기 전에 내가 나를 재판해서 무죄면 당당해도 된다. 그러나 당당하지 못하면 부끄러워해야 한다. 내 마음속을 아무도 들여다볼 수 없다. 사람들은 저마다 이기적이고 자기중심적으로 촉새처럼 톡톡 나서다 보면 언젠가는 자기 발등을 찍고 모난 돌이 정

맞는 꼴을 당할 수 있다. 겉과 속이 다른 삶 속에서 양심적이지 못할 때 뉘우치는 삶으로 전환해야 한다. 이런 다짐을 가리켜 맹자(孟子)는 되돌아와 나를 살찌우게 하는 반신(半身)의 삶을 살라고 했다.

단 하루를 살아도 사람답게 사는 것이 중요하다. 세상은 자기 뜻대로 되지 않는다. 자신을 살피고, 사물(事物)을 항상 새롭게 느끼고 생각할 때 사물과 나 사이의 회심(會心)의 장이 열리게 되어 있다.

오늘날 대다수 사람이 탐욕의 소용돌이 속에서 신음하고 있다. 돈, 명예, 성공을 위해서 바쁘게 앞만 보고 삶을 살고 있지만, 건강을 잃고 난 후에 건강을 챙기려고 하면 마음대로 되지 않는 게 몸이다. 건강할 때 편한 것이 돌아온다는 강복(康福)의 이치도 모르고 산다. 어질게 살려고 하지도 않는다. 이러한 사람은 겉만 사람이지 속은 사람이 아니다. 잘 먹고 잘 살기 위하여 몸을 훼손하고 만물을 탕진한 사람에게는 하늘의 심판이 기다리고 있다는 것도 모르고 있다.

사람이 살아가면서 시급한 일이 무엇이라고 생각하는가? 혓바닥을 놀려 떠들지 않는 일과 교만하지 않고 몸을 훼손하지 않는 일이다. 그리고 항상 마음을 닦는 일이다. 우리는 욕심의 덫에 걸려 아까운 생명을 담보로 할 때가 많다. 이는 바르게 살지 못한 탓이다.

바르게 사는 삶이란 어떤 것일까? 탐욕과 욕심의 덫을 줄이고 맑은 정신으로 일한 보람으로 당당하고 떳떳하게 살면 된다. 하늘이 준 것만큼 가지고 만족하면서 살면 된다.

🍃 몸이 건강하면 기회는 온다

몸이 건강한 사람에게는 많은 기회가 주어진다. 기회가 많다는 것은 신명나는 일이지만, 자기 밖에 모르는 삶에서 졸업을 해야 한다. 우리에게 주어진 하루의 시간을 어떻게 보내느냐에 따라서 삶이 설익을 수도 있고, 영글 수도 있다. 사는 것 자체가 가치 있음에도 불구하고 인생관과 가치관을 확립하지 못하고 시간의 소중함을 깨닫지 못하고 길바닥에 팽개치며 마구잡이 인생처럼 살고 있다.

생명인 시간은 언제나 새롭고 신비하다. 날마다 새롭게 삶을 마주하고 온 힘을 다해 성실하게 사는 사람은 1000년을 사는 나무와 같다. 삶의 속도가 나날이 빨라져서 어떤 것은 나오는 순간 이미 낡은 것이 되어버린다. 너도나도 내면의 허기가 충족되지 않는 한 우리에게 주어진 시간이 의미가 없다. 세상에 여러 종류의 생명과 피조물이 있지만, 사람은 더 귀하고 귀한 존재이기 때문에 내 몸을 지켜야 한다.

삶은 연습이 아니다. 내 삶을 남이 대신 해주지 않는다. 아무도 나를 구해주지 않는다. 내 스스로 건너가야 한다. 어디서 어디로 건넌단 말인가? 어리석은 곳에서 나를 일깨우는 곳으로 건너가야 한다. 나를 일깨우는 곳이 어디에 있단 말인가? 바로 내 안에 있다. 느림에 있다. 속도의 노예에서 벗어나면 된다. 느리게 산다는 것의 의미를 안다는 것은 몸이 먼저라는 것을 깨닫는 일이다.

지금! 행복하려거든 마음을 바꿔야 하고, 내 안에 세상이 있다고 생각하는 사람은 "내 안의 보물을 찾을 수 있다"고 힘주어 말하고 싶다. 내 안의 보물을 찾는 사람은 맛있게 삶을 요리할 수 있다.

세상에 미치지 않고 이룰 수 있는 큰일이란 없다. 빛과 소금이 되는 일이란? 행복을 찾고 싶거든 좋아하는 일을 추구하면서 몸을 챙기는 게 먼저다. 몸을 챙겨라!

TIP
삶에서 긍정 100%는 내가 믿는 신(神)에게 신뢰를 받을 수 있고, 의학적으로는 세포의 변질과 손상을 복구해 내 몸을 스스로 치유하고, 내가 행복하고 남에게 기쁨을 줄 수 있다.

현대의학은 대증요법&역천의학

"인류 문명사는 질병과 전쟁 역사다"
"의료기술 발달에도 불구하고 환자는 계속 늘고 있다"
"나의 병을 고쳐주는 게 진짜 의사다"

인류 문명사는 질병과 전쟁 역사다. 중세 유럽의 페스트, 20세기 초 스페인 독감, 천연두, 콜레라, 장티푸스, 말라리아 등 바이러스나 세균 등이 일으키는 감염성 질환은 인류의 숙적(宿敵)이었다.

인류를 살린 위대한 의술(醫術) 중에서 질병의 원인을 밝힌 세균과 항생제, 수술, 간단한 방법으로 수많은 생명을 구한 소독제였다. 마취제 없이 수술은 상상도 할 수 없다. 하지만 오늘날 병원에서 치료하는 의술과 처방은 일정 기간 증상만을 치유하는 대증요법(對症療法)은 근본적으로 질병의 요인을 찾아 원래 건강으로 되돌리는 게 진정한 의학이 아닌 역천(逆天)의학이다. 마치 지붕에 구멍이 나서 물이 새면 지붕의 구멍은 막지 못하고 바닥의 물만을 닦아내는 겪이다. 필자는 고혈압, 당뇨병을 비롯해 대학병원에서 불치병이라는 병명(病名) 진단을 받고 평생 병원을 다니며 약을 복용해야 하는 것은 치료를 할 수 없는 역천(逆天)의학이라 생각한다.

🍃 인류 문명사는 질병과 전쟁 역사

21세기 과학과 의료기술 발달에도 불구하고 환자는 계속 늘고 있는 중이다. 인간의 병은 13,200여 개나 되지만 과연 얼마나 치료할 할 수 있는가? 오늘날 의학의 발달로 100세 시대를 살면서 도심과 아파트 주변 건물에는 병원과 약국으로 즐비하고 대형 병원마다 환자는 넘친다. 어느 날 난치병이나 불치병 혹은 암에 걸렸을 때 병원이나 한의원을 찾아가 치료를 받고도 낫지 않음을 경험한 적이 있을 것이다. 고혈압, 당뇨병, 감기 등은 병원에서 치료하고 평생 낫지도 않는 약의 복용을 권한다. 이는 바꾸어 말하면 치료할 수 없다는 증거다. 병원에서 평생 복용하라는 약이 너무나 많다는 사실은 충격적이다. 약이 주는 부작용은 어마어마하다. 예를 들면 혈압 약을 끊으면 혈관이 터진다는 불안감에 복용하게 하면서도 장기간 복용하면 심장마비나 뇌경색을 일으킬 수 있다. 당뇨약은 췌장을 도와 7일 효과를 볼 수 있지만 다른 몸에 염증을 일으킬 수도 있다. 감기약은 없는데 3일 이상 복용하면 안 되지만 사람에 따라 1주일 이상 복용한 후 심각한 간 손상을 입기도 한다. 인체 질병의 원인은 다양하다. 잘못된 생활습관과 식습관 외 가공식품, 화학물질, 환경호르몬, 유해물질, 약물 과용 등으로 인한 만성질환이 대부분이다.

환자들이 병원에서 처방하는 약을 복용하고 통증이나 열, 기침 같은 경고 신호가 잠시 사라졌다고 해서 내 몸의 질병이 완전히 치료되었다고 착각하며 오늘도 내일도 병원과 약국을 찾고 있다.

현대의학은 항생제, 영양, 위생 개선 등으로 전설 속으로 사라진 것으로 착각하고 있지만 암, 고혈압, 당뇨병, 심·뇌혈관 질환 등 비감염성 질환으로 제 생명을 제대로 누리지 못하고 죽고 있다.

환자가 의사의 진찰을 받게 되는 경우, 의사는 가장 먼저 일반적인 건강 상태와 특별한 증상에 관한 질문을 시작한다. 환자의 과거 병력, 가족의 병력, 생활습관, 식습관 등을 질문한 후에 신체 검진을 시작한다. 진단은 어떤 증상을 유발하는 질병이나 질환을 의사가 찾아내는 방법이다. 바이러스나 세균 같은 원인균을 발견하기 위하여 검사를 한다.

지난 100년 동안 질병 치료가 더 많은 병을 키웠다. 현대의학은 역천의학이자 항생제 의학이다. 병원에서 쓰는 3대 약품인 항생제, 소염진통제, 스테로이드 등 약을 남용하여 인체 방어 능력은 점점 떨어지고 있는 중이다.

나를 낫아 주는 게 진짜 의사다. 인간의 질병을 치유하는 방법은 제도권인 의학, 한의학과 비(非)제도권인 대체요법, 민간요법, 자연치유, 기(氣)치료 외 수없이 많다. 하지만 환자 입장에서는 양의든, 한의든, 민간의학이든, 침이든, 뜸이든, 천연요법이든, 자연요법이든, 약초요법이든, 운동요법이든, 별 방법이든 낫으면 되지 않은가? 나의 병을 고쳐주는 의사는 어디에 있단 말인가? 나의 병을 고쳐주는 게 진짜 의사가 아닌가. 현대 의학이든 동양의학이든 민간요법이든 병을 치료하면 된다.

오늘날 대다수 의료인들이 병을 치료하는 의료의 본질에 충실하지 않기 때문에 선진의료라고 하는 양의와 한의조차 협진은 없고, 서로 부정하면서 갈등하고 공격을 하는 현실에 환자만 탄식만 나올 뿐이다. 왜 상대가 하는 것을 부정하고 집단적으로 서로 비난을 하는가? 그 이유는 자기 영역을 지키겠다는 단 한 가지 이유 때문일 것이다.

이 세상에서 나를 지켜주는 안전지대는 어디에 있단 말인가? 병든 몸을 치료해 준다는 병원과 약도 암 외 생활습관병도 못 고친다는 사실에 우리는 망연자실 상태다.

필자는 아예 병원도 가지 않고 약을 먹지 않는다. 건강의 기본은 긍정적인 사고, 균형 잡힌 영양 섭취, 규칙적인 운동, 금연, 절주 등이다.

질병과 천연치유 해독법

순위	질병	관리	천연치유
1	당뇨	복부 비만 줄이기	여주, 꾸지뽕, 오미자
2	요통	허리 근육 강화	가시오갈피, 지치
3	만성 폐쇄성 질환	금연, 미세먼지 해독	마가목, 도라지, 더덕, 무, 배
4	심근경색, 허혈성 심장질환	걷기, 산책, 태극권, 한국무용	우황청심원, 솔잎 효소, 달맞이꽃 기름, 은행
5	뇌경색	고혈압, 고혈당, 약물 과용	오메가3, 천마
6	간경화증	금주, 지방간, 간 해독	효소, 채소, 버섯
7	낙상	하체 근육 강화, 걷기, 등산	마늘, 홍화, 골담초
8	퇴행성관절염	근골 강화, 걷기	지치, 쇠무릎, 마가목
9	자동차 사고	과속 금지, 안전벨트, 휴식	산야초 액상차
10	자해(自害), 자살	휴식, 잠, 햇볕 쬐며 걷기	전통차, 칡, 석류

※ 자료 : 고려대학교 예방의학 교실, 보건산업진흥원, 저술가 정구영

TIP
몸은 자연과 함께 하면 병원은 멀고, 자연을 떠나 도심에서 바쁜 삶만을 쫓으면 질병이 내 몸의 주인이 되는 것을 깨닫는 사람이 현명한 도반이다.

우리가 몰랐던 현대의학 범위

    몸이 아프면 별 생각 없이 자연치유의 신비를 깨닫기도 전에 병원을 찾는다. 막상 병원에서 의사의 진료를 받고 검사와 약을 처방받는다. 의사가 주는 약이 내 몸을 치료하는 약인지 아니면 또 다른 우리가 알 수 없는 영리가 숨어 있는지 모른다. 그러나 흔히 의학에서 주장하는 병과 기전과 부전을 알 필요가 있다.

감염증 및 기생충 질환

구분	기전	비고
백신	특정 감염 질환에 대하여 신체 면역을 높이는 약제	부작용
항생제	세균에 의한 감염을 치료하기 위하여 일차적으로 사용하는 약품 군	내성
항결핵제	결핵균 감염 치료에 사용되는 약물	발진
항바이러스제	바이러스 감염 질환을 치료하는 약제	신장 손상
항원충제	원충류에 의한 감염 치료를 위해 사용	설사
항진균제	곰팡이에 의해서 발생하는 감염 질환의 치료에 사용되는 약물	신장 손상

피부 질환

구분	기전	비고
피부완화제와 차단제	피부 보습과 물이나 다른 자극으로부터 보호하는 약물	염증
레티노이드 약물	여드름, 건선 등 일광 손상과 같은 피부 질환에 사용하는 약물	임신
항소양제	가려움증을 조절하는 약물	알레르기
국소적 스테로이드	체내 호르몬과 유사한 성분으로, 염증을 감소시키기 위해 피부에 직접 바르는 약물	피부 손상
자외선 차단제	태양 광선의 자외선에 의한 손상으로부터 피부를 보호하는 것을 돕는 화학물질을 함유하고 있는 약물	화학물질

근골격계

구분	기전	비고
비스테로이드 소염제	통증과 염증을 완화시키기 위하여 사용하는 약물 군	위점막
국소적 스테로이드제	신체조직에 직접 주사하여 염증을 감소시키는 약물	피부 얇아짐
항류마티스 약물	만성적인 염증으로 인해 발생하는 관절의 손상을 늦추거나 멈추도록 하기 위한 약물	감염 증상
골질환 치료제	골의 형성과 대체, 회복에 관련된 질환을 치료하는 약물	체중 증가

심혈관 질환

구분	기전	비고
고혈압 치료제	고혈압을 치료하기 위하여 사용되는 약물	심장병
항부정맥제	비정상적인 심박수와 리듬을 치료하는 약물	혈압 하강
베타차단제	신경의 신호 전달을 차단하여 심혈관계 질환을 치료하는 약물	수면 장애
질산염 제제	관상동맥 질환에 의해 발생하는 협심증을 예방하고 치료하는데 사용하는 약물	홍조
칼슘 통로 차단제	일부 심혈관계 질환을 치료하는 약물	협심증

엔지오텐신 전환효소 억제제	심부전과 고혈압을 치료하는데 사용하는 약물	혈압 하강
디지털리스 제제	일부 심장을 치료하는데 사용되는 식물에서 추출한 약물	환각

혈액과 면역 질환

구분	기전	비고
혈액 응고를 촉진하는 약물	불필요한 혈전 형성을 방지하는 약물	코피
혈전 용해제	혈전을 녹이는 약물	구토
항알레르기 약물	알레르기 반응을 예방하고 치료하는 약물	내성
항히스타민제	알레르기 반응시 분비되는 히스타민의 작용을 막는 약물	졸음
면역 억제제	신체 면역 체제의 기능을 억제시키는 약물	발열
인터페론 제제	바이러스 감염억제 및 암세포를 죽이는 식물	근육통
항암제	암세포를 파괴하거나 증식을 억제하는 약물들	정상 세포 소멸

호흡기 질환

구분	기전	비고
비출혈 제거제	코와 부비동을 덮고 있는 점막의 부종을 감소시키는 약물들	혈압 상승
진해제	기침을 치료하는데 사용되는 약물	처방 지침
감기약	감기의 증상을 완화시키는 약물들	간 손상
기관지 확장제	기도를 확장시켜 호흡 곤란을 완화시키는 약물	불면증
호흡기 질환	심한 호흡기 질환을 치료하는데 사용	골다공증

뇌와 신경계 질환

구분	기전	비고
진통제	통증을 완화시키기 위해 쓰는 다양한 약물들	근육 경련
전시 마취제	뇌에 작용하여 수술을 위한 무의식 상태를 유도하는 약물	구역
국소 마취제	국소 신체 부위에 통증감각을 차단하는 약물	두통
수면제	뇌신경 세포의 활성을 줄이는 약물로 불면증을 치료하기 위해 사용	금단 현상
항불안제	스트레스와 불안 증상을 줄이고 조절하는 약물	현기증
항정신병 약물	정신분열증과 다른 심한 정신 질환의 치료 약물	안전 부절
정동 안정제	지나친 감정변화를 보이는 정신에 사용되는 약물	구토

눈과 귀 질환

구분	기전	비고
눈에 작용하는 약물	눈을 침범하는 다양한 질환의 치료에 사용되는 약물	구강 건조
귀에 작용하는 약물	내이, 중이, 외이의 질환을 치료하기 위해 사용되는 약물	귀 내부 피부 자극

위장관 질환

구분	기전	비고
항구토제	구역과 구토의 예방과 완화를 위한 약물들	입 마름
제산제	위산 과다를 중화해서 소화 불량을 완화하는 소화성 궤양 치료 약물	설사
소화성 궤양 치료제	위의 위산분비를 줄이는 소화성 궤양 치료제	설사
자사제	장 내용물의 통과를 늦추거나 장 운동을 조절하는 설사 치료제	탈수
하제	변비의 치료나 검사를 위해 장을 비워야 할 때 사용하는 약물	피부 발진
장운동 촉진제	장평활근 경련 완화와 음식물의 소화관 통과시 자극을 위한 약물	복통과 설사
경구용 재수와 용액	설사나 구토로 인한 탈수 방지제	없음

내분비계와 대사 질환

구분	기전	비고
당뇨약	혈당을 조절하는 당뇨 치료제	합병증
갑상선 기능저하증	갑상선의 기능저하를 치료하는 합성 갑상선 호르몬제	체중 감소
갑상선 기능항진증	갑상선의 기능이 항진된 경우의 치료제	관절통
성호르몬	여성 혹은 남성 호르몬의 분비나 작용을 차단하기 위한 약물	합병증 많음
뇌하수체	뇌하수체에서 생산되는 호르몬을 보충, 자극하거나 억제하기 위한 약물	근육통
고지혈증	콜레스테롤과 관련된 지질 유도체의 혈중 농도가 증가된 고지혈증 치료제	임신 중 금지

생식기계와 비뇨기계 질환

구분	기전	비고
불임 치료제	임신을 할 수 없는 부부를 치료할 때 쓰이는 약물	성욕감퇴
호르몬 대체요법	여성호르몬과 유사한 작용을 하여 폐경기와 관련된 증상을 완화시키는 제제	유방암
전립선 질환	전립선 관련 질환 치료제	성욕 감퇴
방광 질환	소변을 직장, 배설하는 방광의 기능 질환 치료	졸림

TIP

내 몸을 스스로 치유할 수 있는 면역력을 키우고, 자연식과 채식위주의 식습관을 갖고, 우리 땅에서 자라는 천연식품인 약초, 버섯, 산나물, 채소, 과일, 효소, 식초, 청 등을 먹는다.

일평생 피할 수 없는 항생제 중독

"인간의 병을 치료하기 위해 개발한 항생제?"
"대한민국은 항생제 과소비국"
"환자들에게는 항생제는 양날의 칼이다"

인간은 병을 치료하기 위해 항생제(抗生劑)를 개발했다. 항생제는 토양세균이나 곰팡이에서 얻는다. 1928년 세균학자 알렉산더 플레밍이 항생제인 페니실린을 발견한 이후 인간은 결핵 등 수많은 감염질환으로부터 해방된 것으로 착각했다. 1940년부터 페니실린과 스트렙토마이신 등 각종 전염병에 특효를 나타내는 여러 항생제가 생산되면서 감염병은 쉽게 정복될 것으로 낙관했다. 하지만 오래 가지 못했다. 1970년대 후반 에이즈, 에볼라, 등 독성이 강한 바이러스에 의한 30여 종의 감염병이 새로 발견되어 수많은 생명이 죽었고 위협을 받고 있다. 신종 감염병 시대가 온 것이다.

약(藥)은 "즐거움을 주는 풀"이었다. 하지만 현대의학은 항생제 의학이라 해도 과언이 아니다. 항생제는 내성을 갖춘 새로운 세균 주들이 더욱 무서운 형태로 우리 몸을 공격하고 있다. 인간의 의학으로 치료할 수 없는 슈퍼박테리아의 항생제의 습격으로 수많은 사람이 죽고 있다. 질병 통계에 의하면 우리나라에서도 한해에 만여 명 정도 감염되고 1년 안에 40% 정도가 원인도 알지 못한 채 죽어가고 있다. 항생제의 내성균은 메르스 같은 신종 감염병 이상의 파급력이 잠재되어 사망률의 증가는 물론 치료 기간 연장, 의료비 상승, 공중 보건 등에 큰 영향을 미칠 수밖에 없다.

세계적으로 항생제 오·남용으로 인한 꾸준히 문제가 제기된 것은 항생제를 쓰면 쓸수록 세균이 항생제에 견디는 내성(耐性)이 생기고, 환자에게 더 이상 사용할 수 있는 항생제가 줄어들어 치료가 어렵기 때문이다. 알다시피 항생제 내성이 생기면 폐렴, 결핵 같은 심각한 감염을 치료하지 못할 수 있다. 2016년 영국 정부가 발표한 보고서에 따르면 전 세계적으로 연간 79만 명이 항생제 내성으로 사망한다. 항생제가 사용된 지 30년이 채 지나지도 않아 내성을 가진 균이 발견되기 시작했기 때문이다. 감염병과의 전쟁에서 이기고 내성과의 싸움에서는 패배한 것이다. 알게 모르게 복용하는 엄청난 항생제가 내성을 갖추어 "항생제 역습"이 시작된 것이다.

🍃 인체 항생제에 의존하다

세계보건기구(WHO)는 "감염병 시대 다시 오다"라는 표어로 매년 11월 셋째 주를 "세계 항생제 내성 인식 주간"으로 정하고 항생제 내성에 대응하기 위한 운동을 전개하고 있다. 2016년 영국 정부가 발표한 보고서에 의하면 항생제 남용과 내성으로 사망하는 환자가 전 세계에 연간 70여만 명이 넘는다. 환자 입장에서 병을 낫고 싶어 항생제를 사용하고 싶어도 사용할 수 있는 항생제는 고갈되고 있어 건강을 회복하고자 하는 환자들에게는 양날의 칼이 되어 버렸다.

대한민국은 항생제 과소비국이다. 2016년 보건복지부에 의하면 하루 항생제 사용량은 1,000명당 34.8DDD(Defined Daily Dose·70kg 성인 1인이 하루 동안 복용해야 하는 평균 용량)였다. 이는 하루에 1000명 가운데 34.8명이 항생제를 처방받았는 뜻이다.

2000년 한 조사에 의하면 채소와 과일, 소, 돼지, 닭, 어류(양식업)에 연간 1200톤 이상 붓고 있다는 것이다. 지금도 축산업, 양식업, 농업분야(벼농사 등)에서 항생제의 남용과 사용 실태가 거의 밝혀지지 않은 상태에서 무차별하게 사용되고 있는 것은 국민의 건강에 치명적이다. 지금 우리 국민은 우리 땅에서 자라는 것보다는 미국에서 수입한 소고기와 유전자 변이 콩과 중국에서 수입한 식자재를 먹고 있다. 한마디로 항생제를 사용한 농작물을 먹지 않고는 살 수 없는 현실이다. 우리가 건강을 위해서 먹는 소, 돼지, 닭, 양식 어류 현장에서 무슨 일이 벌어지고 있는지 알아야 한다. 예를 들면 소 사육과 사료의 비밀, 우유를 생산하는 젖소의 슬픈 생애, 항생제 투성인 돼지의 사육과 사료, 항생제를 먹고 사는 물고기, 열악한 환경에서 성장 촉진제를 먹는 닭 등의 실태를 알아야 한다. 동물의 병도 사람이 걸릴 수 있다.

2000년대를 휩쓴 신종 감염병인 메르스(박쥐, 낙타), 에볼라(과일박쥐, 침팬지), 사스(박쥐, 사향고양이), 조류인플렌자(새) 외에도 HIV에이즈(작은흰코원숭이, 붉은머리 망가베이), 뎅기열(모기)은 근원을 추적하며 동물에게서 인간에게 전파된 것이다. 2003년 4월 사스(SARS · 중증급성호흡기증후군)로 중국은 공포와 혼란에 빠져들었다. 중국에서 시작된 멜라민 식품 파문이 세계인을 공포에 몰아넣었다. 그 대표적인 사례가 1993년 방글라데시에서 발생한 새로운 콜레라 O-139와 유럽과 일본에서 발생한 병원성 대장균 O-157 식중독 사건이다. 사스(SARS · 중등급성 호흡기 증후군)는 발생 초인 2002년 11월부터 2003년 7월까지 세계적으로 8,000명의 환자에 800명이 죽었다. 여기에 우리나라에서도 메르스 사태, 멜라민 파동, 에볼라 등은 국민을 혼돈 속으로 몰고 갔다.

유럽연합(EU)은 닭사료에 금지된 니트로푸란 성분이 있어 금지하고 있다. 닭 한 마리가 식탁에 오르기까지 500일 가까운 시간이 걸린다. "원종계"가 농장에서 240일 지나 산란하면서 계란을 낳으면 "종계"가 된다. 210일 후에 종계가 낳은 계란이 우리가 먹을 수 있는 "육계"로 성장한다. 2대에 걸친 노력으로 탄생한 육용 종란이 병아리로 부화하면 각 양계장으로 옮겨지는 것이다. 이렇게 닭은 연 9억 마리가 사육되고 국민 1당 18마리, 초복날 성수기에는 하루 38만 마리가 가공된다. 성장호르몬을 주입하여 키운 닭은 하루에 2개의 알을 낳고 결국에는 백혈병으로 죽는다.

2017년 살충제 달걀, 간염 소시지 파동을 겪으며 소비자들의 불안감은 여전하고 식품 안전에 대한 관심은 통계청 2016년 "사회 안전에 대한 인식 조사"에 의하면 먹을거리가 매우 안전하다고 느낀 국민은 1.5%에 불과 했을 정도로 최고조에 달했다.

🌿 자연산이 아닌 식탁의 육류는 항생제? 덩어리?다

소를 빨리 키우기 위해 풀이 아닌 곡물 사료를 쓰면 위에서 제대로 발효가 되지 않아 소화리듬이 깨지고 심한 경우 죽기도 한다. 소는 네 개의 위를 가지고 있다. 제1위에서 다시 입으로 되새김할 때 트림을 하면서 침을 흘린다. 이때 침을 흘리지 못하게 하는 항생제를 쓴다. 소는 출하 직전 20개월까지 항생제에 중독되어 비육된 후에 옥수수나 곡물을 먹이기 때문에 우리가 안심하고 먹을 수 없는 소고기다. 젖소는 생후 30개월 정도면 출산이 가능하고 우유를 생산한다. 문제는 우유를 짜서 수익을 올리는 사람들은 일상적으로 항생제를 사용할 수밖에 없는 상황이다.

일본인 고와카 준이치가 쓴 〈항생제 중독〉 책에 의하면 항생제를 먹인 돼지 10마리 중 7마리를 도살하여 해체했을 때 병이 발생한 부위를 해체하고 시중에 출하한다는 것에 경악을 금치 못했다. 알다시피 돼지는 약 3평의 비좁은 환경에서 12마리 정도가 100kg가 넘도록 사육될 때까지 배설물에 따른 악취와 부패균이 증식한 열악한 환경에서 사육되고 우리 식탁에 올라온다.

닭은 더 심각하다. 닭은 두 개 이상의 항생제에 항상 절어 있는데도 건강식품이라고 오해하면서도 먹는다. 지금도 시골 전원에서는 방사해서 키우는 곳도 있지만, 우리 식탁에 오르는 닭고기와 달걀은 일정기간 사육될 때까지 창문을 닫고, 서로 볼 수 없게 실내를 어둡게 하고, 겨우 모이나 물을 먹을 수 있게 하고 소량의 빛을 24시간 유지하거나, 1시간 불을 켜고 다시 2시간 동안 불을 끄는 방법으로 하루 종일 먹기만 하기 때문에 출하 때까지 온갖 스트레스를 받으며 살만 찌는 것이다. 방사해서 키운 시골 닭과는 다르게 고기는 탄력이 없고 항생제에 절은 덩어리에 불과하다.

물고기는 물과 밀접한 관계를 맺고 있다. 물에 어떤 물고기가 살고 있느냐를 보면 그 물의 수질을 알 수 있다. 1급수는 버들치, 민물 새우 등이 살 수 있고, 샘물이나 우물물처럼 안심하고 마실 수 있는 물로 육안으로 바닥의 모래를 하나하나 셀 수 있을 정도로 맑고 깨끗한 물이다. 2급수는 피라미가 살 수 있고, 멱 감는(목욕) 물로 해감이 없는 물이다. 3급수는 붕어, 미꾸라지가 살 수 있고, 농사를 지을 수 있는 물로 황갈색의 탁한 물이다. 4급수는 수챗물로 물고기가 살 수 없는 죽은 물이다.

사람은 항생제를 유독물질을 흡수한 물고기를 먹음으로써 이런 유독물질이 인간의 지방조직에 축적되는 것을 "생체농축"이라 한다. 물고기는 PBDE를 흡수하여 지방 조직에 저장한다. 그리고 물고기를 먹는 인간에게 그 화학물질이 전달된다. 그 과정을 보면, 폴라염화비페닐계 물질들에 오염된 침전물을 먹은 작은 유기체들이 플랑크톤을 먹고 사람들이 건강에 영향을 받는다. 먹이사슬 상위 단위로 갈수록 생물 농축 현상으로 인해 폴리염화비페닐계 물질의 양이 많아지는 것으로 밝혀졌다.

바다가 아닌 양식한 어류는 안전한 것인가? 수산업은 축산보다 심각하다. 수산용 항생제를 쓰는 이유는 양식장의 과밀 사육과 사료의 과잉 공급이 불러온 병을 예방할려는 목적이다. 양식어류(송어, 미꾸라지 등)는 인위적으로 온도와 물의 염도를 조절하고 항생제로 생명을 유지하는 물고기다. 문제는 아무런 제제 없이 자연산으로 둔갑해 식탁에 오른다는 점이다. 양식 어류에 상처와 아가미에 기생하는 각종 세균과 벌레를 없애는 목적으로 독성이 강한 발암성 물질인 포르말린을 사용한다. 수산용 의약품을 누구든지 원하는 만큼 살 수 있다는 게 큰 문제다.

한국 농작물에는 항생제 사용현황 통계도 없고 단 소, 돼지, 닭뿐이 있을 뿐이다. 항생제로 차려진 밥상이 맛을 떠나 안전한 것인가? 아닌가? 언제까지 먹어야 하는가?

농약을 살포해야 하는 농작물은 사과, 복숭아, 배, 매실, 자두, 감귤류, 포도, 딸기, 수박, 배추, 양배추, 양상추, 토마토, 오이, 당근, 가지, 파, 양파, 부추, 마늘, 생강, 감자 등이다.

필자는 과일을 거의 먹지 않지만 사과는 쳐다보지도 않는다. 수확 후에 뿌리는 하이비스트 농약은 농작물에 잔류 농약의 위험성이 크다.

TIP
항생제를 복용하지 않는 방법은 건강한 몸을 가지고 있으면 된다. 병의 원인인 세포의 변질과 손상을 예방하기 위해서는 몸에 염증이 생기지 않도록 자연식과 천연식품을 먹으면 된다.

항암제는 독극물?

"항암의 3대 현대의학요법은 항암제, 방사선 치료, 수술이다"
"말기 암은 항암제로 치료할 수 없다"
"히틀러가 저지른 아우슈비츠 대학살처럼 암환자 80%는
항암제로 살해되고 있다"

일본 후생성에서 "암은 항암제로 치료할 수 없다"고 단언할 정도로 "항암 약물 첨부에 해골 그림"이 표시되어 있다. 암을 치료하는 항암 약물?은 부작용이 너무 많고, 인체의 건강한 세포들을 사멸(死滅)시키는 독극물?이다. 유전자의 돌연변이의 암세포는 발암성이 있어 정상적인 세포와는 달리 항암 약물을 암환자에게 투여하면 다른 부위에도 암이 발생할 수도 있는 증암제(增癌劑)에 불과하다. 아쉽게도 암환자는 항암 치료에 쓰는 화학 항암 약물이 극독약(劇毒藥)? 인줄 알면서도 의사의 치료 권유에 온갖 검사에 방사선 치료, 절제 수술, 항암 약물 투여 등 말을 믿고 항암 약물을 투여하면서부터 점점 음식을 소화시키지 못하고 통증의 고통 속에서 신음하다 생을 마감하는 경우가 허다하다.

1985년 미국 국립암연구소(NIC) 케비타 소장에 따르면 "항암제를 투여해도 암세포는 곧바로 반항암제인 유전자를 변화시켜 항암제를 무력화 시킨다"고 했고, 1988년 〈암의 병인학(病因學)〉 보고서에서 "항암제는 암에 무력할 뿐 아니라 강한 발암성으로 다른 장기 등에 새로운 암을 발생시키는 증암제일 뿐이다"라

했다.

🍃 인체를 죽이는 항암제는 독약?

세계 2차 세계대전 중에 무차별하게 살포했던 화학 항암제는 독가스에서 비롯되었다. 화학 항암제로 가장 많이 처방되는 "사이클로포스마이드"는 독가스를 액체로 개발한 것으로 위장·심장·폐·혈액을 손상시킨다. 그 다음으로 많이 처방되는 "시스플라틴"은 중금속인 플러티늄에서 추출한 것으로 신경·콩팥·골수를 손상시키고 인체의 털(머리털, 코털, 융모털 등)이라는 털은 몽땅 다 빠지고, 얼굴이 핼쑥해지고, 의식을 잃기도 한다.

암 환자에게 항암제를 투여하면 면역 세포는 맥을 못 추고, 항암제 독으로 인해 인체의 건강한 세포?들이 죽는다. 국가는 국민의 생명을 지켜 주어야 할 책임이 있다. 대한민국은 OECD가입 국가 중 암 발생률 1위, 암 사망률 1위, 40~50대 사망률 1위, 자살률 1위, 불임률 1위다. 하지만 의과대학에서는 사람이 스스로 내 몸을 치유하는 자연치유력에 대하여 전혀 가르치지 않고 있다. 이것은 의학광육(醫學狂育)이다.

암 검진을 하지 않으면 암과 함께 천수를 다할 환자들이 대부분 의사들의 항암치료 권유로 죽음보다 못한 고통을 받으며 생을 마감한다. 항암제를 맞고도 치료가 되지 못하고 평균수명 두 달 정도 연장된다는 사실에 경악을 금치 못한다. 병·의원 진료 행위에 이어 항암제를 비롯한 고가 의약품도 건강보험 급여 적용 범위가 확대되어 경제적 이유로 치료를 포기했던 환자에게 희망적이었다.

아쉽게도 자연치유가 아닌 의사는 항암제 투여를 적극 권장하고 방치하는 침묵의 살인에 대해 정부가 대답할 차례다.

2014년 9월 1일부터 5일 간 조선일보 "더 불행하게 눈감는 암환자들" 기사에서 항암치료 연간 병원비 1억인 경우 사망 전 3개월에 70%를 병원과 노양병원에 바쳐야 한다. 2016년 암 치료 보장성 확대 협력단이 실시한 "암 환자 인식과 현황 조사"에 따르면 암 치료 평균 비용은 2,878만원으로 이 중 70%가 넘는 2,061만원이 비급여 항암제 비용이다.

암으로 인한 통증을 호소하는 환자에게 필요한 모르핀 양은(하루, 경구 투여 기준) 통상 30~180mg이지만, 약 1%의 환자에서는 1,000mg를 넘길 수도 있다. 의사 처방 없이 과다 복용하면 사망에 이를 수 있다. 예를 들면 진정 효과가 지나치면 체온과 혈압이 낮아지면서 무의식 상태로 넘어가 심한 경우 호흡이 사라져 사망에 이른다.

약제 선별급여제도 개요 [*]

구분	내용	비고
목적	약제비 100%를 부담해야 했던 비급여, 고가 의약품 대상으로 건강보험 급여 적용 확대	
대상	항암제 48개 항목과 일반약제 367개 항목 등 총 415개 약제	
건강보험 적용 시기	항암제는 올 상반기 시작해 2020년 완료, 일반약제는 2022년 급여 적용 완료	
환자 약제비 부담률	우선순위를 감안해 본인 부담률 30·50·80% 선별 급여 적용	

1. 전국 대학병원 종양 전문의가 암에 걸리면 대부분 항암제 치료를 거부한다고 한다. 필자는 의사들도 감기에 걸리면 감기약을 처방해 먹는지 궁금하다.
2. 암으로부터 목숨을 구한 암환자는 의사로부터 항암제 치료를 거부하고 포기한 사람이고 자연과 교감하고 산 속으로 들어간 사람들이 많다.

---

[*]　매일경제 2018년, A20

대한민국은 질병 공화국?

"대한민국은 질병 공화국이다"
"암, 고혈압, 당뇨병, 관절염으로부터 자유로운가?"
"최고의 건강을 추구하면서도 건강 염려증에 빠진 사람들!"

대한민국은 민주 공화국인가 아니면 질병 공화국인가? 삶과 식생활에 관한 꼭 그렇지 않다고 본다. 대한민국은 아쉽게도 질병 공화국, 아파트 공화국, 건강과 관련하여 기능성 건강식품 공화국, 치킨 공화국, 커피 공화국, 홍삼 공화국, 환자 공화국이라는 딱지가 붙어 있다.

대한민국은 OECD 회원국 중에서 한국은 환자증가율, 의료증가율, 암발생률, 암사망율, 40~50대 사망률, 불임률, 자살률 1위다. 국민 절반 이상이 질병에 노출되어 있다. 암환자 200여 만 명, 관절염 1,000여 만 명, 당뇨병 500여 만 명, 고혈압 1,000여 만 명, 9세 미만 어린이 29.9%가 변비, 30%가 아토피·비염, 17%가 비만으로 추정된다. 우리나라 대다수 의사들은 영·유아에게 항생제를 과도하게 처방하고, 감기처럼 항생제가 필요하지 않은 경우에도 항생제를 무분별하게 처방하는 게 큰 문제라는 우려의 목소리가 높다.

인류 문화사는 질병과 싸워온 역사다. 14세기 전 유럽에 공포로 퍼져 나갔던 호흡기병인 흑사병으로 유라시아 대륙에서 최고 7,500만~2억 명 가량이 사망했다. 중세 유럽의 페스트, 1820년 한 해에 43%가 풍토병으로 죽었고, 1933년 우크라이나에서 발생한 기근으로 400여 만 명 이상이 굶어 죽었고, 1845~52년 감자 농사가 곰팡이 병으로 초토화되어 재앙을 겪은 아일랜드에서 인구 800여 만 명 중 100여 만 명이 죽고 20여 만 명은 영국 · 미국으로 이민을 갔다. 20세기 인류 최대의 재앙은 스페인 독감이었다. 천연두, 콜레라, 장티푸스, 말라리아 등 바이러스나 세균 등이 일으킨 감염성 질환은 인류의 적이었다. 1918년 제1차 세계대전이 끝날 무렵 스페인 인플루엔자 독감 바이러스로 전 세계 약 5억 명이 걸렸고, 5,000만 명이 죽었다. 사모아 섬에서는 두 달 사이에 인구의 22%인 3만8,000명이 죽었다. 의학의 발전과 영양과 위생 개선 등으로 21세기 들어 전설 속으로 사라졌다. 1967년 일 년에 세계적으로 1,000~1,500여 만 명이 천연두에 걸리고, 1969년 홍콩 독감으로 세계적으로 70여 만 명이 사망, 면역결핍 바이러스(HIV) 감염에 의한 후천성 면역결핍 증후군(AIDS)이 출현하기도 했다. 그 자리에 신종 바이러스가 출현하고 암, 고혈압, 당뇨병, 심장병, 뇌혈관 질환 등 비감염성 질환이 차지했다. 조선시대에도 피해갈 수 없었다. 조선왕조실록에 의하면 역병 외 콜레라(79차례), 장티푸스, 이질, 홍역 등이 발생하여 10만 명 이상 사망한 적이 6번이나 되고 심할 때는 50만 명이 죽었다고 기록돼 있다.

인간이 질병에 걸릴 확률을 결정하는 인자들로는 유전자, 인종, 연령, 사회적, 자연적 환경 등이 있다. 잘못된 생활습관과 식습관은 중년 이후에 생활습관병이나 암, 뇌졸중 등에 노출된다. 나이가 들면서 만성 질환과 이에 따른 장애가 증가한다.

TIP

1950년대부터 먹고 사는 것을 제공해 일을 않고 사는 것에 익숙했다. 미국에서 애리조나 주 주도(州都) 피마(Pima) 인디언들은 30대 이상 중에서 50% 이상이 비만과 당뇨병 환자로 대재앙이었다. 반면에 현대 문명을 거부하고 19세기 수준으로 살면서 자연식하며 하루에 차 안타고 하루 10시간 노동을 하며 사는 펜실베니아주의 아미시(Amish) 공동체는 비만과 당뇨 무풍지대였다.

몸의 반란

"몸이 반란을 일으키고 있다"
"몸의 반란은 삶의 질을 떨어뜨린다"
"몸의 반란을 제압하려면 몸을 챙기는 게 시급하다"

오늘날 우리는 두 가지의 반란 속에서 살고 있다. 하나는 급변하는 정보통신 혁명이고, 다른 하나는 다양한 몸의 반란 속에서 살고 있다. 이 세상에서 내 몸처럼 귀한 게 없다. 내 몸에 대하여 얼마나 알고 있는가? 시간이 날 때마다 스스로 자문을 해야 한다.

우리들의 몸은 일상생활의 자동화로 인하여 운동이 부족한 몸, 각종 스트레스와 전쟁을 하는 몸, 각종 공해와 환경적인 요인에 오염된 몸, 가공식품과 인스턴트에서 벗어날 수 없는 몸, 막상 질병에 걸리면 의학에 몸을 맡기며 병든 부분만을 수술하고 의사가 주는 약을 복용하는 몸이 되어 버렸다.

21세기는 몸의 시대라고 해도 과언이 아니다. 몸이 곧 자본이고, 전부이기 때문이다. 몸은 시간과 돈과 체력을 바칠 것을 요구한다. 몸의 반란을 극복하기 위해서는 몸의 정체성을 찾는 게 무엇보다도 중요하다. 정신적인 마음공부와 몸을 동물처럼 끊임없이 움직이는 평범한 이치를 통해서만 가능하다.

우리 몸은 물질로 된 어떤 것이며, 느낄 수도, 생각할 수도, 만질 수도 있다.

우리 몸은 감각 뿐만이 아니고 관습, 문화, 역사 속에서 교차하기 때문에 하나 뿐인 몸은 참으로 귀한 몸이다.

🍃 몸의 시대에 사는 사람들

몸에 대한 인식이 시대에 맞춰 급격히 변하고 있다. 자아관의 변화 속에서 젊음과 아름다움을 숭배하는 문화적 조류 속에서 몸 관련 산업이 번창하고 있다. 다이어트 열풍, 의류, 미용, 성형, 인터넷 채팅, 몸 담론, 몸의 프로젝트화, 포르노그래픽, 미디어에서 부추기는 아름다움 등이 몸이 곧 자본이고 전부라는 등식이 성립한다.

현대 미술가 "바버라 쿠루거"는 "너의 몸은 전쟁터다"라고 선언 했듯이, 몸을 둘러싼 소유와 통제의 싸움은 성적 욕망과 매력 같은 것을 생산해 내는 자본주의 사회의 여러 장치들 즉, 미모 산업과 대중문화, 미디어 덕에 더욱 치열해지고 있다. 근면한 노동을 위한 도구로서의 근대적인 몸, 고귀한 정신을 담는 그릇으로서의 고전적인 몸은 없다. 하지만 지방 흡입술과 주입술, 뼈를 깎는 미용 성형수술 같은 현대의학 기술이 가세, 몸은 이제 하나의 "프로젝트"가 된지 오래 되었다.

인간은 전신거울, 사진, 체중계, 영화, 스마트폰, 디카, 카메라 등의 발명으로 인하여 몸의 관찰과 통제가 가능하게 되었다. 거울을 통하여 자기를 심사하고 있으며, 사진과 영상매체를 통하여 몸을 빈틈없이 재현해주고 움직임까지 포착해낸다. 이러한 매체를 통해 사람들은 남들이 보듯 자신을 관찰할 수 있게 되고 비교가 가능하다. 체중계를 통하여 혼자서 체중을 달 수 있고, 남들과 비교할 수 있게 됨으로써 비만의 척도를 재는 것이다. 이러한 거울, 사진, 체중계, 스마트폰 등의 개발로 인하여 몸의 비밀이 폭로되었고, 아주 작은 결점이 들어나 하루아침에 추락하는 사람들이 생긴다.

　몸을 억압하는 사상과 문화를 보면 이원론에서 플라톤은 철학자 위치에서 인간을 보았고, 데카르트는 "나는 생각한다 고로 나는 존재한다"고 하여 육체와 영혼은 갈라진다고 보았고, 니체는 이후 데카르트를 공격하며 영혼은 몸일 뿐이라고 했다.

　유물론에서는 "모든 것은 물질이상의 것이 아니다"라고 주장하여 돈의 코드가 항상 따라 다닌다고 했다. 상업주의에서는 몸은 물질이상이고 살아있는 몸의 대상화는 물질화를 낳으며 돈이며 상업주의 코드가 되어버리고 주체가 되어버린 몸이 되는데 즉 의료계, 체육계는 물론 돈이 개입함으로써 문제를 끊임없이 일으키고 있다.

　여성의 몸은 40대 미만의 한국여성 10명중 7명이 외모가 인생을 좌우한다고 여기고 있다는 조사통계가 보도되었다. 여성에 있어서 얼굴이 예쁘길 바라는 것은 동서고금이 다르지 않지만 작금의 여성의 몸은 내면을 중시하는 것보다도 외모가 상품으로 평가받고 있는 게 현실이다.

　몸이 곧 자본이고 박물관이다. 여성의 몸은 무대 위에 서있는 사람인가 아니면 번창하는 미용 산업과 미디어가 부추기는 욕망의 대상자인가?

　경기인의 몸은 항상 무대 위에 있는 사람이다. 그들의 내면을 보면 심리적인 압박에 시달리고 있다. 오로지 승리만을 위한 몸이 되기 위하여 몸을 만들고 노력을 하는 것이다. 승리만이 성공과 돈의 코드가 보장되기 때문이다. 승리와 메달을 위해 희생된 몸이다. 지나친 운동은 활성산소가 신체를 손상시켜 세포나 유전자를 파괴하고 결국은 수명을 단축시킨다. 수명단축 이유는 활성산소를 중화시킬 수 있는 효소가 부족하기 때문이다.

　장애인의 몸은 2000년 통계청에 등록된 장애인이 145여만 명인데 그 중 131만 명이 교통사고나 질병에 의한 장애자다. 장애인에 비해 정상인은 정신적인 장애를 측정할 수 있을까? 우리나라는 장애자가 다니기 어려운 나라에 속한다.

정상인도 언제든지 장애자가 될 수 있다는 사실을 기억해야 한다. 언제 어디서 재해로부터 안전의 보장은 없기 때문에 몸이 소중한 것이다.

노동자의 몸은 노동의 문제가 돈, 삶과 직결된다. 일 중심이 돈 중심이고, 그래서 노동자는 쉬고 싶다. 우리가 우스운 얘기로 노동자는 돈 찍는 기계이며 스트레스 제조기이라는 말이 있다. 대학의 전공과 상관없이 돈을 위해 몸을 던지고 있는 현실이 아닌가?

청소년의 몸은 갈수록 상업화되고 있으며, 학교와 학원에 얽매인 몸으로 바뀌고 있다. 또한 인터넷과 스마트폰에 얽매인 몸이다. 하나의 문화로 되어 버렸다. 자연과의 교감이나 신사고가 부족하고 논술적인 창의적인 사고는 부족할 수밖에 없다. 과거에 비해 현대의 청소년은 몸의 인식과 변화에 있어서 언제나 성공과 돈의 코드에 맞춰 있는 것이다. 청소년의 몸에 있어서 아쉬운 것은 성공과 출세를 강조한 나머지 몸의 내면의 마음공부는 소홀해지고 있는 게 현실이다.

노인의 몸은 우리들의 부모이다. 나이가 들어 건강을 잃고 돈이 없으면 비참한 몸이 되고 손자에게도 냄새가 나는 몸으로 전락하고 만다. 요즘 핵가족으로 인하여 혼자 사는 노인이 많으며, 자식으로부터 버림을 당하고 있다. 우리 사회에는 무의탁노인과 장애인, 노숙자가 많은데 우리 정상인들은 노인을 돌볼 수 있는 아량이 필요하다. 인생을 열심히 살아 왔건만 자식에게 따돌림 당하고, 무의탁 노인으로 전락한, 후회하는 삶이 된다면 비참한 몸이 되는 것이다. 노인은 장점도 많다. 경험이 많고 논리적이고 합리적이다. 그리고 매사에 서두르지 않는다. 그러나 추진력은 젊은이에 비해서 떨어진다. 실패를 않기 위해서이다.

환자의 몸은 의사가 다루는 몸으로 병든 부분에 약을 투여하고 수술을 한다. 이 세상에 과학이 발달하고 의술이 발달했어도 정작 나를 고쳐줄 의사와 약이 없는 경우가 많다. 동양의학에서는 예방과 원인을 중시하고 음양의 바탕에 기초하고 있는 것이다. 그러나 현대의학은 증상만을 완화시키고 결과만을 중시하는 의학으로 전락했다.

　기타의 몸은 종교인의 몸, 경찰의 몸, 군인의 몸, 소방사의 몸, 직업상 다양한 몸도 반란에서 자유로울 수 없는 몸이 되어 버렸다.

이 세상을 살면서 인생관과 가치관을 확립한 사람은 가장 소중한 것이 몸이라는 것을 안다. 그 몸을 날마다 꽃을 가꾸듯이 꼼꼼히 챙기면서 존재이유와 삶의 이유 속에서 인생의 꽃을 피운다.

새 아파트 실내는 독가스실?

"내 주거 공간은 건강을 충전하는 곳이다"
"도심 신축 아파트가 건강을 보장?하는 곳이 아니다"
"나무가 자라는 높이의 층과 10년 지난 아파트는 건강에 안전하다"

1962년 서울에 주택공사가 마포 아파트를 지은 후 지금 우리 국민 80%가 아파트에 살고 있다. 프랑스 지리학자 발레리 줄레조는 "아파트 공화국"이라는 책을 냈다. 가장 강력한 선망의 대상이자 비판의 대상이기도 한 아파트, 한 때는 수십 년간 대다수의 가장 주요한 자산 증식 수단으로 경제적으로 도약하는 계기가 되어준 새 아파트 실내가 입주할 때부터 15년까지 각종 유해물질이 나오기 때문에 비록 적은 양일지라도 무시해서는 곤란하다. 왜냐하면 실내에서 방출되는 오염물질은 실외에 비해 폐에 전달될 확률이 1,000배나 높기 때문이다.

선망의 대상인 새 아파트에 사용되는 각종 건자재에서 배출되는 휘발성 유기화합물(VOCs), 포름알데히드(HCHO) 등 각종 오염물질들이 끊임없이 나온다. 여기에 주방에서 가스로 각종 요리를 가열하기 때문에 지금 주부들은 담배를 안 피우는데도 호흡기 질환과 폐암 환자가 급증하고 있다.

아파트는 신축한지 5년이 지나도 계속 배출되고 일본 연구진에 따르면 15년까지 방출된다. 건축자재(석면), 단열재, 합판, 벽지, 접착제, 카펫 등에서 나오는 유해물질은 두통, 아토피성 피부염 등 각종 질환의 원인이 된다. 마치 야외에서는 미세먼지를 마시고, 아파트 실내는 독가스실에 갇혀 지내는 셈이다.

새 아파트를 지을 때 사용되는 건축자재 등에서 휘발성 유기화합물이 방출된다. 기본적으로 콘크리트벽 속에 석면, 바닥재, 벽지 등이 몸에 해로운 유해 화학 물질을 방출하고 있다. 폴리염화비닐은 바닥재, 천장재, 포장재, 완충재, 접착제로 사용된다. 2000년 삼성기술연구소에 따르면 비닐 바닥재, 일반 벽지, 페인트, 석고 보드에서 휘발성 유기화합물로 인한 인체에 대한 영향은 모든 병의 시작인 물론 염증을 물론 불쾌감, 눈, 코, 목, 두통, 신경마비 등이 우려된다고 밝혔다. 벽에는 오염에 강한 실크 벽지로 도배를 하고 폴리염화비닐(PVC) 장판을 쓴다. 분양 주택은 무늬목 같은 마감재에는 접착제가 많이 쓰이기 때문에 유해물질이 많이 포함되어 있다.

새집증후군의 주범은 쉽게 증발하는 휘발성 유기 화합물(VOSs)이다. 새로 지은 아파트, 막 출고 된 새 차를 탈 때 나는 냄새, 세탁소에서 나는 냄새, 기름을 주유할 때 나는 냄새 등 경험이 있을 것이다. 눈에는 보이지 않지만 지속적으로 노출되었을 우리 몸에 이상 반응이 나타난다.

새 아파트보다 10년 정도 지난 아파트가 건강에 좋다

국립환경과학원이 2011년부터 2016년까지 5년간 주택과 아파트에서 검출된 라돈이 기준치보다는 낮다고 했다.

새 아파트 실내 주방에서 매일 음식을 가열하기 위해 쓰는 가스는 건강에 치명적이다. 새 아파트를 입주할 때부터 15년까지는 서서히 환경 유해 물질이 몸에 쌓기고 여기에 매일 가스를 틀 때마다 가스를 마신다. 그래서 가정주부에게 폐암 환자가 급증하고 있는 것이다. 실내 오염을 줄이기 위해 지속적으로 환기해 주는 것이 좋다.

벤젠은 석유 화학 물질 제조 과정에서 중간제 역할을 하지만 일상에서도 쉽게 접근되는 물질 중 하나다. 집 안을 향기롭게 하기 위해 향초를 피우거나 방향제를 사용하는 것도 위험하다. 천연 향이 아닌 합성 향료를 장기간 사용하면 벤조페논, 프탈레이트, 디아세틸 등이 유해한 영향을 미친다.

오염물질이 건강에 미치는 영향

유해물질	발생원	영향	비고
석면	단열재, 내화피복제	폐암, 암	한옥
휘발성 유기화합물	건축자재, 비닐 바닥재, 일반 벽지, 접착제, 카펫	호흡기 질환, 비염, 알레르기, 현기증, 각종 암	나무
포름 알데히드	단열재, 합판	두통, 피부염, 가려움	나무
이산화탄소	연소기구, 가스레인지	고 농도시 질환 위험, 염증	환풍
일산화탄소	연소기구, 가스레인지	저 농도에서도 독성 강함	환풍

※ 자료 : 한국공기청정기협회

1. 내가 사는 주거 공간인 아파트나 주택의 실내에 식물을 키워 새집증후군을 어느 정도 해소할 수 있다.
2. 눈치 빠른 사람들은 도심의 아파트 생활을 청산하고 전원(田園)으로 들어갔다.

내 생명을 질병으로 몰고 가는 세포의 반란?

"모든 병의 원인은 세포의 변질과 손상으로 온다"
"어린이와 노인의 세포는 질적 양적으로 다르다"
"건강한 세포를 유지하기 위해 노력하라!"

세포란 생명현상을 이해하는 최소 단위로, 물과 단백질, 핵산, 다당류, 지질, 무기 이온류 등으로 이루어져 있다. 세포에서 물을 뺀 나머지는 대부분 단백질이다. 단백질은 생명활동에 필요한 화학반응을 촉매하는 효소로 사용된다. 모든 병이 세균 때문에 발생한다는 관점이 서양의학의 세균학이다. 우리 몸에서 세균은 100조 마리 정도로 공생 관계를 이루며 존재한다. 세균을 죽여야 병이 낫는다는 생각으로 화학 약을 개발하였다. 우리 몸에서 백혈구를 제외한 정상 세포들은 이동하지 않고 본래의 자리를 지키고 있다. 그러나 암세포는 원래 있어야 할 곳에서 주위 조직을 뚫고 나와 주변의 다른 장기로 직접 침범하거나, 혈관이나 림프관을 타고 온몸으로 퍼져 몸의 여러 곳에 또 다른 암덩어리를 만들어낸다.

🖋 모든 질병의 원인은 세포의 변질과 손상에서 온다

모든 질병의 원인은 세포의 변질과 손상에 의한 염증, 부전, 궤양, 종양으로 발전된다. 인체의 손상이나 감염으로 인하여 염증이 생기면 염증 단백질이라는 특수한 단백질을 평소보다 많이 배출한다. 세균 같은 물질이 신체의 물리적, 화학적 장벽을 돌파하고 들어오면 염증 반응이 일어난다. 염증 반응으로 발작, 통증, 발열과 종창이 나타난다. 인체의 세포질 속에는 수천 가지 단백질을 만들어 내는 공장 역할을 하는 "리보솜"이 있는데, 이것은 생명이 다할 때까지 효소를 만들어내고 나이가 들수록 감소한다. 인체의 상처 받은 자리를 통해 미생물이 들어오면 상처를 입은 조직에서는 백혈구를 불러들이는 화합물인 식세포를 분비한다. 이 화학 매개 물질들은 그 밑을 지나는 혈관을 넓히고 혈류를 늘려 염증이 나타나게 한다. 인체는 여러 종류의 장벽과 반응이 감염이나 암의 발생을 억제한다. 예를 들면 호흡기 내부는 점막으로 덮여 있어 미생물을 포획한다. 섬모 운동이 이 점액을 배출시킨다. 장은 세포에 의해 생성된 점막이 소화효소와 해로운 미생물로부터 장 내부를 지켜준다. 눈은 눈꺼풀의 눈물샘에서 나오는 눈물은 항균력이 있어 먼지를 씻어 준다. 구강의 타액은 점액과 효소의 복합물로 구강을 청결하게 유지한다. 위는 위 속의 분비선에서는 염산이 나와 대부분의 미생물을 제거한다. 피부는 피지에 항균력이 있어 기름기 많은 물질에 의해 보호된다. 소변을 통해 유해한 세균의 성장을 막는다.

개체가 성장하기 위해서 세포를 끊임없이 분열하고 증식하는데 세포가 분열할 때 유전자도 함께 복제된다. 미토콘트리아는 세포 내에서 에너지를 생성하는 구조물로, 소량의 DNA가 함유되어 있다. DNA가 복제될 때 실수가 발생하면 유전자의 변화가 생겨 돌연변이가 생겨 암을 일으킨다.

TIP

1. 효소는 체내에서 산소를 운반하고 단백질과 탄수화물을 분해하며, 비타민과 미네랄이 세포 속까지 흡수될 수 있도록 한다. 또한 에너지로 만드는 것은 물론 몸에 해로운 물질을 제거하고, 병든 세포를 분해하여 처리하고 새로운 세포도 생성한다.
2. 발효식품이 아닌 서구화된 식습관은 장속의 유해균을 증가시켜, 생활습관병(성인병 등), 암, 변비, 장염, 소화불량, 비만, 불면증, 두통, 우울증 등을 유발한다.

건강의 척도 장내 미생물의 반란?

"건강의 척도는 장내 유익균 세균이다"
"면역세포의 70%가 장 속에 100조 마리가 공존한다"
"장내 유익균을 잘 키우는 게 장 건강을 지키는 비결!"

　미생물은 최초의 생명체다. 인간은 태아 때는 멸균 상태에서 엄마의 탯줄이 끊기면서부터 일평생 미생물과 공생하다 미생물로 돌아간다. 미생물은 0.01mm로 보이지 않는 곰팡이, 세균, 바이러스 등이 모두 속한다. 개미의 1/1000 정도로 이 작은 생명체가 지구의 60%로 지구의 주인이다. 한 숟갈의 흙에는 1,000여 만 마리가 있고, 공기 중에 수억 마리의 미생물이 있고, 인체의 2kg 정도로 가장 많고 생명을 유지하는데 결정적 역할을 한다.

　눈에 보이지는 않지만 입 속에는 700여 종의 전쟁터, 피부에도 살고, 위 속에는 산성도가 가장 높은 환경에서 헬리코박터 피로리가 있고, 대장은 우리 몸에서 가장 많은 미생물 1/3인 1kg로 가장 많고 비티더스균이 유익한 것은 유해한 균(독소 미생물)을 억제하여 인체의 감염을 줄인다.

🌿 우리 몸 미생물은 제2의 뇌이다

미국 신경생리학자 "마이클 거슨"은 제2의 "뇌"라고 명명했다. 최근 의학계에서도 뇌와 함께 제2의 뇌를 장(腸 · 소장과 대장)으로 본다. 3대 의학이라는 항생물질을 만드는 것은 미생물이다. 인체에서 100조 마리가 넘게 장 속에는 무수한 미생물이 있다. 무게로 재면 1.5~2kg에 달한다. 건강에 유익한 유익균 15~20%, 식습관과 스트레스에 따라 이동하는 무해균인 중간균 60%, 건강에 해로운 유해균 15~20%가 균형을 이루며 지낸다. 장내 유익균은 장벽 막을 강화시키는 동시에 유해균을 억제하고 장을 보호하는 역할을 한다. 장은 체내 면역물질 의약 70%를 만드는 기관이다. 비타민을 생성하고 콜레스테롤을 낮추며 암세포 증식을 억제한다.

지금까지 밝혀진 미생물은 550여 만 종에 달한다. 모든 질병은 미생물에서 시작된다. 장내 세균 환경은 건강을 결정짓는 중요한 요소다. 장내 유익균은 면역 물질의 약 79%를 만든다. 우리 몸에는 건강을 지키는 데 도움을 주는 박테리아들이 장내에 마치 숲처럼 자리를 잡고 있다. 항생제를 자주 사용하면 질병에 대한 면역력이나 회복력에 도움을 주는 유익한 장내 세균 숲이 파괴돼 건강에 악영향을 준다. 장은 음식물을 소화흡수하고 배설하는 기관이다. 뇌와 장은 밀접한 관계가 있어 감정을 느끼고 판단을 할 때마다 영향을 준다. 뇌와 장은 미주신경으로 연결돼 있어 세포는 구석구석에 빼놓지 않고 퍼져 있어 뇌가 통제한다.

장은 우리 몸에서 세균이 가장 많이 살고 있는 곳이다. 미생물 97.4% 이상은 대부분 장에 존재한다. 장 속에 어떤 균이 사느냐에 따라 우리 건강이 영향을 받는다. 현대인은 항생제 남용, 스트레스, 환경오염, 가공식품의 잦은 섭취로 인하여 몸속 장내 균형이 깨져 유익균이 유해균으로 변해 몸을 공격하고 있다.

미생물이 유기물을 분해할 때 부패가 되면서 악취가 나고 유독물질이 발생한다. 음식을 먹고 소화 흡수가 잘 되지 않은 음식물이 장에서 유해균에 의해 부패되고 그로 인해 수소, 암모니아 등의 유해가스가 발생한다. 그리고 간에서 해독을 하느라 피로가 가중되고 체내 효소 소모량이 많아진다.

장 속에서는 수많은 미생물들이 균형을 이루며 다양한 역할을 수행한다. 장내 유익균도 있고 해로운 유해균도 있다. 박테리아, 효모를 포함해서 정체를 알 수 없는 여러 가지 세균들이 셀 수 없을 정도로 많다. 이들은 각기 살아남기 위해 장 속에서 각자 사투(死鬪)를 벌이며 몸에 영향을 준다. 미생물은 우리 몸에 도움이 되는 영양소를 배출하기도 하지만, 독이 있는 배설물과 함께 염증 물질도 만든다.

장내 미생물이 우리 몸속에서 하는 일은 건강과 직결된다. 모든 질병은 장에서부터 시작된다. 장내 미생물은 음식물을 분해하고 소화를 촉진하고, 비타민·효소를 만들고, 면역 체계에 관여하고, 병원균을 억제하고, 각종 비만, 당뇨병, 대장암이나 설사를 일으킨다.

🌿 몸속 미생물은 건강의 척도다

지금까지 발견된 항생제는 흙 속의 방선균에서 나왔다. 흙 1g 속에는 1000만 개 미생물이 있고 그중 10%가 방선균이다. 장내 미생물(마이크로바이옴 · microbiome)＊ 유익균과 유해균을 분석해 비교해 분석이 가능한 질병은 뇌(뇌졸증, 치매, 파킨슨병, 우울증), 심장(심근경색, 심근병증, 협심증, 심방세동), 위(위암), 간(간경변증, 간암), 담도(담도암), 췌장(췌장암), 비만, 대장(대장염, 용종, 대장암), 대사질환(당뇨, 만성신장질환), 비뇨기(방광암, 전립선암) 등이다.

＊ 미생물과 생태계의 합성어로 장내미생물 생태계를 말한다. 프로바이오틱스는 살아 있는 미생물로 유익균을 말함.

우리는 평균적으로 식품 1g을 섭취할 때마다 약 100만 마리의 미생물을 삼킨다. 체내 신진대사 과정에서 만들어지는 내독소는 건강에 유익한 유산균을 없애기 때문에 해독을 해주지 않으면 우리 몸에 다양한 질병을 일으킨다. 단순히 소화기관이라고 생각할 수 있는 장은 우리가 아는 것보다 훨씬 중요한 역할을 한다. 세포가 100조 정도이고 장내 세균은 이보다 훨씬 많은 200조가 넘는다.

몸속 "장내 유익균"이 면역체계를 지킨다. 장이 인체 건강의 핵심이 되는 이유는 바로 프로바이오틱스에 있다. 유산균의 아버지라고 불리는 일리야 메치니코프는 불가리아 지방에 장수인구가 많은 원인을 연구하던 중 요구르트 섭취가 많다는 사실을 발견하고 프로바이오틱스에 의한 불로장수설을 발표해 유산균 발효유의 과학성을 입증했다. 하지만 모든 세균을 죽이는 항생제의 사용은 건강에 필수적인 유익균도 함께 파괴하며 면역체계를 흔들었다.

질병 중 가장 흔한 것은 미생물에 의한 감염이다. 미생물은 신체 조직에 침범하여 증식하고 정상적인 세포 기능을 파괴한다. 대부분 균이라고 불리는 이러한 미생물은 바이러스, 세균, 원생동물, 기생충, 유충, 곰팡이에 이르기까지 다양하게 분류된다. 어떤 종류의 세균은 독소라고 알려진 화학물질을 분비함으로써 질환을 유발한다. 독소는 특정 체세포를 파괴하거나 숙주 세포 내로 유입되어 세포의 화학반응과정을 변화시킨다.

바이러스, 세균 또는 곰팡이 같은 미생물들은 너무 작아 현미경으로 사용하여 확대 관찰하지 않으면 볼 수 없다. 세균이 몸 안에 들어가 빠르게 증식하고 몸의 면역계에 의해 파괴되면서 여러 종류의 질환을 유발한다. 미생물에 의해 유발되는 많은 질병이 백신으로 예방되거나 효과적인 약제로 치료될 수 있다고 해도, 아직도 감염증은 전 세계적으로 질병과 사망의 주요 원인이다.

우리의 생명이라 할 수 있는 흙에 농약, 제초제를 뿌리는 것은 미생물은 물론 사람에게도 치명적이다.

효모는 인간의 세포와 마찬가지로 단백질로 이루어져 있다. 약용 식물의 잎

에는 1cm당 대략 10만~20만 마리의 미생물인 효모균과 유산균이다. 야생의 효
모균은 당분의 농도가 많은 꽃의 꿀샘, 과일의 껍질, 약용 식물의 잎 등에 많이
함유돼 있다.

1. 식이섬유는 위와 소장에서 흡수가 되지 않고 대장에서 장내세균에 의해 분해되는
   영양소이다.
2. 우리 몸속 장이 가장 좋아하는 것은 식물성 식이섬유이다. 유익균은 식이섬유를 좋
   아하고 유해균은 고단백과 고지방을 좋아하기 때문에 채식 위주의 식습관은 장내
   환경을 개선하는데 가장 중요하다. 유익균이 많은 사람은 피부에 윤기가 나고 세포
   와 오장육부가 건강하다. 유해균이 많은 사람은 종합병원이라 할 수 있다. 장속에서
   음식이 부패되어 생긴 악취가스는 혈액에 악영향을 미친다.
3. 미생물에는 효모, 균, 박테리아, 곰팡이 등이 있다. 효소를 만들 때는 효모를 사용된
   다. 효소는 식물이 가지고 있는 성분과 수액을 통해 정수를 뽑아낸 고유한 맛과 향
   을 간직하여 체내의 소화, 흡수, 배출을 돕는다.
4. 사람 몸에 이로운 미생물로 유산균이 대부분인 "프로바이로틱스"를 만능 영양제로
   생각하는 사람들이 있다. 그러나 암 환자, 면역 억제제 복용자, 크론병, 과민성장증
   후군 환자는 주의를 요한다.
5. 식이섬유가 많은 식품은 보리, 고구마줄기, 고사리, 건미역, 검정콩, 표고버섯, 사
   과, 함초 등이다.

아직도 끝나지 않은 침묵의 봄?

"봄이 와도 꽃과 상관없는 사람들 누구인가"
"잘 사는 삶이란 1년에 100가지 꽃과 나무와 교감하는 것이다"
"기적의 화학물질이라는 제초제, 살충제에 자유롭지 못한 사람들"

세상에서 가장 뛰어난 발명품이라는 살충제와 제초제 덕에 먹을거리가 늘게 되었다. 1962년 해양생물학자인 레이철 카슨은 무분별한 살충제 살포로 새 우는 소리를 들을 수 없게 된 것을 "침묵의 봄"이라 했다. 그가 사망한 1964년 2년 동안 무려 100만부가 팔렸다. 기적의 화학물질이라는 찬사와 함께 마구잡이로 살충제, 제초제, 살균제들은 해충 뿐만 아니라 모든 곤충을 무분별하게 죽이고 이것이 먹이사슬 상층부로 이어져 인체에 온갖 해악을 끼치는 환경오염의 재앙 경고였다. 이 책이 출간된 뒤 살충제 DDT* 사용량이 크게 줄었지만 57년이 지난 지금도 환경재앙은 여전히 새로운 형태로 계속 진행 중이다. 이 세상 곳곳에 만연된 공해로부터 자유로울 수 없고 매일 혹은 매년 지속적으로 화학물질에 노출되며 살아야 한다.

1939년 독일에서 만든 "기적의 살충제"인 DDT는 "멀쩡한 흙속의 미생물은

---

* 1874년 DDT는 독일 화학자에 의해 발견되어 살충제로서의 효능이 발견된 것은 1939년이었다. 개발자 스위스 폴 멀러(Paul Muller)는 노벨상을 받았다.

물론 다른 식물까지 죽게 만든다는 주장이 제기되어 한때 생산 중단을 했지만 2006년부터 세계보건기구(WHO)는 DDT 살포를 허용해 농사를 지을 때 사용하고 있다.

농작물 재배에 쓰는 농약은 식물의 약제라는 이름으로 생명체를 죽이기 위해 개발된 제품으로 식물의 건강과 식품의 질을 보호하는 약으로 둔갑시켜 건강을 위협하는 물질이다. 살충제는 곤충만 죽이는 살충제, 식물만 죽이는 살충제, 질병을 퍼트리는 균류를 죽이는 살균제, 해충을 죽이는 살선충제 등이 모두 인공 살충제로 신경과 소화에 관여하는 효소 작용을 방해하거나 성장을 저해하고 강력한 독성을 지니고 있다.

지구를 살릴 나무 심기, 강 살리기 등을 하고 있지만 여전히 천혜의 자연 환경이 치명적인 유해 물질로 공기와 토양과 하천과 바다를 오염시켜 자연 생태계는 무너지고 있다. 인간의 오염으로 인한 해악(害惡)은 생명체에 치명적이고 다시 되돌릴 수 없는 지경에 이르렀다.

인간은 자연의 일부이다. 환경재앙은 오래전부터 예고되었다. 2015년 세계적인 과학지 〈사이언스〉에 의하면 지구온난화로 빙하 지역이 크게 줄면서 드러난 바다와 육지가 태양빛을 흡수하고 이때 달궈진 바다와 육지는 열을 대기 중으로 방출하여 강한 바람인 제트기류가 약해지면서 이동성 고(高)·저(低) 기압의 활동이 떨어지고, 서풍(西風)이 약해지면서 대기 정체 현상이 발생한다.

2015년 7월 유럽의약청 의약품위험평가위원회의 안전성 검토한 바에 의하면 화학 독소로 인한 염증성 질환인 감각과 기능장애를 일으켜 피부와 뼈에 심각한 고통을 일으키는 복합부위통증후군과 심장박동을 비정상적으로 증가시켜 어지럼증·가슴 통증·두통·무기력증을 발생시키는 기립성빈맥증후군을 일으키는 것으로 밝혀냈다.

우리의 일상생활에 농약에서부터 식품에 들어가는 첨가제와 플라스틱 용기까지 간건강과 생존을 위협하고 있는 중이다. 해마다 구제역이나 조류독감이 돌면 정부는 닭, 돼지, 소를 살 처분한다.

🌿 인간은 환경 재앙을 피할 수 없다

지구가 인구 폭발, 자원 고갈, 환경 파괴로 시름시름 앓고 있지만 지구를 살릴 특효약은 쉽게 나타날 것 같지 않다. 화석연료에서 나온 이산화탄소 때문에 기후변화가 생기고, 이로 인해 바다 표면이 갈수록 산성화되어 바다 먹이 사슬의 핵심인 식물 프랑크톤이나 산호초가 제대로 자라지 않아 해양 생태계가 붕괴된다. 오존층이 파괴되어 화학물질에 의해 얇아지거나 구멍이 나고 있다. 인간의 무분별한 개발로 서식지가 파괴돼 멸종이 임박한 생물이 늘어나고 있다.

우리 국토는 사람과 동물이 산다. 화학농법으로 인한 토양 오염은 미네랄 결핍을 초래한다. 현재의 농법으로는 건강한 먹거리인 식물을 온전하게 먹을 수 없다. 축산분뇨의 90%는 퇴비화 시켜 농지에 뿌려져야 한다. 동물이 배출하는 양을 보면 소 한 마리는 사람 11명, 돼지는 2명, 국내 사육 소 300만 마리는 사람 3,300만 명, 돼지는 1,000만 마리는 2,000만 명분에 해당된다. 네덜란드 바헤닝언대의 판 하위스 교수에 따르면 닭은 몸무게 1kg을 불리기 위해 사료를 2.5kg, 돼지는 5kg, 소는 10kg를 먹어야 찔 수 있다.

인류가 배출하는 온실가스의 18%는 축산업에서 발생하고 있다. 소에서 나오는 이산화탄소와 메탄가스, 이른바 온실가스 배출량은 자동차 배기가스보다 많다. 덴마크 정부는 소 한 마리의 한해 온실가스 배출량이 4t으로 승용차 한 대 2.7t의 1.5배를 넘는다고 밝혔다.

소가 문제인 것은 워낙 사육 마릿수가 많은데다 되새김질을 하는 반추(反芻)동물이기 때문이다. 풀을 먹으면 위(胃) 4개가 차례로 저장과 되새김질을 하면서 소화가 안 되는 풀의 셀룰로오스 성분을 미생물로 발효시키는 과정에서 메탄가스를 발생시킨다. 메탄가스는 이산화탄소보다는 적지만 열을 가두는 능력이 20배나 돼 온난화를 더욱 부추긴다.

가축 메탄가스는 트림에서 90%, 방귀에서 10%가 나온다. 쇠고기 1kg을 생산하려면 물 2만 리터와 사료 7kg이 든다. 세계 곡물 생산량의 3분의 2를 가축이 먹어치운다. 사람 30명이 배출하는 수질 오염 물질을 소 한 마리가 내놓는다.

TIP 건강에 유익한 유기농 먹을거리를 찾는 이유는 농약으로 인한 환경오염은 사막에 오아시스가 없는 것처럼 생명체에 심각한 영향을 주기 때문이다. 농약을 살포해야 하는 농민에게도 살충제가 미치는 위험은 크지만, 우리 먹을거리에도 비상이 걸릴 정도다.

우리가 몰랐던 약물 이야기

"우리가 먹는 약물오남용은 심각하다"
"한 사람이 이 약 저약 복용 국(國)이다"
"사람은 과다한 약 복용으로 심각한 후유증에서 자유로울 수 없다"

의사가 처방한 대로 약을 먹었는데도 속이 메스껍다면? 약을 먹은 뒤에도 몸에 열이 나고 두드러기가 난다면? 한번쯤은 약물부작용(약물유해반응)을 의심해볼 필요가 있다. 우리나라는 약물오염국가이다. 한 연구에 따르면 한 달 동안 매일 5개 이상의 약을 복용하는 65세 이상 노인은 44%라 발표했다. 기침이 나면 천식약, 열이 나면 해열제, 두통에는 진통제, 콧물이 나면 비염약, 소화가 안 되고 위가 아프면 위장약을 처방받는다.

영국의학저널은 지난 2,000년 동안 인류에게 가장 영향을 미친 10대 의료혁명 중에서 마취제, 백신, 항생제, 소독제, 항말라리아제를 선정했다.

현대의학은 생명을 다투는 응급 환자와 수술을 요하는 환자에게는 큰 도움을 준다. 현대의학은 항바이러스제, 항생제, 항진균제, 소염 진통제, 스테로이드 의학이 아닌가? 어떤 새로운 약물이 상품화 되기 전에는 임상실험을 거친 후 식품의약품 안전청에서 약품 시판을 승인한다.

지난 세기 동안 약물의 발달로 감염 질환을 포함한 많은 질환을 치료할 수 있었다. 1910년 주요 4대 혈액형의 발견으로 안전한 수혈이 가능해졌고, 1918년 1차 세계대전에서 부상을 당한 병사들에 대한 재활 치료가 발달했고, 1921년 인슐린의 발견으로 당뇨병 환자의 생명을 연장했고, 1928년 페니실린의 항균 작용을 발견한 이후 항생제 의학이 시작되었고, 1930년 골절된 뼈를 고정하는 철제 핀을 사용했고, 1938년 정신과 질환에 대한 전기충격요법을 사용했고, 1943년 인공투석기를 개발했고, 1944년 결핵 치료제를 개발했고, 1950년 백혈병 항암치료제를 개발했고, 1954년 최초의 심장 이식과 수술 중 인공 심폐기를 사용했고, 1960년 수술용 레이저를 개발했고, 1978년 최초의 시험관 아기를 탄생시켰고, 1979년 신장과 방광과 결석을 수술하지 않고 제거하는 충격 파쇄기를 사용했고, 1986년 최초의 심장, 폐, 간을 장기 이식하기 시작했다.

약물은 질병을 치료하고 질병의 진행을 억제하거나 예방할 수 있으며 증상을 완화시키거나 특정 질환에 도움을 주는 물질이다. 하지만 지난 50여 년간 사용 가능한 약물 수가 엄청나게 증가했으나 여전히 13,200여 가지 병중에서 확실히 치료를 할 수 있는 구충약 외 감기, 고혈압, 당뇨병, 관절염 등은 증상만을 완화해 주는 양날의 칼이다.

그동안 수많은 환자들이 과잉 처방과 조제, 그리고 그로 인한 부작용을 겪어 왔지만 의료인에게 대항도 못하는 현실이다. 1957년 독일에서 개발된 의사의 처방 없이 구입할 수 있는 탈리도마이드는 무독성 진정제나 수면제로 판매되었다. 전 세계적으로 1만 명 이상의 탈리도마이드 부작용으로 기형아가 태어난 재앙이었다.

🌿 모든 약물의 부작용을 알고 복용해야

우리가 먹는 모든 약물과 약, 심지어 아스피린 같이 우리에게 친숙한 약물 조차도 이로운 효과 외 몸에 치명적일 수도 있다. 의사가 처방한 약이 안전하다고 하지만 부작용에 대한 설명도 없이 치료가 확실한지는 의문이 많은 게 사실이다.

약물치료는 회복된 것 같지만 악화되고 있는 것이다. 약은 일시적으로 낫는 것처럼 보이지만 장기간 복용해서는 안 된다. 위에 쓰는 겔포스를 장기간 복용하면 위암에 거릴 확률이 3배나 된다. 위산이 많으면 위암에 안 걸리지만, 저산증은 헬리코박터가 늘어나 암이 생긴다. 자극성 있는 음식을 줄이면 15일 이면 회복된다.

세상에서 가장 귀한 게 생명이다. 몸이 아프면 무조건 병원을 가서 처방을 받고 약물을 복용해야 하는가? 처방한 약을 복용하고 병이 낫는다면 복용해야 한다. 하지만 의사는 환자에게 약물의 치료 효과는 물론 부작용에 대한 설명은 거의 없고 고혈압, 당뇨병 등 평생 복용해야 한다고 설명한다.

하지만 환자 입장에서는 의학이든, 한의학이든, 자연의학이든 무엇을 하더라도 병이 낫으면 된다. 아쉽게도 약물 치료와 약물에 대한 이해를 하지 못하고 그냥 복용하고 있다. 검사와 치료는 별개다. 신체에 약물이 작용하는 방식과 약물에 의해 나타나는 효과가 기전이다. 약물은 원래 의도했던 작용뿐만 아니라 부작용, 내성, 의존성 또는 약물간의 상호작용 등에 몸에 영향을 준다.

약은 캡슐, 정제, 분말, 액제, 분무제, 젤, 크림, 연고, 좌약, 주사제, 흡입제, 이식편, 설 하정, 폐치, 비정이 있다. 어떤 약도 의사의 처방 없어도 구할 수 있으나 다른 약들은 의사의 처방전이 필요하다.

2009년 6월 팝의 제왕 마이클 잭슨은 불면증 해소를 위해 마약류인 "기억상실증 우유"라는 별명"을 가진 "프로포폴"*을 6주 동안 매일 주사를 맞고 결국 심장마비로 죽었다.

---

* 프로포폴 주사를 맞으면 흡흡이 떨어지고 혈압이 급격히 떨어지기 때문에 비상시 호흡보조기를 옆에 두어야 한다. 맞으면 피로감과 불안감이 사라지고 기분이 좋아지며 심지어 환각까지 일으킨다.

HPV 백신 도입과 사용

· 1926년 백일해 백신 도입	
· 1927년 결핵 및 파상풍 백신 사용	
· 1955년 미국 전역에 소아마비 예방접종 시작	
· 1962년 경구용 폴리오 백신 개발	
· 1967년 천연두 박멸 운동 시작한 후 1977년 최후의 천연두 환자 없어짐	

우리나라에서는 1960년 3명을 마지막으로 천연두가 사라졌다. 1980년 세계 보건기구(WHO)에서는 천연두가 공식적으로 완전히 퇴치되었다고 발표했다. 역사상 천연두 백신은 가장 위대한 약으로 꼽힌다. 인류에게 가장 치명적인 질병인 천연두는 전염성이 강해 천연두 걸린 사람 가운데 30%가 사망했다. 천연두가 유행한 뒤 아즈백 사람 2,500만 명 중 500~800만 명이 사망했고, 아즈백은 2년 만에 망했다. 18세기 유럽에서 천연두로 해마다 약 40만 명이 사망하고 환자의 3분의 1은 눈이 멀었다. 20세기 전 세계에서 3~5억 명이 사망했다.

🍃 인공 화학합성약물은 완벽할 수 없다

세상에 완벽한 약물이 있을까 없을까? 병을 예방하는 백신을 맞지 않으면 최악의 경우 질병에 감염되고 전염병이 창궐할 수 있기 때문이다. 한 때 천연두처럼 지구상에서 없어질 것이라고 예상했던 홍역, 우리나라에서 홍역 환자 수는 414명으로, 이 추세라면 2019년 홍역 환자가 1000명을 훌쩍 넘을 것으로 예상된다. 최근 전문가들 사이에서 "홍역 백신의 한계"라는 목소리가 나오고 있다. 대한 백신학회 회장인 강진환 교수는 "질병에 걸려서 생기는 자연감염을 통한 방어면역은 평생유지되지만 백신을 통한 인공감염은 평생 유지되기 어렵다"며

"국내 조사에 따르면 10년도 안 가는 것을 보인다"고 했다. 그 어떤 치료법보다 훨씬 부작용을 백신이라 하지만 이런 경고를 하나쯤으로 여기는 논란에서 자유롭지 못하다.

투병이란 말은 환자가 병원균과 싸운다는 말이다. 백신은 만병통치약이 아니다. 독감 백신을 비롯하여 일정한 나이가 되면 백신을 의무적으로 맞아야 한다. 백신에 의한 자폐증 외 수많은 병의 원인으로 추정되고 있지만 속수무책이다.

덴마크, 스페인, 영국, 일본 등 몇몇 나라들은 인간 유두종 바이러스 백신인 HPV 화학 백신에 대해 회의적이다. 현재 10~19세 여성 100만 명당 매년 약 150명의 여성들이 심한 고통을 받고 있는 병이다.

TIP

우리가 몸이 아플 때 복용하는 약물은 우리 몸을 치유하는 것보다는 부작용이 더 많기 때문에 약을 끊고, 음식으로 치료할 수 있다. 식습관을 채식위주로 바꾸기만 해도 스스로 자생력을 갖출 수 있다.

양날의 칼 약? 허와 실

"자연의 보물 천연식물과 화학약물 약의 진실과 허"
"내 몸에 나쁜 것을 넣어 줄 사람은 아무도 없다"
"아무리 좋은 약이라도 오랫 동안 복용하면 부작용이 생길 수 있다"

1940년대 초까지도 의약품의 90% 이상은 천연물질로 만들었다. 화학이 발달하면서 화학합성물질이 의약품의 주를 이루면서 1985년 미국에서 시판되는 의약품의 75%가 화학합성물질이었다.

인류 최초로 "약(藥)과 독(毒)의 양면성"에 관한 정의를 내린 "파라셀수스"는 "자연계의 모든 물질은 얼마나 먹느냐에 따라 약이 될 수도 독이 될 수도 있다"고 주장했다.

합성의약품이 독성 실험과 같은 임상 시험 전 단계부터 인체 대상 임상 시험을 거쳐 시판 승인까지는 평균 11년 6개월이 걸리고 약 2500억 원 이상이 투자된다. 반면 천연물 신약은 7~10년이 걸리고 60~100억 정도 투자된다.

사람은 병원과 약 때문에 질병의 두려움에서 벗어날 수 있었고, 전 세계 평균 수명도 늘어났다. 새로운 질병은 늘고 있고 신약도 속속 개발되고 있다. 환자는 병을 낫기 위해 약을 복용한다. 약은 일시적으로 증상을 완화할 수 있으나 장기간 복용해서는 안 된다. 우리는 건강에 좋고, 약이 된다고 하면 무엇이든 가리지 않고 먹는다. 약은 양날의 칼이기 때문에 3일 이상 복용을 하지 않는 게 좋다.

🌿 우리가 먹은 모든 약에는 거의 부작용이 있다

모든 약에는 부작용이 있다. 중추신경계를 강하게 자극하는 마약성 진통제는 장기간 사용하면 내성과 신체적 의존성이 생긴다. 부작용 대비 효용이 클 때만 사용해야 약이 독이 되지 않는다. 의약품의 효능과 부작용, 사용기한은 겉포장의 옆면에 주로 적혀 있다. 약은 소화기관과 피부, 폐를 통해 흡수된다. 사람마다 흡수되는 속도에 차이가 있고 체내에 들어온 약은 간 대사 효소에 의해 대사되어 오줌이나 변을 통해 빠져나간다.

약도 식품처럼 유통기한이 있다. 유효기간 또는 사용기간으로 표시된다. 약의 사용기한이란, "약의 효과가 90% 이상 지속하는 날짜"를 뜻한다. 보통 제조한 지 2~3년이 지난 시점까지다. 약의 보관방법은 "건 냉암소(乾冷暗所)로 표현된다. 습도가 70% 미만으로 건조해야 하며(乾), 온도는 15℃ 미만으로 차가워야 하고(冷), 직사광선이 닿지 않는 어두운 곳(暗) 곳(所)이라는 의미다. 약의 포장을 뜯어 내용물이 공기 중에 노출됐다면 설령 사용기한이 남았더라도 약효가 떨어지거나 오염되는 등 변질 가능성이 크다. 특히 시럽, 가루, 연고, 안약은 개봉 후 변질 가능성에 더욱 주의를 해야 한다. 원통에 알약을 여럿 담겨 있는 제품이라면 개봉하고 나서 1년 이내에 복용하는 것이 좋다. 연고 형태는 6개월, 시럽은 4주 이내에 사용해야 한다. 좌약과 일부 안약은 개봉 즉시 사용하고 남은 것은 버려야 한다. 또한 유산균 제제, 생약 제제, 효소제, 그리고 소화제 중 일부는 변질되거나 곰팡이가 피는 경우가 있으므로 사용기한을 지켜야 한다.

기침, 가래에 사용하는 약물인 진해거담제는 디히드로코데인을 함유한 복합제로 12세 미만에서는 사용하지 않는다. 비타민은 만병통치가 아니고 과다 복용시 오히려 위험할 수도 있다.

우리 몸이 통증 자극을 감지하면 통증 신호가 신경을 타고 척수를 거쳐 뇌에 전달된다. 뇌는 척수에 이런 통증을 조절하는 신호를 보낸다. 진통제가 통증을 억제하는 방법은 크게 두 가지다. 하나는 말초 신경 부근에서 통증 자극을 없애는 방법이고, 다른 하나는 중추신경에서 통증 신호 전달을 차단하는 방법이 있다.

오피오이드는 아편(opium)*을 원료로 하는 유서 깊은 진통제다. 1단계 진통제는 약국과 편의점에서 처방전 없이 살 수 있지만, 코데인, 펜타닐, 히그로코돈, 옥시코돈 등은 의사의 처방이 있어야 한다. 우리가 쉽게 편의점에서 살 수 있는 타이레놀은 약국보다 2정 적은 8정이 들어 있다. 약국이 문을 열지 않아 긴급하게 구매하는 상황을 가정하고 1일치를 판매한다. 타이레놀(1정 500mg)의 하루 최대 복용량은 4000mg이다.

우리는 몸이 아프면 스스로 치유할 수 있는 것에도 불구하고 제도권 의료인(의사, 한의사 등)을 넘어 전문가가 되어 건강기능식품, 민간요법, 자연의학으로 찾는다. 우리는 건강과 관련하여 약의 부작용을 무시한 채 건강에 대증요법에 불과한 약에 대하여 모른 채 몸에 약간만 이상이 생겨도 병원을 가고 약을 사서 복용하는 게 문제다.

혈압 강화제는 심장마비나 뇌경색을 일으키고 염증성 질환을 유도한다. 진통제는 부작용이 심각하다. 진통소염제는 감기약에 처방되고 어린이들에게 백혈병이 생길 수 있다. 항암제는 강력한 발암 물질로 다른 암이 생기게 한다.

그동안 아스피린에 대한 논란이 마침 미국 심장학회에서 건강한 사람이 심혈관질환 예방을 위한 아스피린을 복용하는 것이 과연 득(得)보다는 실(失)이 많다고 인정했다. 유럽심장학회 심혈관질환 예방 가이드라인에서는 아스피린을 2

---

* 아편은 수천 년 전부터 의료용과 향락적인 목적으로 사용돼 왔다. 대표적인 물질이 모르핀이다.

차 예방 목적으로만 사용을 권한다. 서울성모병원 순환기내과 김성환 교수는 "건강한 사람뿐만 아니라 당뇨병, 고혈압이 있는 사람조차도 아스피린 복용은 득보다 실이 많다는 갓이 최근 연구들의 결론이었다. 단 뇌경색, 심근경색 환자는 2차 예방, 즉 재발 방지를 위해 아스피린을 복용해야 한다"고 말했다.

치료제의 부작용

구분	부작용	비고
고혈압	혈중 콜레스테롤, 혈당, 중성지방의 수치가 서서히 올라간다.	심근 경색
당뇨병	액토스(Actos) 제2형 당뇨 치료제는 발암 위험이 높다	합병증
고(高) 콜레스테롤	수치를 낮추는 메바로친(mevalotin)은 근육을 녹이고 간 기능과 말초신경 장애를 일으킨다	혈관질환
항염증 소염진통제	피부가 엷어져 출혈이 생기고, 습진이 생긴다. 고혈압 환자가 복용하면 뇌졸중이나 심근경색이 생길 위험이 높다.	당뇨병 악화, 위궤양
항생제	장내 상재균(常在菌)을 죽여 설사를 일으키기 쉽다	양날의 칼
비타민제	비타민A와 E를 과다하게 섭취하면 뇌졸중이나 심근경색을 치료할 때 항응고제(와파린)를 복용해도 잘 듣지 않는다.	

오피오이드* 진통제 사다리

구분	진통제	비고
비마약성 진통제	아스피린, 아세트아미노펜, 이부프로펜	
약한 마약성 진통제	코데인, 트라마돌	최저 유효용량
강한 마약성 진통제	모르핀, 옥시코돈, 펜타닐	수술환자, 암환자

---

* 오피오이드는 여러 가지 방법으로 신경 활성을 억제하는 것, 불쾌감, 우울감, 공포, 혈압상승, 동공확장 등 신체 반응을 보인다.

진통제는 효능이 뛰어난 약이자 중독성이 강해 극단적인 양면성을 가지고 있기 때문에 복용하지 않은 게 최선이다. 미국에서는 해마다 타이레놀 과다 복용으로 인한 간 손상으로 56만 명이 응급실에 실려 가고 그중 약 500명이 죽는다. 특히 간염이나 술을 마신 상태에서 복용하면 간 손상 위험성이 크다. 우리가 처방 없이 약국이나 편의점에서 살 수 있기 때문에 더욱 조심해야 한다.

　소염진통제는 혈관이 확장되어 혈류를 증가시키려는 반응을 억제하는 기저전으로 오히려 혈관을 수축하게 함으로써 통증을 줄여 염증 반응을 악화시킨다. 진통소염제는 프로스타그랜딘을 차단해 위장병을 유발한다. 심한 경우 천공이 생기는 경우도 있다.

　지난 30여 년간 아무 의심 없이 열이 나고 몸살이 생기면 약국에서 사먹었던 해열진통제와 감기약에 들어 있는 이소프로필안티피린(IPA)성분이 심각한 부작용을 유발할 수 있다고 하여 한때 시판이 금지된 사건이 있었다.

　약국에서 의약품으로 판매하는 정제된 효소는 소화제, 소염제, 혈전용해제 등이다. 여러 제약회사에서 소화제〈베아제(대웅제약), 훼스탈(한독약품), 노루모(일양약품), 베스자임(동아제약)〉, 소염제〈단젠정(한일약품), 클리아제정(현대약품), 리보메린정(경동제약)〉, 혈전용해제〈유로키나제(녹십자, CJ)〉 등이 출시되고 있다.

　약국에서 판매하는 의약품 효소는 각종 질병 및 질환에 대응하기 위하여 효과가 뛰어난 합성물질이나 체내에 해로울 수 있는 성분들과 함께 조합해 제조한 것이다.

약국에서 살 수 있는 진통제

구분	효능	부작용	비고
바이엘 아스피린	해열, 소염, 진통 (관절염, 간기로 인한 발열, 근육통)	소화기 궤양, 출혈	
타이레놀 정	해열, 진통 (감기 증상 낮춤)	과다 복용시 간 손상	

펜잘 정	해열, 소염, 진통 (두통, 치통, 생리통)	감기약+해열제와 함께 복용시 일일 최대용량 초과 시는 간 손상	
게보린 정	해열, 소염, 진통	발진, 알레르기, 일일 최대용량 초과 시는 간 손상	

※ 모든 진통제는 간에 손상을 주기 때문에 복용하지 않는 게 최선이다.

1. 우리가 먹는 대부분의 약은 천연약초가 아닌 약초성분의 분자구조를 석유 등으로 만든 합성화학물질이다.
2. 약을 끊을 수 없다면 부작용을 제대로 알아야 한다. 필자는 부득이 약을 복용하고자 할 때는 수술을 제외하고는 한방 생약을 권유한다. 증상이 호전될 때는 항생제를 끊어라. 반면 발효식품 효소는 장기간 섭취하더라도 인체에 전혀 해(害)가 없고 안전하다.
3. 우리는 몸이 약간만 이상이 생겨도 동네 병원과 약국을 찾는다. 대다수 환자들이 의사의 처방에 따라 약은 용량에 맞게 복용하면 낫을 거라고 믿지만 부작용에는 소홀한 것 같다.
4. 약을 먹어도 쉽게 낫지 않는 만성질환, 즉 몇 주 혹은 몇 년이 지나도 잘 낫지 않는 이유는 몸속의 효소가 고갈된 탓이다. 만성질환을 앓고 있는 환자들은 혈액, 오줌, 분변, 조직 내의 효소 농도가 건강한 사람에 비해 낮다.

제2장

병의 원인을 알면 건강이 보인다

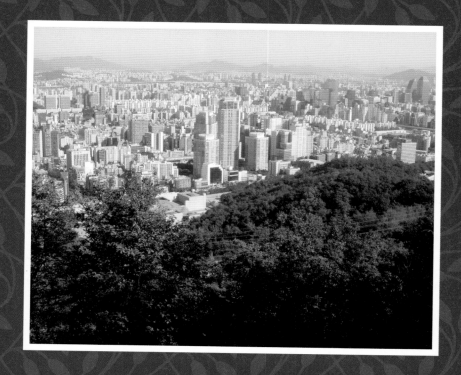

미세먼지와 질병

"대한민국 미세먼지 공습 당하다"
"미세먼지가 어느 정도 기승을 부릴 지 예측을 해도 대책에 미흡하다"
"우리 인체 스스로 미세먼지를 배출할 수 있는 면역력을 키워야 한다"

　세계보건기구(WHO)는 전 세계적으로 미세먼지로 인하여 연간 700여만 명이 기대수명보다 일찍 사망한다고 발표했다. 미세먼지에는 황산염, 질산염 같은 독성 물질이나 알레르기 유발인자가 포함돼 있어 암 사망률 뿐만 아니라 조기 사망률을 높인다는 보고서가 연이어 나오고 있다.

　미세먼지 공포는 미세먼지가 인체에 미칠 영향에 대한 두려움이다. 매우 작게 부서진 중금속 가루여서 인체에 유해하여 발암물질로 분류된다. 이산화황은 화력발전소에서 석탄을 태울 때 배출되고, 질산염은 디젤 자동차에서 가스 형태로 나오고, 암모늄염은 축산 농가에서 가스 형태로 배출되고, 칼륨은 나무, 논 태우기, 농작물 등 바이오매스를 태우거나 화약을 터뜨릴 때 배출된다. 이들이 햇빛을 받으면 광반응을 일으켜 서로 엉겨 붙어 고체 형태의 미세먼지가 된다.

🍃 미세먼지는 혈관 적(敵)

눈에 보이는 큰 먼지는 코로 들이마실 때 코털을 통해 걸러진다. 하지만 초미세먼지는 너무 작아서 우리 몸이 걸러내지 못하고 몸속 혈액까지 들어가 우리 몸 여기저기를 돌아다니며 직격탄을 준다. 혈액이 가장 많이 거쳐 가는 폐와 심장에 악영향을 준다.

미세먼지에는 각종 중금속과 발암 물질이 뒤섞여 독성도 강해져 인체에 치명적이다. 입자가 워낙 작아 코 점막에서 걸러지지 않고 폐포*까지 침투해 모세혈관을 통해 온몸 혈관으로 퍼져 신체 모든 장기와 세포로 퍼져 나간다.

미세먼지를 조심해야 할 사람은 호흡기 질환을 앓는 천식, 감기, 폐렴 환자다. 외출을 할 때 마스크와 생수병은 기본이다. 초미세먼지는 인체의 호흡기를 통해 기관지, 피부 모세혈관을 타고 침투하며 몸 밖으로 빠지지 않는다. 미세먼지는 온몸을 공격해 뇌(뇌졸중, 치매), 눈(점막 자극을 통한 알레르기성 결막염), 코(알레르기성 비염), 목(기침, 호흡 곤란), 호흡기 질환, 피부(가려움증, 피부트러블), 폐(폐포 손상 및 만성 폐질환 발생, 폐암), 심장(부정맥, 심근경색), 몸(혈관을 타고 돌면서 염증 유발, 혈액순환 장애) 등 각종 질환을 유발한다.

미세먼지의 방어막인 "뇌 혈류 장벽(Blood Brain Barrier)"은 아무 물질이나 들어올 수 없게 알아서 걸러주는 역할을 한다. 예를 들면 뇌세포에 필수적인 열량인 포도당이나 산소는 들어오게 하고, 세균이나 바이러스 등은 쉽게 들어오지 못하게 한다. 미세먼지가 나쁜 이유는 이런 방어막을 뚫고 뇌로 들어와 뇌혈관에 염증, 독소 등이 문제를 일으키기 때문이다.

미세먼지에는 16종의 나트륨, 마그네슘, 알루미늄, 규소, 칼륨, 칼슘, 티타늄, 철, 크롬, 망간, 니켈, 아연, 브롬, 납이 들어 있다. 장시간 노출되면 미세먼지 속에 함유된 납, 카드뮴, 알루미늄 이 호흡기에 영향을 주고 감기, 천식, 후두

---

* 폐포는 폐꽈리 기도 끝에 달린 작은 공기주머니다.

염, 만성염증을 일으킬 수 있다. 미세먼지는 뇌(뇌혈관 질환, 치매), 눈(시력저하, 알레르기성 결막염, 각막염), 코(알레르기 비염), 기관지(기관지염, 폐기종, 천식), 폐(폐포에 흡착, 폐포를 손상, 호흡기 질환, 폐암), 심장과 혈관(부정맥, 심근경색, 협심증, 고혈압, 심혈관 질환), 췌장(1형 및 2형 당뇨), 신경계(신경 발달 악제, 신경퇴행성 질환), 피부(피부염, 아토피 피부염), 뼈(물질대사 억제), 태아(조산, 미숙아 출산, 태아 정상 지연), 임산부(태아 성장 방해, 조산 위협) 등 영향을 준다.

🍃 미세먼지는 기대수명을 1.8년씩 단축한다

미세먼지는 인체에 매우 치명적이다. 미국 시카코대 연구소가 발표한 "대기질(質)수명 지수"보고에 따르면 전 세계 인구 1명당 기대수명을 1.8년씩 단축한다. 흡연이 1.6년, 음주와 약물 중독이 11개월가량 줄이는 것에 비하면 위험성이 크다. 우리나라는 2019년 3월 7일 연속 미세먼지로 향후 몇 년 후 호흡기 질환으로 인한 환자가 기하급수적으로 늘어날 것으로 본다.

기대수명을 단축시키는 요인은 흡연, 약물 중독, 재해사고 등 다양하지만 미세먼지의 영향도 크다. 인체에서 폐와 신장의 기능이 저하되면 각종 질병은 물론 건강 위협에 노출된다. 폐는 체내로 들어온 환경 독성 물질의 저장 공간이고, 신장은 노폐물을 배설하는 기관이다. 체내에 들어온 환경 독성 물질은 순환계와 소화기관 등 여러 경로를 거쳐 조직에 흡착된다. 폐에 중금속이 쌓이면 혈소판의 생성과 기능이 떨어져 혈전이 증가해 혈관을 타고 온몸을 돌아다니면서 뇌졸중이나 심근경색 등 심혈관 질환의 원인이 된다.

고온의 불판이나 참숯, 연탄에 고기, 생선의 지방이 닿아 타면서 나오는 미세먼지에는 벤조피렌 등 발암성 물질이 섞여 있다. 우리가 매일 조리를 하는 아파트는 물론 식당 등 미세먼지를 구체적으로 규제하는 규정조차 없지만, 미국 캘리포니아주는 스테이크를 굽는 사업장은 반드시 환풍기를 달게 하도록 규정하고 있다.

미세먼지는 우리가 먹는 고기를 가열할 때도 다량 발생한다. 숯불에 지방이 타면서 1급 발암물질 벤조피렌이 발생하기 때문이다. 생선을 태우면 미세먼지 농도가 3배까지 높아지고, 구울 때 미세먼지 농도는 삼겹살의 12배나 된다. 그래서 고기를 구울 때는 반드시 후드나 환풍기를 틀거나 창문을 열어 환기해야 하는 이유는 숯불에 지방이 타면서 발암물질이 생기기 때문이다.

2019년 1월 22일 조선일보 A10면 "미세먼지 재앙… 마음껏 숨쉬고 싶다"에서 고기를 구운 지 10분 만에 불판에 차돌박이를 올리니 $400\mu g/m^3$, 기름이 사방으로 튈 무렵에는 $1013\mu g/m^3$, 불판을 끄고 8분쯤 지나 냄새와 연기가 가시자 $97\mu g/m^3$까지 떨어졌다. 그러나 불판에 볶음밥을 볶자 $190\mu g/m^3$이 나온다.

을지대 보건환경안전학과 정명진 교수가 발표한 "주방 조리시 미세먼지(PM2.5) 배출 특성과 관리 방안"에 의하면 고등어를 구울 때 초미세먼지가 삼겹살을 구울 때보다 12배 이상 많이 나오는 것으로 나타났다. 6분간 고등어를 구울 때 1분이 지날 때는 $358\mu g/m^3$를 기록했고 시간이 지날수록 늘어나 6분이 지날 때는 $3850\mu g/m^3$까지 치솟았다.

실내에 공기청정기를 틀어 놓으면 미세먼지 농도는 낮아진다. 2016년 11월 한국소비자원은 국내 소비자들에게 가장 인기 있는 공기청정기 9개 모델을 대상으로 성능테스트를 했다. 미세먼지 제거 효율, 탈취 효율, 유해 가스 제거 성능, 소음, 안전성 등 17개 항목을 평가했다. 시험 결과 암모니아, 아세트알데히드, 초산 등 악취가 심한 물질, 포름알데히드, 톨루엔 등, 새집증후군 유발물질을 제품에 표시된 기준의 90%를 정화해 주는 것으로 나타났다.

몸속 독소는 종류에 따라 간·장·신장·혈액·피부에서 주로 해독되지만 미세먼지인 중금속은 인체 곳곳에 축적되고, 인체 신진대사 과정에서 만들어지는 내 독소와 활성산소와 함께 온몸을 돌아다니며 온갖 질병을 유발한다.

🌿 미세먼지 해독법

실내에 공기를 정화해 주는 잎이 넓은 식물, 아이비, 벵갈고무나무, 산호초 등의 식물을 기르면 실내에 있는 미세먼지를 줄일 수 있다. 식물의 잎 표면에 끈적끈적한 왁스 층이나 잎 뒷면에 달라붙고 잎 뒷면의 기공(공기 구멍) 속으로 흡수되어 뿌리로 이동한 후 오염물질을 분해한다. 6평 거실에 작은 식물은 10개, 중간 식물은 7개, 큰 식물은 3개 놓으면 공기정화 효과를 얻을 수 있다. 식물에서 방출된 음이온에 미세먼지가 붙어 중량이 무거워지면서 바닥에 떨어진다.

1. 아파트나 주택 거실에 식물을 키운다.
2. 공기정화기 설치한다.
3. 집 안 공기를 자주 환기시켜 준다.
4. 산화로 인한 신체 손상을 막아주는 비타민C와 채소와 오메가3를 먹는다.

화학물질의 습격?

"사람은 화학물질을 피해서 살 수 없다"
"1급 발암물질, 1급 발암군도 잊고 사는 게 문제다"
"내 몸속에 쌓이는 양날의 칼 화학물질의 심각성을 알아야 한다"

우리가 사는 지구에는 화학물질*이 아닌 것이 거의 없다. 인류는 의학과 화학 산업의 발달로 수많은 편익과 혜택을 얻었으나 이제 화학물질은 내 몸속에 차곡차곡 쌓여 화학물질 공포증이 양날의 칼로 변해 버렸다. 사람의 요람에서 무덤까지 건강에 영향을 미치고 위협하는 도구로 전락해 버렸다.

인간의 합성화학물질 발명은 가공식품산업, 제약 산업, 화학 산업의 3대 사업을 만들어냈다. 현재까지 세계적으로 1억3,700만여 종의 화학물질이 등록되었고, 사람은 하루 동안 평균 최대 200종의 화학물질에 노출되는 것으로 보고되었다. 농약과 의약품을 제외하고 유통되는 화학물질은 약 12만여 종이나 된다. 해마다 안전성과 효용성 평가를 거쳐 2,000여 종이 일상생활에서 사용되고 있다.

화학물질이 기름을 잘 녹게 한다거나, 불이 잘 안 붙게 한다거나, 물건을 말랑말랑하게 해준다거나, 묵은 때는 잘 벗겨 주어 우리 생활에 편리하기 때문에

* 수소, 산소 등 원소 118종으로 구성된 결합체

넘쳐난다. 우리가 매일 쓰는 샴푸, 세제 등 대부분이 인공 화학물질이 포함되어 있어 편리한 것은 사실이지만 수년 또는 수십 년을 쓰거나 한꺼번에 많이 쓰면 독(毒)이 될 수도 있다.

🍃 일상생활에서 화학물질을 피할 수는 없다

독성화학물질을 현재의 식품법과 시스템으로 우리 일상생활에 넘쳐날 수밖에 없고 피하는 방법은 없다. 화학물질인 아스파르탐은 설탕보다 200배 높은 단맛을 내는 까닭에 각종 음료수, 술 등 6000여 개의 식품과 300여 개 이상의 의약품에 첨가제로 쓴다. 한번을 먹었다고 당장 병에 걸리는 것은 아니지만 수년 또는 수십 년간 먹으면 뇌의 화학작용으로 바꾸고 세포의 변질과 손상을 시켜 염증을 일으켜 뇌 질환 증을 유발한다. 비닐 페놀A는 플라스틱 용기, CD 젖병, 음료수캔 등은 우리가 극소량으로도 아주 위험해 태아에게도 영양을 미치는 것은 물론 매일 먹는 음식물과 접촉하면 그 안으로 침투하는 성질을 가지고 있어 내분비계를 교란하고 유방암을 일으킨다. 가능한 한 유기농 식품을 먹고 채소 위주의 식습관으로 전환해야 할 때다.

보통 꽃에서 천연물을 추출했다면 그 이름을 쓴다. 향초, 향수, 방향제 제품들 중 향이 없는 제품은 드물다. 인공 합성 향료가 들어간 것은 "향료"라는 두 글자뿐이다. 현재 인공 향료로 만든 3,000여 개 이상의 화학물질이 착향제만으로도 대부분 향을 만들어 낸다. 피부 염증이나 알레르기를 유발할 수 있고 흡입하게 되는 향료의 특정상 호흡기 질환을 유발할 수 있다. 특히 오렌지 향을 내는 '리모넨'은 독성이 강해 피부염은 물론 호흡기관과 폐에 손상을 줄 수 있다. 2018년 미국 국립환경보건과학원 연구에 의하면 여성이 라벤더 오일에 지속적이고 반복적으로 노출될 경우 여성 호르몬인 에스트로겐이 억제될 수 있고, 내

분비계 교란을 유발할 수 있음을 확인하였다.

일상에서 편리한 물휴지와 세정제에는 메틸이소티아졸리논과 가습기 살균제 유해 성분인 클로로메틸이소티아졸리논(CMIT)이 세균을 죽이고 물질이 변질되는 것을 막아주지만 많이 노출되면 폐렴 등을 유발한다. 방향제, 탈취제에는 살균과 항균 효과를 가진 메틸이소티아졸리논(MIT)과 클로록실레놀(PCMX)이 함유돼 있어 많이 흡입하면 호흡기에 나쁜 영향을 준다. 어린이가 가지고 노는 장난감과 튜브는 딱딱한 플라스틱을 부드럽게 만들어주는 프탈레이트가 들어 있어 과도하게 노출되면 내분비계에 영향을 미친다.

집 안의 냄새나 차 안의 나쁜 냄새를 없애는 방향제인 "메틸이소티아졸리논"과 클로록실레놀(PCMX) 등이 기준치 이상을 쓰면 호흡기에 나쁜 영향을 준다. 사찰에서 향을 피우고 예불을 장기간 하는 스님들이 호흡기 환자가 많은 것도 무관하지 않다. 단열재나 가구 접착제에 쓰는 포름알데이드도 많이 쓰면 두통, 코, 피부 가려움등을 유발한다.

샴푸, 비누, 세제에는 합성 계면활성제가 포함되어 있어 거품이 잘 일고 묵은 때가 빨리 빼주지만 피부을 자극하고 피부건조증을 유발하기도 한다.

천연계 대기 중에서 쉽게 휘발되어 악취나 오존을 발생시키는 벤젠, 아세트알데히드, 포름알데히드, 톨루엔, 탄화수소화합물, 에틸렌 등은 호흡을 할 때 폐로 들어오면 폐 질환과 두통 등을 유발할 수 있고 높은 농도로 노출될 경우 신경계통에 장애를 일르키고 세포를 변질시킨다.

최근 가습기 유해 파문과 살충제 계란 파문은 국민들에게 큰 충격을 주었다. 강원대 김민구 교수팀과 여성환경연대가 국내에서 판매 중인 일회용 생리대 열 가지를 조사한 결과 모든 제품에서 독성 물질인 휘발성 유기화합물(VOCs)인 벤젠, 스타이렌, 톨루엔 등이 검출됐다고 발표하며 화학물질에 대한 공포가 커지고 있다.

우리는 식탁에서 매일 화학물질을 먹는다. 생활에 편리한 화학물질을 기준치 이상 쓸 경우 유해한 성분이 인체에 나쁜 영향을 미친다. 항생제 의학이 발견된 이래 병은 줄지 않고 수십 년 새 기하급수적으로 생활습관병을 비롯하여 암, 당뇨, 고혈압, 당뇨병, 자가면역질환 등이 늘고 있는 것과 화학물질과 무관하다고 볼 수 없다.

플라스틱에 가소제를 첨가하면 열가소성이 높아져 다양한 모양의 제품을 만들 수 있다. 조리할 때 사용하는 프라이 펜이나 냄비에 음식이 눌러 붙지 않게 하기 위해 코팅제를 사용한다. 코팅제의 성분도 음식을 조리할 때 극소량이 녹아 나온다.

화학물질 유해성 기준이 되는 일일섭취량과 최대 허용량의 기준은 기업과 식품안전청이 정한 속임수다. 우리 식탁에 매일 올라오는 화학물질의 기준은 기업이 이윤을 극대화하기 위해 임의로 만든 기준이다.

현대인이 사용하는 제품들 중에서 화학물질이 사용되지 않는 것이 거의 없다. 우리 조상이 창포물에 머리를 감았던 천연물질이 기운 이유다. 화학물질 제품을 만진 후에는 손을 깨끗이 씻는 게 중요하다. 무엇보다도 화학물질은 몸속에서 정상적인 호르몬의 위험성을 알고 노출되는 것을 최대한 줄이는 생활습관을 갖는 게 중요하다.

발암 물질이 함유된 화학물질

구분	병증	용도	비고
아세트알데히드 (Acetaldehyde)	1급 발암물질, 통증, 의식불명, 졸음, 현기증, 구토	의약품, 염료, 산화방지제, 페놀, 합성착향료	1급 발암물질
아크릴로니트릴 (Acrylonitrile)	발암성, 두통, 구토, 설사, 질식	살충용 훈증제, 염색제, 의약품	발암성
벤젠 (Benzene)	발암성, 의식불명, 통증, 현기증, 백혈병, 경련	유기용매, 드라이클리닝, 염료 각종 유기화학물질	1급 발암물질
1,3-부타디엔 (Butadiene)	발암성, 의식불명, 졸음, 구토	화학물질, 플라스틱 수지 등의 원료	발암성

사염화탄소 (Carbon Terrachloride)	현기증, 졸음, 두통, 복통, 설사	훈증제
클로로포름 (Cyclohexane)	의식불명, 현기증, 졸음, 통증, 설사	마취제, 접착제, 유기용매
n-헥산 (Formaldehyde)	호흡곤란, 현기증, 졸음, 무기력증, 복통	페인트 희석제, 실험 시약, 가죽 산업용 세정제
메틸렌 클로라이드 (Methylene Chloride)	의식불명, 현기증, 복통 의식불명, 화상, 복통	가공 제품의 세척제 및 코팅용제
프로필 렌옥사이드 (Propylene Oxide)	졸음, 두통, 질식, 메스꺼움, 구토, 화상	폴리에스테롤 수지, 발포합성고무, 합성수지의 원료

화학 물질을 멀리하는 방법

구분	방법	비고
식습관	유기농 채소와 육류 등을 플라스틱 용기에 음식물 담아 전자레인지 사용하지 않기	
화학 물질 사용 자제	화장품, 삼푸, 방향제, 헤어스프레이, 화학 용기사용 자제, 매니큐어 사용 안하기	
화학 물질 냄새	새집증후군 대처, 새 차 창문 개방, 세탁소 드라이클리닝 냄새, 주유소 기름 주유시 피하기	
흡연	금연은 물론 간접 흡연 피하기	
발색	되도록 염색 안하기	

1. 화학물질은 몸속에서 정상적인 호르몬의 위험성을 알고 노출되는 것을 최대한 줄이는 생활습관을 갖는 게 중요하다.
2. 일상생활 편리함 속에 숨은 우리 몸에 치명적인 화학물질은 "있다" "없다"가 아닌 사용량이 문제다. 가랑비에 서서히 옷이 흠뻑 젖는 것처럼 서서히 각종 질병을 유발하는 화학물질 사용을 줄이는 게 무엇보다 중요하다.

🍃 미세 플라스틱(Microplastics)의 역습

지난 150년간 플라스틱은 "20세기 선물"로 불렸다. 미세 플라스틱은 5mm 이하의 아주 작은 플라스틱 조각으로 바다 생태계 전부에 영향을 미친다. 하천이나 강을 통한 미세 플라스틱 먹이사슬의 끝은 인간이다. 바다로 흘러나간 플라스틱 쓰레기가 파도에 맞아 부서지고, 태양 빛을 받아 조각조각 분해되면서 생긴다. 바다로 버려지는 전 세계 플라스틱 쓰레기는 한 해 800만 톤 정도로 추정한다.

우리가 매일 같이 흔히 쓰는 치약, 화장품, 세제 속에도 미세 플라스틱이 들어 있는 경우가 많다. 우리 눈에 보이지 않는 크기로 바다를 떠돌고 다니고 있다. 대부분 양식장에서 쓰이는 합성수지인 스티로폼이 잘게 쪼개져 플라스틱으로 역습을 하고 있는 것이다. 바다 미세 플라스틱은 생태계를 파괴하고 우리 몸에 들어와 내분비계를 교란시킨다.

생태학자들의 계산에 의하면 먹이피라미드의 단계에 하나씩 오를 때마다 에너지 90%가 사라진다. 우리의 생명인 바다 생태계에서 가장 아래쪽에 있는 플랑크톤은 미세플라스틱을 먹이로 착각하고 먹는다. 2018년 2월 영국 뉴캐슬대 과학자들이 세계 곳곳의 심해(深海)에서 잡은 새우를 표본 조사했더니 새우 10마리 중 7마리에서 미세 플라스틱이 검출될 정도로 심각하다고 발표했다. 작은 새우나 물고기는 이런 플랑크톤을 먹고 몸에 축적되고 새우를 참치가 먹고 참치를 바다표범이나 고래가 잡아먹다 미세 플라스틱이 축적된다. 이런 식으로 해양 생태계에서 가장 아래쪽에 있는 플랑크톤부터 가장 위쪽에 있는 포식자들까지 몸속에 미세 플라스틱이 축적되는 것이다. 문제는 한 번 해양 동물의 뱃속에 들어간 미세 플라스틱은 썩거나 소화되지 않고 그대로 남아 바다에 사는 생명에 위협적이다.

태평양에는 해류를 타고 모인 거대한 플라스틱 쓰레기 섬이 이미 여럿 생겼는데, 그중에서도 가장 큰 "태평양 거대 쓰레기 섬"은 면적이 무려 160만km²로 남한 면적의 16배에 달한다. 이중 8%가 미세 플라스틱이다.

우리 몸에 들어오는 플라스틱 폐기물 경로

구분	경로	먹이사슬	비고
1차	바다로 유입된 미세 플라스틱	침전물을 먹는 작은 유기체를 플랑크톤들의 먹이(물벼룩 등)	
2차	미세 플라스틱	보리새우, 어패류(조개), 천연 소금 오염	
3차	2차	작은 물고기(참치, 송이 등)	
4차	3차	큰 물고기(다랑어, 황새치, 고래 등)	
5차	식탁	바다 고기를 먹는 사람들에게 인체 내에서 환경호르몬 작용으로 영향	질병 유발

1. 산야초 효소를 담글 때 페트병을 사용하지 않고 유리병이나 항아리를 사용한다.
2. 플라스틱에서 유해 물질이 나온다는 것을 알고 되도록 사용하지 말자.

우리가 몰랐던 유해성 물질의 위험

"인류의 재앙 중에서 환경 재앙이 가장 무섭다"
"건강에 해로운 화학물질에 대하여 얼마나 알고 있는가"
"원시인에게 없었던 유해성 물질에 대하여 알아야 건강을 지킬 수 있다"

사람의 생명을 위협하는 것은 환경적인 재앙 외 미세먼지를 포함해 쉽게 지나칠 수 있는 1,200만 종이 넘는 화학 물질은 물론 수많은 유해물질도 있다. 우리는 매일 같이 수많은 유해 화학 물질에 노출된다. 생활용품 중에서 화학 물질이 사용되지 않은 것은 거의 없다.

사람은 전 생애 주기를 통해 수많은 환경 호르몬에 노출된다. 아주 적은 양의 수많은 화학물질이 늘 우리 곁에 머물면서 우리 몸에 영향을 미친다. 이런 화학물질은 체지방과 신체 기관에 축적된다. 모든 물질이 독성을 유발하므로 유해하다고 할 수도 없지만, 이것을 일일이 구분해 가며 살아가기에는 너무나 많다. 주방을 최소화하거나 아예 화학 물질 사용을 최대한 줄일 수도 없는 지경에 이르렀다.

지난 150년간 플라스틱은 "20세기 선물"로 불렸다. 값싸고 가벼운데다 내구성이 좋아 인류의 삶을 점령하다시피 했다. 우리나라는 2015년 일회용 컵 사용량은 257억개로 세계 1위이다. 이는 플라스틱이 없이는 단 하루도 살기 어려운 세상이 되었다는 증거다.

우리 몸의 세포는 약 60조 개이다. 유해산소에 의하여 불포화지방산이 산화되어 건강에 치명적인 과산화질로 변화한다.

컵라면 용기는 중발포 폴리스 타이렌으로 된 것들은 흔히 스티로폼 재질로 여기에 뜨거운 물을 부우면 미량의 플라스틱 유해물질이 녹아 나온다. 이를 막으려면 스티로폼 용기 대신 내열성이 높은 플라스틱이나 도자기 그릇 등에 담는 게 좋다. 우리가 흔히 마시는 커피 잔 뚜껑은 보통 플라스틱으로 되어 있다. 커피믹스를 마실 때 티스푼 대신 봉지로 휘젓는 걸 삼가야 한다. 뚜껑에 "PS(폴리스타이렌)"은 섭씨 90도 이상의 열과 닿으면 환경호르몬이 나온다. 영수증에는 비스페놀A라는 화학물질이 묻어 있어 체내에 흡수되면 유방암, 성조숙 등을 유발하는 것으로 알려져 있다. 비스페놀A가 몸에 흡수되는 양이 미미하지만 손에 소독제나 로션 등을 바른 후에는 흡수량이 늘어나기 때문에 주의를 요한다.

국제암연구소(IARC)에서 1급 발암군로 지정한 석면은 비화학 물질로 우리 주변을 맴돌며 호흡에 치명적이다. 2009년부터 사용이 금지되었지만 여전히 아파트, 빌딩, 주택 등을 신축할 때 화재를 방지, 방염, 방음, 방풍 기능이 뛰어나 건축 자재로 현장에서 버젓이 쓰이고 있다.

필자가 어린 시절에는 공기 오염이 좋았다. 흔히 몸에 해로운 환경 독성 물질에 대한 이미지는 공장의 굴뚝에서 내 뿜는 연기로 알고 있지만 미세먼지 외 환경 유해 물질이 수없이 많다. 공장 가동 시 화석 연료에서 나온 매연(煤煙 · 이산화탄소) 때문에 지구는 갈수록 더워지고 있고 몸살을 앓고 있다.

베트남 전쟁 때 미국은 초목을 없애고 게릴라전을 막고, 고엽제를 마구잡이로 뿌렸다. 고엽제는 다이옥신*류 중에서도 가장 독성이 강한 2,3,7,8-TCDD가 포함돼 있다. 베트남에서만 수백만 명이 기형아 출산, 폐암, 후두암, 생식기 이상을 보였고 중추신경계 손상으로 인한 자살도 많았다.

환경오염물질은 중금속, 농약, 유기물, 합성세제, 아황산가스 등이다. 중금속

---

* 다이옥신은 잔류성 유기오염물질 중 하나로 생태계에 오랫동안 잔존하며 영향을 미치는 물질이다.

오염은 인체에 심각한 피해를 준다. 집 안에 있는 유해물질을 제거하는 일이다.

한 여름에 모기향을 되도록 사용하지 않는 것이 좋다. 환경호르몬인 과불화화합물은 독성이 낮아도 갑상선호르몬 등을 교란하는 것으로 보고되어 있다. 몸속에 한 번 흡수되면 몸 밖으로 배출도 안 되기 때문에 주의를 요한다.

건강에 해로운 화학물질과 부작용

구분	병증	용도	비고
아세틸렌 (Acetylene)	무기력증, 어지러움	유기화합물의 기초 원료, 염화비닐, 과일 등의 후숙제	
아세틸렌 디클로라이드 (Acetylene Dichloride)	무기력증, 어지러움	염료 추출, 페놀류, 카페인, 드라이클리닝액, 식품포장 접착제, 살균 훈증소독제	
아크롤레인 (Acrolein)	화상, 복부 경련, 통증, 숨참, 수포	제초제. 살균제, 식품첨가물, 플라스틱 제조, 의약품, 향수	
부탄(Butane)	졸음	연료, 냉매, 에어졸용 추진제	
1-부텐(Butene) 2-부텐(Butene))	의식불명, 현기증	연료첨가제, 플라스틱 제조	
사이클로헥산 (Cyclohexane)	메스꺼움, 어지러움, 두통, 구통	향수 제조, 유기 용매	
1,2-디클로로에탄 (1,2-DICHORO- ethane)	의식불명, 통증, 졸음, 복부경련, 설사	곡물 훈증제, 합성 섬유, 페인트 및 광택제 제거	
디에틸아민 (Diethylamine)	호흡곤란, 통증, 수포, 화상, 설사, 구토, 시력상실	산화방지제, 부식방지제, 에폭시 수지의 경화제	
디메틸아민 (Dimethyamine)	호흡곤란, 통증, 복부 통증, 설사, 시야 흐림	산성가스흡수제, 염료의 제조, 부유제, 고무 촉진제, 살충제 분사제, 마그네슘 시약	
에틸렌 (Ethylene)	의식불명, 졸음	과일 등의 후숙제, 유기화학 산업에 사용되는 원료	
프름알데이드	호흡곤란, 통증, 수포, 복부경련, 화상	방부제, 비료, 살충제, 살균제, 곰팡이 제거제, 제초제, 오수 처리	

이소트로필 알콜 (Lsoproptl Alcohol)	어지러움, 두통, 졸음, 구토, 시야 흐림	세척제, 살균제, 휘발유 첨가제	
메탄올 (Methanol)	호흡곤란, 무기력증, 어지러움, 의식불명	유기화합물의 제조 원료, 용매, 워셔액 및 석유 연료의 부동액	
메틸에틸케톤 (Methyl Ethyl Ketone)	호흡곤란, 어지러움, 무기력증, 의식불명, 복부경련, 졸음	표면 코팅제, 접착제, 인쇄 잉크, 살충제, 식물성 기름의 추출 용매	
엠비이 (Methyl Tertiary Butly Ether, MTBE)	어지러움, 두통, 졸음	콜레스테롤 용해제, 플라스틱과 합성섬유의 재료	
프로필렌 (Propylene)	졸음, 질식	유기 화학 물질의 중간제, 플라스틱과 합성섬유의 재료	
1,1,1-트리클로로에탄 (1,1,1-Trichloroethane)	의식불명, 두통, 구토, 설사, 졸음	접착제, 얼룩 제거제 및 에어졸 캔 등과 같은 제품의 용매, 부식 방지제	
트리클로로에탄 (Trichloroethylene)	의식불명, 두통, 구토, 졸음	접착제, 얼룩 제거제 및 에어졸 캔 등과 같은 제품의 용매, 부식 방지제	
휘발유(Gasoline)	졸음, 두통, 구토, 경련	화석 연료	
납사 (Naphtha)	졸음, 두통, 구토, 경련	석유화학 공업의 1차 원료, 에틸렌·프로필렌·벤젠 원료, 합성수지와 섬유·염료 생산	
원유 (Crude Oil)	두통, 구토, 어지러움	–	
아세트산(초산) (Acetic Acid)	호흡곤란, 어지러움, 수포, 시력상실, 복통, 설사,	식품의 신미제 및 방부제, 사진필름, 목공용 접착제	
에틸벤젠 (Ethybenzene)	어지러움, 두통, 졸음, 통증, 시야 흐려짐	합성고무의 제조, 초산 섬유소 제조 원료	
니트로벤젠 (Nitrobenzene)	의식불명, 두통, 어지러움, 구토, 청색증(푸른 입술 및 손톱)	비누, 광택제, 스프레이, 페인트 보존제, 향수 첨가제	
톨루엔 (Toluene)	의식불명, 두통, 어지러움, 구토, 복통	페놀, 잉크 접착제, 시너 및 매니큐어 등의 첨가물	
테트라클로로에틸렌 (Tetrachloroetylene)	의식불명, 어지러움, 졸음, 두통, 복통	페인트 세정제, 유성 물질의 용매 및 세정제	

| 자일렌
(Xylene) | 의식불명, 어지러움, 졸음, 두통, 복통 | 살충제, 페인트 및
니스의 용매 및 희석제,
접착제 및 잉크의 용매 | |
| 스티렌(Styrene) | 의식불명, 어지러움, 졸음, 두통, 복통 | 합성고무, 합성수지, 도료의 | |

※ 출처 : 식약처 및 환경부 독성 지료 참조

플라스틱 구분

구분	용도	성질	내열온도	비고
폴리에틸렌(PET)	페트병	투명	60~150도	효소
저밀도 폴리에틸렌 (LDPE)	물통, 우유통, 세제 용기	불투명	70~110도	
고밀도 폴리에틸렌 (HDPE)	랩, 비닐, 포장제, 봉투, 쇼핑백	반투명, 햇볕에 산화	90~120도	음식 포장
폴리염화비닐 (PVC)	필름, 파이프, 시트, 타일	투명, 열가소성	60~70도	
폴리프로필렌 (PP)	밀폐용기, 컵, 도시락, 주방 소도구	반투명, 매끄럽다	100~120도	
폴리스티렌 (PS)	불투명, 깨지기 쉽다	불투명, 일회용 컵 뚜껑, 요구르트병	70~90도	
그 외 플라스틱 (OTHER)	재활용이 안 된다	대용량 생수통	–	

＊PE(폴리에틸렌) 랩-가정용으로 판매, PVC에 비해 신축성과 점착력이 떨어진다.

＊PVC(폴리염화비닐)-가수제를 넣어 만든 것으로 재활용이 어렵다.

＊SRF는 폐비닐을 압축 가열해 가래떡처럼 뽑으면서 잘게 썬 것이다. 발전소, 제지·염색업체 등에서 연료로 쓴다.

TIP

가정에서 전자레인지를 없애는 것도 좋은 방법이다. 전자레인지에 음식을 넣고 가열하면 음식 속의 모든 생물을 다 죽인다. 그런 음식을 10년 이상 먹으면 암 외 질병에 노출될 가능성이 많다.

"생명체의 근원은 공기, 물, 땅이다"
"몸속에 독성 물질이 쌓이는 것을 무서워하라!!"
"인체의 환경호르몬은 내분비 교란 물질로 해를 준다 "

　인간은 생명체의 근원이 되는 공기, 물, 땅을 오염시키는 가해자이다. 우리가 매일 먹는 음식은 건강과 직결된다. 전통 밥상이 아닌 식품첨가제가 첨가된 외식과 항생제와 성장호르몬을 먹인 육류(소고기, 돼지고기, 닭고기, 어류 양식류 등)를 먹고 있다.

　지구상에서 화학 물질을 쓰지 않는 곳이 없다. 가축 사료에는 항생제뿐만 아니라 가축의 무게를 늘려 경제 가치를 높이려는 목적에서 성장촉진호르몬을 먹인다. 성장촉진제는 여성호르몬 합성품으로서 가축이 거세된 효과를 보게 하여 살을 찌우게 한다. 소와 돼지 같은 가축을 빨리 살찌우기 위해 스테로이드 계열의 성장 촉진제를 사용한다. 소는 풀을 먹고 사는 초식동물이다. 언제부터인가 소를 빨리 키우기 위해 풀이 아닌 곡물 사료를 쓰고 있다. 소가 풀만 먹으면 4개의 위(胃)가 정상적이다. 곡물은 위에서 제대로 발효가 되지 않아 소화기관의 리듬이 깨지고 심한 경우 소가 죽기도 한다. 소는 사람에게 풀을 먹고 싶다고 항명을 해보지만 인간은 아랑곳하지 않는다. 소의 장(腸)에서 곡물사료에 발효를 조절해 주고 살을 찌게 할 수 있는 항생제를 투여하는 것이다.

🍃 우리 몸은 환경호르몬에 조절된다

우리 몸은 호르몬에 의해 조절된다. 인체의 전체 혈액 양에 비하면 한 스푼 정도에 불과한 호르몬은 매우 적은 양으로도 인체 내 많은 기능을 조절한다. 예를 들면 뇌하수체, 갑상선, 신장, 남(고환), 여(난소) 등의 내분비 기관에서 분비되는 물질이다. 혈액을 따라 전신에 퍼져 나가 근육, 뼈, 젖샘, 자궁 등의 기관에 작용한다. 환경호르몬은 내분비 교란물질이다. 체내에 들어가서 마치 호르몬처럼 내분비계를 교란시켜 면역계와 신경계에 영향을 미쳐 건강에 악영향을 미치는 환경오염물질이다.

2017년 미국산 수입산 소고기에서 락토파민 잔류 허용치인 0.01mg/kg의 두 배가 검출되어 논란이 되었다. 광우병 사태 10년 후, 미국 육류수출협회에 의하면 미국산 소고기 수입량은 총 12억 2,000만 달러 (약 1조 3,000억 원)로 전 세계 수입량 1위다. 우리나라의 육류 소비 증가와 함께 암 발병률도 증가하고 있다. 식용용 가축들은 대량 생산을 목적으로 좁은 공간에서 생존율을 높이기 위해 항생제와 성장촉진제로 사육되어 식탁에 오른다. 항생제가 잔류하는 육류를 지속적으로 섭취하게 될 경우 먹는 사람도 항생제 내성이 생길 수 있다. 그래서 해독과 복구가 중요하다.

사람의 장에서 생성된 독가스도 일부는 방귀로 배출되지만 대부분 몸 안에 돌아다니며 흡수되어 간·폐·뇌세포 등에 질병을 일으킨다. 체내에 유입된 유해물질은 쉽게 배출되지 않는다. 환경호르몬과 중금속 등이 지방 흡수와 함께 체내 지방 조직에 축적된다. 겨울철 돼지농장에서 하룻 밤만 환기가 되지 않으면 돼지 똥에서 발생하는 악취 독가스인 황화수소, 암모니아 등으로 떼죽음을 당한다. 우리 몸에 독성 물질이 쌓이는 것을 줄이고 예방하기 위해서는 불편함을 선택하는 것 외에도 올바른 정보와 그때그때 해독을 해야 한다. 우리 몸은 환경 독성 물질의 저장소로 정수기의 필터처럼 정화를 해야 건강을 지킬 수 있다.

환경호르몬은 공기는 물론이고 인간의 몸속, 토양과 물, 식물, 동물의 몸속에 들어 있다. 사실상 일상에서 유해 물질들을 피하기란 불가능에 가깝다. 한반도 전체를 뒤덮는 미세먼지를 피해 도심을 떠나 산속으로 간다 해도 불가능한 시대가 되었다. 정부나 업계에서는 인체에 큰 영향이 없는 기준 이라하며 큰 문제가 없다고 주장을 하지만 환경호르몬은 도처에 널리 퍼져 있고 미량이라도 흡수 빈도가 높으면 우리 몸에 비축된다.

지금, 수입산 소고기에 식탁을 점령당한 현실에서 우리 아이들의 체격변화는 비정상적으로 성장할 수밖에 없는 지경이 되었다.

2008년 가을 멜라민 파동이 벌어졌다. 중국에서 공업용 멜라민 성분이 들어간 분유를 먹은 아이 6명이 사망하고 5만 명이 입원했다.

환경호르몬 함유된 곳

구분	함유된 곳	비고
의약품	호르몬 대체 약품, 피임약 등	
가소제 (플라스틱 제품을 유연하게 만들 때 사용하는 물질)	새 차 내부 냄새, 랩, 접착제, 코킹, 화장품, 염색약에 들어가는 현색제, 살충제에 들어가는 분산제, 방충제, 향수, 분유병, 깡통의 안쪽	
잔류성 유기 오염 물질	다이옥신, 플라스틱 제품	
각종 세제	화장품, 클린저, 살정자제, 매니큐어, 헤어 제품, 기계에 쓰는 기름, 직물에 쓰는 세제, 세탁에 쓰는 드라이클리닝제	

TIP

내 몸속의 중금속을 배출하기 위해서는 운동으로 땀을 흘리고, 충분한 물을 마시고, 섬유질이 많은 곡류, 채식 위주의 식단이 좋다. 미역, 다시마, 파래, 나물, 민들레, 브로콜리, 마늘, 견과류, 녹차, 엽산이 풍부한 녹색 채소를 먹는다.

내 생명을 위협하는 라돈과 질병

"라돈은 원자폭탄과 같다"
"1급 발암 물질 라돈이 폐에 흡입했을 때는 치명적이다"
"생활 속에서도 방사선을 피할 수 있도록 노력하라!"

라돈은 1900년 독일의 화학자 도른(Dorn)이 발견한 무색·무취한 방사선* 기체로 1급 발암 물질로 세계보건기구(WHO)가 흡연 다음으로 폐암을 많이 유발하는 물질로 규정하고 있다.

1903년 노벨 물리학상 수상 기념 연설에서 방사성 물질을 발견한 피에르 퀴리는 "인류에게 재앙이 될 수 있는 양날의 검(劍)"이 될 수 있다고 했다. 이후 퀴리부부의 우려는 2018년 한국에서 라돈 침대로 현실이 됐다.

우리는 날마다 미량의 자연 방사선에 노출되고 있다. 우리나라는 지질 특정상 상당수가 화강암**으로 이루어져 라돈을 늘 곁에 두고 살고 있어 자연에서 연간 3mSv의 방사선을 받는다. 참고로 국제방사선방호위원회가 제시하는 성인의 1년간 방사능 노출 허용치는 1mSv다. 일반적으로 X선 1회 촬영시 0.1~0.5mSv 수준이다.

---

* 에너지가 높아 불안정한 물질이 에너지를 방출하면서 안정화되는 과정
** 전국토의 화강암에서 라돈이 70%가 나온다. 석고보도, 단열재 등

일상 속 라돈은 어디서나 나온다. 라돈은 알칼리 토금속 원소인 라듐(Ra)이 방사성 붕괴되어 생기는 무색(無色), 무취(無臭), 무미(無味)의 기체다. 라돈은 공기(44%), 지표면(36%), 우주(12%), 음식(8%) 등에서 발생한다. 2015년 의학학술지 "래싯"에 발표된 미국과 프랑스 등 공동연구진 논문에 따르면 극저선량의 방사선이라 할지라도 장기적으로 노출되면 백혈병이 발생할 위험이 증가하는 것으로 조사됐다. 우리나라의 절반에서 토양과 화강암에서 우라늄과 토륨 광물에서 라돈이 갈라진 틈을 통해 실내로 들어온다. 전북 지리산 기슭 남원 내개 마을 사람들 중 환자 10명 중 1명이 폐암 환자였다. 지하의 라돈의 영향에 주위에 있는 아스콘(아스팔트 콜타르 찌꺼기)을 만들 때 열을 가하면 미세먼지로 변한 상태에서 주민들이 호흡기로 마신 것으로 확인되었다.

🍃 산 바위에서 나오는 것은 기(氣)가 아닌 라돈이다

라돈은 원자 구조가 불안정해 무너지기 쉬운데 이때 방사선을 내뿜을 때 찌면 암이 생기는 1급 발암물질이다. 지층이 갈라진 단층에서는 라돈 기체가 나온다. 라돈은 토양(흙)과 암석(화강암)에서 생성되어 붕괴하면서 라듐이라는 원소로 바꾸면서 라돈이 나와 환기가 잘되지 않는 건물의 틈새를 통해 실내에 유입되고, 특히 지하에 스며든다. 우라늄과 토륨은 마그마가 굳으면서 만들어진 화강암 속에 많이 들어 있다. 인체에 들어와도 대부분 밖으로 배출되지만 문제는 공기 속 라돈이 먼지와 달라붙어 체내로 들어갈 경우 몸 안에서 또 다시 방사선을 배출해 세포를 손상시키고 심하면 폐암까지 일으킨다. 라돈이 호흡기 등 신체 내부에 직접 닿게 되면 DNA를 손상시킨다.

우리나라 한 침대 회사는 건강에 좋다는 이유로 음이온 성분이 나오는 물질(모나자이트 광물)을 침대 매트리스에 넣어 사회적 파장이 일파만파로 확대되자 급기야 전량 수거한 후 폐기했다. SBS는 건강 개선을 위해 침대에 넣은 음이온 파우더에서 환경부가 정한 실내 공기 라돈 기준 1m³당 200베크렐(Bq · 1초에 하나의 방사선이 나오는 세기)의 3배가 넘는 620Bq 이상의 라돈이 측정됐다고 보도하며 소비자를 분노케 했다. 직장 외 활동한 후에 집에 와서 잠을 편히 자는 매트리스 침대에서 방사선이 나온 것이다.

라돈은 우리 몸에 해로운 방사선을 뿜어내는 물질이다. 방사선은 우리 몸 안으로 들어가 세포에 있는 DNA를 변질시켜 질병을 유발시킨다. 인체의 모든 생명을 관장하는 DNA가 변질되면 돌연변이가 일어나 세포에 염증이 생기고 각종 질병이 발생한다.

1980년대부터 라돈은 국제암연구소(LARC)에서 방사선을 내뿜는 1급 발암 물질로 규정하고 있다. 우리나라는 화강암이 많은 곳에서 라돈 함유량이 높다.

2018년 시중에 판매중인 생리대에서 1급 발암물질인 라돈(Rn)이 허용치 이상으로 검출됐었고 침대 매트리스에서 라돈이 검출되어 소비자들이 불안에 떨고 있다. 문제는 방사선이 우리 몸을 이루는 세포를 공격한다는 점이다. 한꺼번에 많은 양의 방사선을 뒤집어쓸 경우, 암이 생기거나 심할 경우 생명이 위험할 수도 있다.

건강에 좋은 음이온을 내는 광물이라 알려져 많은 사람이 사용하는 돌침대에서도 라돈이 방출된다. 건축 자재인 콘크리트나 내장재에는 반드시 흙이나 광물이 들어간다. 라돈을 피하려면 실내 유입을 차단하고, 환기를 통해 라돈 노출 농도를 낮춰야 한다.

🍃 누구든지 방사선에서 자유로울 수 없다

사람은 지구에서 살아가는 동안 자연적인 방사선에서 아주 벗어날 수는 없다. 라돈 기체는 지금도 계속 나오고 있다. 우라늄, 세슘, 요오드 등 라돈보다 더 위험한 방사선 물질도 자연에 여전히 존재한다.

일부 환자들은 병원에서 엑스레이, CT, MRI 등 노출되는 일도 피할 수 없고, 우주에서 날아오는 방사선인 "우주선"에 노출되기도 한다. 고기나 여러 음식에도 방사성 물질이 아주 조금이지만 포함되어 있다. 우리의 안전을 위해 생활 속 방사선을 파악하고 조심할 필요가 있다.

한국원자력연구원은 방사선을 이겨내는 미생물을 이용해 방사선 원소인 세슘을 광물로 만들어 물속에 가라앉히는 기술을 개발했다. 연구진은 세슘이 포함된 물에 방사선에 강한 미생물이 황산을 먹고 황화수소를 내뿜는데, 이때 나온 황화수소가 세슘과 결합해 광물로 변하면 물속으로 다시 흘러나오지 않아 광물만 걷어내면 물이 깨끗해진다.

국제방사선방호위원회 한 해 방사선 피폭량 권장수준—mSv(밀리시버트)*

구분	노출량	비고
뇌 CT	8~10mSv	
가슴 CT	8mSv	
복부, 골반 CT	10~15mSv	
척추 시술 투시 촬영	5~10mSv	
혈관 촬영	5~10mSv	
전신 양전자 방출 단층 촬영(PET-CT)	20~30mSv	

＊국민 연평균 방사선 노출량 3.6mSv, 일반인은 1mSv, 환자는 질병 상태와 병명에 따라 조절

내 몸에 좋다는 게르마늄 팔찌는 원적외선과 음이온 효과로 통증 완화, 면역력 강화, 혈액 순환까지 건강 개선에 효과가 있다 하여 프로야구 선수를 비롯해 여성들이 팔찌와 목걸이로 착용하지만 만병통치가 아니다.

＊ 인체에 흡수된 방사선 위험 정도를 표시하는 단위

가습기 화학 살균제와 질병

"가습기 살균제 사건은 준비가 안 된 대재앙!"
"숨 빼앗은 가습기는 끝나지 않은 고통으로 돈다"
"면역력이 저하되면 가습기 공습에 속수무책이다"

대한민국에서 가습기 살균제 사건은 일어나서는 안 될 대비극이었다. 가습기 살균제 흡입 독성 실험을 하지 않은 채 사용하다가 재앙을 초래한 것이다. 1994년 SK 케미컬(당시 유공)은 국내 최초로 가습기 메이트를 출시했다. 당시 일부 언론은 "가습기 살균제 신계발 제품, 인체에 무해하다"고 보도했다.

2011년 4월 원인 불명의 폐질환이 발생하였다. 일반적인 전염성 질환과는 달리 전국에서 동시 다발적으로 일어난 현상으로 시간이 지나면서 소아와 산모를 포함한 수천 명의 피해자가 발생한 후에야 가습기 살균제로 "옥시"로 밝혀진 것이다. 피해자가 보상을 위한 특별법이 제정되기까지는 20여 년이 걸렸다.

2016년 4월 24일 환경시민단체가 가습기 화학 살균제로 인한 피해자는 사망 239명, 신고된 피해자는 5,600명이다. 피해를 당한 사람들은 대부분 일주일 내내 가습기를 사용하거나, 하루에 11시간 이상 사용한 사람들이다. 2019년 3월에 애경과 SK도 유해성 논란에 조사에 착수했다.

한국화학연구원 부설 안전성평가연구소가 실험용 쥐 80마리를 20마리씩 4개

집단으로 나누어 가습기에서 뿜어져 나오는 화학 살균제 3종류를 흡입했는데 쥐들에게서 폐 섬유화 현상이 나타났다.

식품의약안전처는 2019년 4월 17일 수입 위생용품 세척제를 통관과 유통 단계에서 검사한 결과 젖병 세척제 "에티튜드" 등 일부 수입 세제에서 가습기 살균제 보존제로 알려진 성분이 나와 수입을 금지하고 전량 폐기하기로 했다.

가습기 살균제 원료 물질인 CMIT(메칠클로이소아졸리논)와 MIT(메칠이소치아졸리논)는 기도 손상, 호흡곤란 등을 유발하는 인체에 유해한 성분이다.

가습기 화학 살균제 성분인 PHMG는 미국 환경보건청(EPA)에서 농약으로 분류한 독성 물질로서 폐뿐만 아니라 인체에 치명상을 입히는 것으로 알려져 있다. 건강을 위해 첨가한 물질이 2010년에 가습기 화학 살균기를 사용한 사람이 1천만 명 이상 추정하는 국민의 건강을 위협하는 물질로 둔갑한 것이다.

침묵의 살인기인 가습기! 사람들은 광고를 믿고 가습기 화학 살균제를 많이 사용하면 할수록 건강에 좋은 것으로 여기고 단기간에 집중적으로 화학 독성 물질을 흡입함으로써 희생을 당한 것이다.

사람의 건강과 생명을 위협하는 것은 우리가 사는 환경에 너무 많다. 가습기 살균제 사건을 통해 하나 뿐인 몸이 회복할 수 없을 정도로 치명적일 수도 있다는 것을 깨달아야 한다.

1. 우리가 사는 주거인 아파트 주택 거실에 화분을 기르고 틈틈이 창문을 열고 환기를 해주어야 한다.
2. 스스로 내 몸을 치유할 수 있는 면역력을 키워야 한다.

스트레스는 만병의 근원

"스트레스는 질병을 부르는 만병의 근원이다"
"스트레스를 엔조이할 수 있도록 긍정의 삶으로 전환하라"
"돈과 욕심에서 자유로우면 스트레스는 정화된다"

스트레스는 "만병의 근원"이다. 외부의 사건이나 상황, 특별한 성격 등에 대한 반응으로 건강에 직접 영향을 준다. 스트레스는 이에 대처하기 위한 정신적, 육체적 반응을 유발시키기 때문에 만병의 근원이다. 암은 물론 모든 병의 원인이 된다. 스트레스는 우리 몸에 유익을 주는 "유스트레스(Eustress)"와 우리 몸에 해를 주는 "디스트레스(Destress)"가 있다. 어느 정도의 스트레스는 긍정적인 영향을 주지만 과도한 스트레스는 건강은 물론 일상생활에 부정적인 영향을 미친다.

사람들은 스트레스에 자유롭지 못하지만 필자는 '0'이다. 대부분의 사람들은 스트레스라는 굴레에서 헤어나지 못하고 있다. 정신적이든 자연적이든 경제적이든 식품이든 스트레스를 받았을 때 즉각 해소를 하지 않으면 세포의 변질과 손상이 생겨 염증은 물론 궤양, 부정, 종양이 자리를 잡는다.

스트레스를 받으면 세포에 독성물질인 활성산소가 생겨 암, 당뇨병, 심혈관질환 등 각종 만성질환이 생길 수 있다. 사람은 긍정이냐 부정이냐 생각을 하느냐에 따라 건강할 수도 있고 질병에 노출될 수도 있다. 스트레스는 대인 관계, 질병으로 인한 신체 쇠약, 실직, 직장 생활, 경제 문제, 이혼, 파산, 경쟁, 구조 조정, 퇴직, 배우자 사망 등이 원인이 된다.

🍃 삶에서 스트레스를 엔조이하라!

사람은 누구나 스트레스로부터 자유로울 수 없다. 스트레스는 외부에서 우리 몸에 미치는 모든 자극을 말한다. 캐나다 한스 셀리 교수는 "스트레스는 생물체에 영향을 주는 외계의 갖가지 해로운 작용 인자에 의하여 체내에서 생긴 상해와 방어를 행하는 반응의 총화"라 했다. 그는 "쥐가 평화롭게 놀고 있을 때 매일 아침 고양이를 지나가도록 하고, 며칠을 반복하고 난 후에 쥐의 위를 열어 보니 쥐의 위 속에 피멍이 들어 있고 위궤양이 걸렸고, 3일 동안 하루에 한 번씩 스트레스를 준 후에 쥐의 심장을 보니 심장이 다 망가졌다"고 했고, 즉 스트레스를 받은 동물에서는 암종의 발육이 촉진된다.

불안과 공포는 호르몬 아드레날린을 분비시켜 근육과 모세혈관을 압박하여 신체의 생체리듬을 부조화시켜 병을 촉진시키지만, "웃음"은 알파파라는 뇌파를 촉진하여 엔도르핀을 생성하여 면역력을 높여준다.

현대인은 표면상으로는 풍요롭고 평화스러운 것 같으나 대부분의 많은 사람들은 소외감, 위화감, 무엇인가 일이 터질 것만 같은 막연한 불안감 등에 휩싸여 자신의 내면을 성찰할 시간이 없는 삶을 하고 있다. 잠을 잘 때를 빼놓고는 아침에 눈을 뜨면 스트레스 호르몬인 코티솔이 분비된다. 일상생활에서 끊임없이 물리적, 심리적 자극을 받으면서 살아간다.

스트레스는 3단계가 있다. 경고기는 자연치유력이 감소하고 몸이 산성체질로 바뀌면 쉽게 스트레스에 노출되고, 저항기는 호르몬이 몸에서 저항하는 것으로 사소한 일에도 화를 내며 혈압이 올라가고, 소모기는 호르몬인 뇌하수체, 부신의 반응이 떨어지고 몸이 전체적으로 심하게 받는 상태로 치료를 요하는 단계이다.

스트레스 신체적 증상으로는 피로, 두통, 불면증, 근육통(목, 어깨, 허리), 심계항진(맥박이 빠름), 흉부 및 복부통증, 구토 등이 있고, 정신적 증상으로는 집중력이나 기억력 감소, 우유부단, 마음이 텅빈 느낌 등이 있고, 감정적인 증상으로는 불안, 신경과민, 우울증, 분노, 좌절감, 근심, 인내부족 등이 있고, 행동적인 증상으로는 안절부절, 손톱 물어뜯기, 발떨기, 말더듬, 신경질적인 습관 등이 있다.

안정한 상태에서 심장에서 내뿜는 혈액량은 1분당 약 5리터 정도이다. 그러나 운동시 심장에서 나오는 혈액량은 운동에 따라 5배 이상 증가한다. 평소 심장은 1분당 70회 정도 박동한다. 심한 운동을 할 때는 250ml 산소 약 50배가 필요하고 성인 심장 박동 수가 180회까지 증가하기 때문에 숨이 가빠지는 것이다.

✍ 스트레스에 대한 신체의 변화

- 산소를 얻기 위해 호흡이 빨라진다.
- 근육, 뇌, 심장에 더 많은 혈액을 보내도록 맥박과 혈압이 증가한다.
- 근육이 긴장되고 수축되어 각종 통증을 동반한다.
- 행동을 하기 위해서는 감각기관이 예민해진다.
- 위험을 대비하여 중요한 장기인 뇌, 심장, 근육으로 가는 혈류가 증가한다.
- 혈액 중에 있는 당, 지방, 콜레스테롤의 양이 증가한다.
- 외상을 입었을 때 출혈 방지 위해 혈소판이나 혈액응고인자가 증가한다.
- 글리코겐 형상 및 지방 분해 증가한다.

- 위험한 시기에 혈액이 가장 적게 요구되는 곳인 피부, 소화기관, 신장, 간으로 가는 혈류는 감소한다.
- 염증에 대한 면역기능이 떨어진다.

스트레스가 질병을 부른다

구분	영향	비고
부교감신경 활동저하	림프구의 감소, 배설과 분비 기능 저하	면역력 감소
림프구의 감소	면역력 저하, 감염증 증가	감기
교감신경 긴장	아그레날린 과잉 반응, 심박 수 증가	각종 병 유발
활성산소 증가	발암물질 축적으로 조직 노화 진행	세포 변질,
혈관 수축	노폐물 축적, 염증 발생	병 유발

※ 자료 : 약을 끊어야 병이 낫는다 참조

스트레스 해소하는 방법
- 신선한 과일이나 녹황색 채소를 섭취한다.
- 운동이나 산행을 한다.
- 내가 가장 좋아 하는 취미를 갖는다.
- 잘 때 충분한 깊은 수면을 한다.

우리가 몰랐던 활성산소의 반란?

"활성산소는 노화와 만성질환 중 90%가 원인이다"
"몸 안에 활성산소는 나를 죽이는 양날의 검(劍) 독소이다"
"잠을 자는 것처럼 숨을 쉬면 활성산소는 생기지 않는다"

활성산소는 인체의 대사과정에서 만들어지는 부산물로 유해(有害)산소다. 마치 자동차의 배기가스가 발생하는 것처럼 산소가 필요한 대사 과정에서 불가피하게 발생하여 세포 조직을 공격하여 세포를 변질과 손상시킨다. 생체 내의 단백질의 아미노산을 산화시키거나 세포막의 지질을 산화시키면 신체의 기능이 저하되고 DNA에 손상을 주면 DNA 염기의 변형 등을 초래하여 돌연변이를 일으켜 암의 원인이 되기도 한다.

우리 몸에서 콜라겐과 섬유질은 피부를 촉촉하고 부드러우며 유연하고 탄력 있게 유지하도록 해주고 근육, 관절과 힘줄, 인대를 유연하게 하는 역할도 한다. 그러나 활성산소는 콜라겐과 섬유질을 공격한다.

몸 안에서 활성산소가 2% 정도 발생하면 유익(有益)하고, 3% 이상 발생 시는 유해(有害)를 준다. 질병은 유해산소에 의하여 약 90% 이상 질병이 발생하는 것으로 보고돼 있다. 건강한 유익한 산소가 유해산소로 변하면 철(鐵)을 녹이 슬듯이 활성산소에 의하여 세포의 변질과 손상이 생긴다. 노화의 훈장인 기미, 주근

깨 등도 활성산소가 원인도 된다.

사람이 생명을 유지하기 위해서는 산소를 필요로 한다. 산소가 공급되지 않으면 3분 내 죽는다. 사람은 산소 결핍증으로 인하여 온갖 질병이 유발한다. 산소 공급이 제대로 되지 않았다는 것은 심장 펌프 에너지가 약해졌거나 아니면 혈중 산소 농도가 매우 약한 상태다.

🍃 노화와 세포의 변질 원인은 활성산소다

사람의 노화와 질병의 주원인은 다양하지만 그 중에서도 활성산소가 원인이다. 질병의 가장 큰 원인은 활성 산소와 몸 안에 쌓인 독(毒)이다. 몸에 치명적인 활성산소는 식물이 태양으로부터 빛을 흡수해 에너지를 만드는 과정에서 부산물로 생성된다. 스트레스를 받으면 몸 안에서 에너지로 쓰여야 할 산소가 활성산소로 바뀐다. 몸 안에서 활성산소 양이 증가하면 건강을 유지하는 세포의 변질과 손상으로 인하여 유전자나 단백질의 기능이 저하되고 정상 세포가 괴사되어 염증을 유발하고 각종 질병을 발생시킨다.

SOD(Super Oxide Dismutase)는 불안정한 활성산소에 위력을 발휘한다. 우리 몸 안에서 일부는 미토콘드리아와 세포에서 만들어 진다.

우리 인체에 산소포화도*가 높으면 항상 머리가 맑아 몸 에너지 순환도 잘되고 어지간한 세균이나 바이러스에 대한 방어능력도 높아진다. 반면에 체력 저하가 지속되고 떨어지면 피가 탁해지고 독성이 생겨 질병에 노출된다.

외부에서 몸 안으로 유입되는 독소인 미세먼지, 중금속, 방부제, 환경오염 물질 등 간, 신장, 뇌 등 인체 곳곳에 호흡기와 혈관을 통해 세포에 축적되고 신진대사 과정에서 만들어지는 유해균 독소와 활성산소가 온몸을 돌아다니며 온

---

* 혈중 산소 농도

갖 질병을 유발한다. 이 독소가 해독되지 못하고 몸 안에 쌓이면 만성피로, 소화불량, 자가면역질환, 불면증, 알레르기 등 각종 신체 증상이 나타난다.

활성산소는 뇌의 일부 혈관이 터지거나 괴사되는 뇌졸증, 심장에 피가 공급되지 않는 심근경색, 폐가 굳어져서 호흡이 곤란해지는 경화증, 바이러스에 의한 B형 C형 간염, 스트레스 과도로 인한 위궤양, 아토피성 등 수없이 많다.

몸속의 활성산소를 제거하는 대표적인 효소는 항산화 효소인 SOD(superoxide dismutase), 글루타치온(glutathione), 페록시다아제(peroxidase), 수퍼옥사이드(superoxide), 디스뮤타아제(dismutase), 카탈라아제(catalase) 등이 있다.

산소포화도 정상범위

구분	산소포화도	비고
정상	95~100	편안한 호흡 유지로 걷기
저산소증	90이하	폐 기능 악화, 호흡곤란
환자 상태 따라	90~94	삼림욕 및 폐에 좋은 약초 복용

1. 우리 몸에 가장 많은 산화방지제(노화방지)는 카탈라아제(catalase)와 수퍼옥사이드 디스뮤타제(superoxide dismutase)라는 효소인 항산화제를 꼭 챙겨 먹는다.
2. 인체에 유해한 활성산소를 제거해 주는 수소수를 마신다.
3. 몸 안의 혈중 산소 농도를 높이려면 체력을 유지하는 게 관건이다. 자연식, 알칼리성 적정 유지, 미네랄 섭취, 건강 증진을 돕는 태극권 등으로 미토콘드리아 활성화, 걷기, 긍정, 휴식, 마늘, 생강, 양배추, 해조류, 콩, 해바라기 씨 등을 섭취한다.

제3장

내 몸을 죽이는 독소 식품

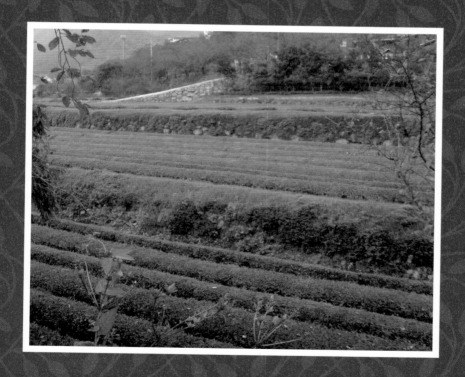

가공식품과 인스턴츠식품의 실과 허

"지금 먹는 것은 건강과 직결된다"
"가열한 음식은 안전한 식품?이 아니다"
"식습관을 자연식을 해야 건강을 유지할 수 있다"

가공식품은 가정에서 조리하는 모든 식품을 말한다. 음식을 통한 발암 물질의 노출을 줄이기 위해서는 조리 온도를 120℃ 이하로 낮추거나 조리 방법을 바꾸어야 한다. 발암 물질이 가장 많이 나오는 숯불구이, 돌판 구이, 철판 구이로 먹을 때는 반드시 채소와 함께 먹는 게 좋다. 가장 안전한 것은 삶거나 찜으로 먹는 게 가장 건강적이다. 고기를 불판에 굽는 조리 중에 1급 발암 물질인 벤조피렌과 헤테로사이클릭아민이 발생하기 때문이다. 우리 조상은 극히 일부만을 기름에 튀겨 먹었다. 음식이 다양해지면서 우리는 각종 식품을 기름에 튀겨 먹었다. 한껏 달아오른 불판 위에 삼겹살을 구워낸 것이 맛은 있을지 모르겠지만, 몸 안 혈관 속 적혈구가 뭉쳐 모세혈관으로 영양이 흡수되지 못한다. 더 큰 문제는 삼겹살을 굽는 과정에서 기름에 산화되어 미세먼지가 발생하고 각종 성인병을 유발하기도 하기도 하지만 1급 발암 물질인 아크릴아미드(acrylamide)*가 만

---

* 아크릴아미드는 무색, 무취의 화학 물질로 화장품의 피부연화제, 종이강화제, 윤활제, 접착제 등 여러 가지 용도로 사용된다. 고용량에 노출 시 중추신경계 및 심혈 관계에 영향을 미친다.

들어진다는 사실이다. 몸 안에 들어온 1급 발암물질은 1/3가량이 체지방에 축적되고 나머지는 간에 축적되고, 혈액이나 뇌에도 소량이 축적된다. 식품첨가물, 튀김, 구이 등도 안전한 식품이 아니다.

🌿 식품(육류 포함)을 가열할 때 갈색이나 검은색으로 변하는 순간 발암물질이다

우리가 먹는 음식을 조리할 때 갈색 또는 검은색으로 변하면 1급 발암 물질인 벤조피렌, 아크릴 아마이드가 발생한다. 씨앗류나 커피 등을 볶으면 무조건 고소한 것은 냄새는 나지만 발암 물질인 아크릴 아마이드가 발생한다. 음식을 요리할 때는 $100\mu m/m^3$, 고기나 생선을 구울 때는 $200\sim400\mu m/m^3$까지 치솟는다. 모든 가공식품이 다 그런 것은 아니지만 가공육과 가공식품 섭취를 50%만 줄여도 병에 덜 노출된다.

자유무역협정(FTA) 체결 등으로 인해 수입 식품과 과일 소비량은 해마다 증가하는 추세다. 문제는 유통 과정이 길어 농약 오염에 대한 우려가 크다. 가족의 건강을 위해 유기농이나 안전한 식자재를 구입한다고 해도 가공식품과 수입식품(소고기, 채소, GMO(유전자 병이 식품) 등)의 안전이 확보되지 않으면 우리가 먹는 음식이 안전하다고 볼 수 없지 않은가? 2012년 수입 식품 안전에 대한 통계청 조사에서도 매우 안전하다 0.8%, 약간 안전하다 7.2%는 응답에 비해 약간 불안전하다 42.5%, 매우 불안전하다 12.2% 압도적이 반증한다. 가공 식품 섭취가 늘어나는 만큼 건강이 위협받고 있다.

한국인들은 전통 토종 음식보다 가공식품이나 외식도 많이 하는 편이다. 2017년 통계청 "가공식품 소비자 태도 조사"에 의하면 가구당 식비에서 가공식품이 차지하는 비중은 17%에 달한다. 여기에 테이크아웃 배달은 10.7%, 외식 21.3%에 달한다.

🍃 몸 안에 독소가 쌓이면 병이 된다

몸 안의 독소를 쌓은 상태에서 방치하면 병이 되고 노화가 빠르게 진행된다. 몸 속 독소를 해독하지 못하면 소화기계로 내려와 가스를 발생하여 장내 유익균을 공격하고 늘 아랫배가 더부룩하고 변에서 악취가 난다. 식품에 따라 간, 신장, 혈액, 장에서 주로 해독이 된다. 자연식이나 천연자연치유를 통해 독소를 해독하고 복구해야 한다. 간 기능이 떨어져 중금속을 해독하지 못하면 피로가 생기고 면역력이 떨어진다. 육류를 피하고 채소, 버섯, 과일을 먹거나 효소, 식초, 청을 음용한다.

우리의 몸에 차곡차곡 쌓이는 중금속을 해독해야 한다. 인류 문명이 찬란했던 로마의 멸망 원인으로 납으로 된 상수도관이었다. 납은 신경 세포에서 신경 전달 물질의 작용을 방해한다. 알루미늄은 열전도 효율이 높아 냄비나 프라이팬의 주재료 쓴다. 인체에 쌓인 알루미늄은 독성을 내고 신경계를 방해하고 뼈의 재형성을 억제하여 뼈가 약해지는 골연화증을 유발하고 암 외 갑상선 기능 장애, 생식 기능 저하시키고 다양한 질병을 유발한다.

세계 최대 패스트푸드 업체 맥도날드는 1988년 한국에 진출하여 2010년까지 급속히 성장했지만 지금은 도심의 매장이 속속 문을 닫는 의미를 알아야 한다.

가열시 온도와 건강 영향

구분	온도	영향	비고
삶은 것	100도	안전	돼지고기
찜	100도	안전	육류, 수육
숯불	350도 이상	1급 발암 물질 발생, 삼겹살	벤조피렌, 아크릴 아마이드
돌판	250도 이상	1급 발암 물질 발생, 삼겹살	검은 기름 발생
철판	220도 이상	1급 발암 물질 발생, 삼겹살	검은 기름 발생

| 후라이팬 | 약 250도 | 1급 발암 물질 발생, 커피, 식용유 | 갈색에서 검은색으로 변화 |

신체기관별 유해 생성 원인

구분	독소	원인	비고
간	중금속(수은, 납, 카드늄)	스트레스, 환경오염, 흡연, 미세먼지	
신장	요산	활성산소, 음주, 과도한 운동	
장	장내 독소	장 속 유해균, 활성산소, 육류위주 식습관	
피부	자외선, 활성산소	노화, 햇볕, 섬유질 부족	
혈액	젖산, 콜레스테롤	고지방식, 과로, 가공육, 가공식품, 인스턴츠식품	

1. 고온에 조리된 음식이나 한약에는 효소가 없다. 불로 열을 가한 한약에는 약성(藥性) 만 있으며, 음식을 캔에 담아 멸균하거나 굽고 삶고 튀기면 들어 있는 모든 효소가 파괴된다. 음식을 지속적으로 전자레인지로 조리해 먹이면 효소가 0%이기 때문에 서서히 병에 노출될 수밖에 없다.
2. 이 세상에서 가장 귀한 생명을 살리는 것은 다 공짜다. 매일 먹는 것은 자연식과 비 (非)자연식이 있다. 자연식은 공짜다. 햇빛, 공기, 물, 생각, 운동, 절제, 휴식 등이고, 비자연식은 돈이 든다. 건강에 좋다는 모든 것이 해당된다.

식품첨가제의 실과 허

"인체에 해(害)를 끼치는 식품첨가물을 알아야 한다"
"식품첨가제는 맛과 색으로 미각을 유혹한다"
"색과 맛으로 유혹하는 식품첨가제의 비밀!"

영국의 폴라 베일리 헤밀턴 의사는 세계적인 식품 유해물질 권위자이다. 그는 우리 몸은 이만저만 오염이 되어 있는 게 아니다. 만약 우리가 식인종이었다면 인육(人肉)은 십중팔구 식용에 부적합한 것으로 판매 중지되었을 것이다.

우리나라 식품첨가물 규정은 세계적으로 가장 엄격한 편이다. 현재 우리나라에서 식품첨가물로 허가되어 있는 화학물질은 370여 종에 달한다. 합성 향료를 이용하면 장미가 없이도 장미향을 만들어 낼 수 있다. 대형 마트에 진열된 거의 모든 식품에는 화학 첨가물이 들어 있다. 우리는 하루에 10그램 이상, 연간 4킬로그램 정도를 먹고 있다. 평균 수명을 80살로 가정했을 때 약 300킬로그램으로 먹기 때문에 서서히 세포를 변질시켜 염증, 부전, 궤양, 종양을 유발하는 침묵의 살인자다.

식품첨가물은 식품을 보존하기 위해 식품에 첨가되는 물질이다. 조미료는 인공이거나 합성으로 만든다. 많은 보존제는 식품이 변질되지 않도록 하는 합성 물질이다. 인공 색소는 가공 중에 본래의 색깔을 착색하는 식품을 첨가한다. 완화제는 들러붙는 것을 막기 위해 당이나 분유 같은 식품에 첨가한다.

우리나라 국민 한 사람이 연간 농약으로 수확한 식자재에 24.69kg 죽는 방부제, 착색제, 표백제 등 화학첨가물을 섭취하여 체내독소 과잉으로 장내에 유익한 유산균이 유해균으로 바꾸어 세포를 변질시키고 있다.

🌿 우리가 먹는 식품은 식품첨가제 덩어리다

우리가 알고 있는 식품첨가물은 첨가제, 보존료, 색소뿐만 아니라 건강에 좋다고 하는 미네랄과 영양제 등을 포함한 식품에 모든 성분이 포함된 것을 말한다. 식품첨가물들은 검사를 통해 안정성에 입증되었기 때문에 유해하다고 주장하는 것은 아니다. 우리가 몰랐던 식품첨가제의 유해에 대하여 종편 MBN 먹거리 X—파일에서 보도된 것을 몇 번 본적이 있다. 건강을 위해서 먹는 식품에 대하여 무조건 위험적이거나 오해와 편견이 많고 여기에 편승한 식품 영업이 사라지지 않고 있는 게 큰 문제다.

1900년 일본 도쿄제국대 화학과 아케다 기쿠나 교수는 다시마를 넣고 끓인 맛국물의 비밀을 연구 끝에 1908년 성공했다. 아미노산의 하나인 글루타믹산의 염인 글루타민산나트륨(Mono Sodium Glutamate)을 개발해 감칠맛을 내는 MSG 조미료를 내놓았다. 바야흐로 20세기 식품 분야의 혁명적인 "합성조미료"시대가 출발한 것이다. 요리솜씨가 없어도 누구든 MSG 가루를 한 스푼 타면 그럴듯한 국과 찌개를 내 놓을 수 있게 되었다. 우리가 흔히 먹는 꿀떡에도 쌀을 가루 내어 색향료를 타서 만든다.

필자는 "환경과 인간" 주제로 NGO 단체에서 강의를 할 때마다 "알고서는 못먹는다"는 하소연을 듣는다. 아이스크림은 설탕과 유지방으로 만든 게 아니라 유화제, 합성 착향료, 인공색소, 증점제를 포함한 다양한 첨가제가 가미되어 맛있게 둔갑된다. 우리가 매일 먹는 음식 속에 건강을 위협하는 게 식품첨가제이다. 식품첨가물이 얼마나 광범위하게 사용되고 있는지 국민의 건강에 아랑곳하지 않는다.

마리 모니크가 로뱅이 쓴 "죽음의 식탁"에서 일상으로 밭에서 쓰는 농약에서부터 우리가 매일 먹는 식품에 들어가는 첨가제는 우리의 건강과 생존을 추적해 밝히고 있다. 그는 수십 년간 암, 자가면역질환, 백혈병, 파킨슨병 등이 비약적으로 늘어나고 있는 것에 의문을 품고 프랑스, 미국, 인도 등 10개국에서 방대한 조사와 끈질긴 추적 끝에 일상을 점령한 수만 개의 화학물질이 병의 원인임을 밝혔다.

향미증진제는 국이나 찌개의 감칠맛을 연출한다. 집 안에 소금통, 설탕통 외 양념통을 없애고 천연조미료는 감칠맛을 내는데 한계가 있기 때문에 주부들은 향미 증진제를 쓰거나 다시마, 멸치, 버섯, 약초를 가미하여 우려낸 육수로 요리를 한다.

착향료는 아이스크림, 초콜릿, 바닐라 우유, 바닐라 웨하스 등에 쓴다. 과자에 풍미를 더해주는 것도 착향료를 쓴다. 청량음료와 선명한 햄과 소시지의 비밀은 착색료에 있다. 타르계 합성색소는 조금만 넣어도 선명한 색을 오랫동안 유지할 수 있다. 예를 들면 흑미 분말, 자색고구마 분말, 치자 황색소, 시금치 분말, 백년초 분말 외 식물로 뭐든지 만들 수 있다. 문제는 빛에 장기간 노출돼도 색이 변하지 않아야 하는 음료에 합성색소를 쓰고 있는 것이다. 질병관리본부에서 국내 청소년은 콜라, 과일주스, 스포츠음료 같은 가당(加糖)음료를 38%가 마신다. 가당음료는 물, 첨가당, 과일농축액 혹은 식품첨가물을 혼합해 만든다.

베이커리 옆을 지나가다 보면 향기로운 빵 냄새가 유혹한다. 빵의 원료는 밀, 우유, 달걀, 이스트(효모) 정도인데 유화제, 황산칼슘, 황산암모늄, 염화암모늄 같은 첨가제에 비밀이 숨겨져 있다. 식품이 썩지 않고 오랜 시간 유지할 수 있게 하는 보존료도 식품첨가물의 역할이다. 각종 첨가제를 쓰지 않고 만든 빵은 건강에는 좋을지 몰라도 맛과 촉감은 다소 떨어지고 보존기간도 짧다.

안식향산, 파라옥시안식향산 등은 보존료이다. 방부제를 쓰지 않는 구별하기도 어렵고 식품을 구하기 어려운 시대다.

설탕보다 200배 높은 단맛을 내는 "아스파르담" 음료수, 껌, 술, 코카콜라 등 6,000개의 식품과 300개 이상의 의약품에 첨가제 쓰고 있다. 한때 뇌 속 화학작용을 바꿔 뇌종양, 간질 등을 일으킨다는 논란이 있었지만 제조 기업과 결탁한 규제기관들의 묵인 속에서 사용이 승인돼 현재 전 세계에서 2억 명이 섭취하고 있다.

식품첨가물 분류

구분	식품첨가물	비고
유화제, 팽창제	빵, 과자 속 감초	
항미 증진제	국, 찌개의 감칠맛 연출	
착향료	아이스크림, 주스 풍미를 더함	
착색료	청량 음료수	
발색제	선명한 햄, 소시지	

1. 가능한 독성화학물질을 피하는 방법은 유기농 식품과 과일, 해독을 할 수 있는 효소, 버섯 등을 먹어야 한다.
2. 우리 몸에 식품첨가물이 들어오면 사람은 무의식 중에 체내의 효소를 사용해 해독한다.

육식위주 식습관이 병을 부른다

"식탁에서 지금 당장 육류를 추방하라!"
"채식이냐 육식이냐 구분은 동물 밖에 없다"
"몸속 단백질 초과분은 몸속에서 부패하고 썩는다"

육류로 잔인하게 도살되어 피 흘리고 죽어 가는 동물은 매년 370억 마리가 넘는다. 햄버거 하나당 1.5평의 숲이 사라지며 과도한 축산업으로 온실가스가 증가하고 있다는 사실을 인간들은 잊고 있다. 일주일에 단 하루만 고기를 먹지 않는다면, 자동차 오백만 대를 운행하지 않는 것과 같다. 일주일에 단 하루라도 완전 채식인 비건(vegan)*을 실천하는 것도 지구를 살리는 일이다. 고기는 포화지방과 콜레스테롤 함량이 높아 성인병을 일으키기 때문에 채식이 답이다.

미국산 쇠고기 수입을 둘러싸고 불거진 사회갈등이 적지 않은 문제점을 남긴 채 서서히 그 빛을 잃어가고 있다. 2008년 MBC "PD수첩"에서 미국산 소고기를 먹은 사람도 역시 광우병에 걸릴 수 있다는 보도를 하며 국민적 불신이 극에 달했다. 미국산 소고기를 먹으면 뇌에 구멍이 뻥뻥 뚫려 죽는다는 괴담(怪談)이 돌며 광우병 촛불시위의 기세가 등등하던 시절에는 오로지 동물 학대에 대한 것들은 없고 오로지 건강이라는 이유로 어린이를 태운 유모차 부대 외 수많은

---

* 모든 종류의 동물성 식품 섭취를 거부하는 완전 채식인.

시민이 철폐를 요구했다. 미국산 쇠고기보다 안전하다고들 하는 한우를 찾아다니느라 상당한 시간과 돈을 허비했지만 결국에는 미국산 수입 쇠고기가 먹거리 시장과 식탁을 점령하는 우(愚)를 범하고 말았다.

🖋 미국산 수입 쇠고기가 식탁을 점령하다

미국산 소고기 수입 반대 촛불집회 후 10년이 지난 현재 우리는 1인당 미국 소고기 수입량 1위 국가다. 2018년 미국 육류수출협회가 발간한 연간 수출 실적 보고서에 따르면 미국산 소고기 수입은 총 12억2000만 달러(약 1조3000억 원)로 미국 수출 총액의 17%에 달한다.

지구상의 소의 수는 12억8000억마리로 추정한다. 소고기 1kg을 얻으려면 곡물사료가 4.5~16kg 물 10만 리터, 닭은 3,500리터의 물을 필요로 한다.

현재 미국의 모든 비육장에서는 95% 이상의 소들에게 성장을 촉진하는 호르몬을 투여한다. 여기에 비좁고 지저분한 축사의 비육장에 질병 예방을 목적으로 사료에 항생 물질을 과도하게 첨가해 키우고 있다. 소가 체중이 불면 꼼짝달싹할 수 없는 비좁은 트레일러트럭으로 옮겨져 도축장까지 험난한 여정으로 인해 트럭 안에서 넘어져 밟히며 다리나 골반이 부러지고 일어서지 못하는 상태에서 휴식이나 음식물도 없이, 때로는 물 한 방울 축이지 못한 채 시간을 보내고 도살을 기다리며 결국에는 "사체 더미"로 불리는 곳에 팽개쳐진다. 가축이 섭취한 제초제는 그대로 쌓이고 쇠고기는 자동톱으로 스테이크, 목덜미 고기, 갈비, 안심 등으로 분리해 정육점 카운터의 밝은 조명 아래 진열돼 인간의 식탁에 오른다.

소는 생산을 할 수 있는 생식기가 거세되고 약품이 투여되고 유순해진 육우들은 풀이 아닌 옥수수와 여타 곡물과 신종 사료들을 먹으며 여물통에 목숨을 건다.

인간이 곡식이 부족해 기아에 시달리는 와중에도 사료로 사육된 육류(소, 돼지, 닭 등)를 먹고 질병에 노출되고 있다. 그야말로 풍요로운 질병 등으로 암, 당뇨병 등에 걸려 죽고 있는 것이다.

축산업계는 비육장에서 항생 물질의 광범위한 사용을 제한하고 있다고 주장하지만, 지금도 축산 농가에서는 젖소들에게 항생 물질을 투여하고 있다. 우유는 건강식품인가 아닌가? 필자는 우유는 단백질을 녹인 물이라 정의한다. 젖소에서 갓 짜낸 우유에는 1cc당 수만 혹은 수십만 개의 균이 있다. 젖소는 생후 30개월 정도면 출산이 가능하고 우유를 짠다. 하지만 인간은 이유기를 목적으로 출하 직전 대부분 항생제를 지속적으로 쓰고 있다.

필자가 아는 분은 우유를 배달하며 생활하는데 그날 팔다 남은 우유를 버리기 아까워 밥 대신 우유만을 석 달 먹고난 후 몸이 이상해 병원에서 대장암 판정을 받았다.

1. 키위에는 "액티니딘(actinidin)"이라고 하는 단백질 분해 효소가 함유되어 있다. 때문에 육류를 조리할 때 키위 즙을 첨가하면 고기가 연해지고 소화가 잘 된다.
2. 나의 체중이 60kg일 때 적정 단백질 섭취량을 60g만을 췌장에서 프로테아제 효소로 분해하여 몸에 흡수시키고 나머지는 몸 안에서 부패하여 건강에 해를 준다.

우리가 몰랐던 가공육 식품의 허와 실

"햄과 소시지는 아질산나트륨이 함유 1군 발암 물질"
"캔에 들어 있는 식품이 건강에 유익한가?"
"가공육 50%만 줄여도 건강을 지킬 수 있다"

한양대 화학과 계명찬 교수는 "환경호르몬의 습격"을 출간한 이후 조선일보 최보식이 만난 사람에서 요즘 젊은이들 사이에서 맥주 캔을 딴 다음에 닭 조각을 넣어 장작불에 구어 먹는 "비어 캔 치킨"은 미친 짓이라 했다. 그는 기자의 질문에 집에서는 통조림을 안 먹는 것으로 답을 했다.

2015년 세계보건기구(WHO) 산하 국제암연구소(LARC)에서는 햄과 소시지, 베이컨, 말린 고기(육포), 통조림, 핫도그 등과 같은 가공육을 석면, 비소, 담배처럼 1군 발암 물질로 지정하였다. 하루 권장량 50g을 넘으면 안 된다고 규정했다.

햄과 소시지 같은 가공육은 보존기간을 늘리기 위한 목적으로 소금에 절이거나 건조, 훈제의 공정을 거쳐 각종 아질산염($Nano^2$ · 아질산나트륨)*의 균을 억제하고 방부 효과가 뛰어난 첨가물이 들어간다.

---

* 독성이 있어 가공식품에 첨가량을 70ppm으로 제한하는 것은 육류의 단백질과 반응하여 발암 물질인 니트로사민(nirrosamine)이 만들어질 가능성이 있다.

🍃 햄, 소시지, 베이컨은 1군 발암 물질

세계보건기구(WHO) 산하 국제암연구소(IARC)는 가공육을 섭취하면 암을 유발할 가능이 있다며, 소시지, 햄, 베이컨, 핫도그 등을 1군 발암물질로 규정했다. 가공육에 사용되는 방부제 등 화학 식품첨가물이 세포를 변질시키고 손상으로 괴사시켜 암 종양을 유발시킨다.

JTBC 스포트라이트에서 아질산나트륨* 식품첨가물이 함유되어 있어 "햄, 소시지 공포의 실제에서 암에 걸릴 수 있다"고 방송한 이후 소비자 불안이 확산되었다. 우리 식탁에 대표적인 가공식품 햄, 소시지, 베이컨 등에는 아질산나트륨이 함유되어 있다. 미국 연구에 의하면 매일 가공육을 50g씩 먹으면 대장암 발병률이 18% 증가한다고 밝혔다.

소시지는 어떻게 만들어질까? 원료는 흑돼지 드립현상(해동시 변질 방지) 때문에 냉장육을 쓴다. 햄에는 발색제와 10여 가지 합성화학첨가물이 들어간다.

통조림의 내부 코팅을 하는데 아직 그 성분의 대체물이 없다. 철과 알루미늄을 포함한 금속은 산성이나 염분에 닿게 되면 변질되기 때문에 통조림이나 음료수 캔은 내용물이 금속면과 닿지 않도록 내부를 에폭시로 코팅한다. 캔은 한 번 따서 먹기 시작하면 변질되기 시작하므로 가급적 빨리 먹거나, 밀폐 용기에 넣어 냉장 보관하는 게 좋다.

음식이나 음료를 담고 있는 통조림과 캔은 시고 달고 짠 갖가지 맛을 언제나 깨끗하고 온전한 상태로 보존케 한다. 플라스틱은 다양한 첨가제가 복합된 화합물이다. 사기 보다는 물병이나 반찬통 등에서 극미량이 녹아 나올 수 있다.

우리가 생활에서 많이 쓰는 랩이나 비닐도 모두 플라스틱으로 분류한다. 랩은 폴리염화비닐(PVC)이 주원료이고, 식품 매장에서 음식을 담아 주는 비닐 봉투는 저밀도 폴리에틸렌(LDPE)이 주원료이고, 종이컵에도 폴리에틸렌이 코팅되

---

* 아질산나트륨은 오래 보관하게 하고 색을 좋게 한다.

어 있다. 실험에 의하면 종이컵에 뜨거운 물을 부을 때 현미경으로 관찰하면 내부 코팅이 벗겨진다. 페트병에 사용되는 플라스틱 소재는 페트(PET)로 알려진 폴리에틸렌 테레프탈레이트다. 생수병을 햇볕에 노출시킨 뒤 물병에서 녹아 나온 화학물질을 처리한 결과 인체에 유해한 아세트알데히드가 미량 검출되었다.

비스페놀A는 캔, 통조림, 물통에 사용되는 대표적인 내분비계 교란을 하는 환경호르몬이다. 식품의약안전처에서 컵라면을 대상으로 물을 끓여 5~30분간 환경물질이 나오는 것을 실험한 결과 20분 후부터 발암성 물질인 스티렌 다이머, 스티렌 트리 머가 미량 녹아 나왔다. 컵라면을 한두번 먹어도 이상이 없겠지만 평생 동안 먹는다고 생각하면 먹을 때마다 매번 소량의 스티렌 성분이 우리 몸에 흡수된다.

식약안전처에서는 식품 포장용 랩의 경우 100℃를 초과하지 않을 경우에만 사용하도록 규정돼 있지만 가정에서 음식에 랩을 씌워 전자레인지에서 가열한 후에 먹는다. 특히 전자레인지를 이용해 랩을 씌워 데치거나 컵라면을 데우는 것은 해롭다. 우리가 먹는 음용수와 해산물은 오염도가 낮지만 미세플라스틱은 대부분 소화기관으로 배설되지만 극히 일부는 혈관과 림프계로 유출돼 간까지 영향을 준다.

가소제를 사용한 랩에 둘러싸인 자장면, 방금 튀긴 탕수육, 뜨거운 국물이 있는 짬뽕 등 배달 음식은 포장해 오면 랩 내부의 포탈레이트 녹은 것과 함께 먹고 마신다.

TIP

고기를 먹을 때는 되도록이면 찜·수육으로 먹고, 높은 온도를 유발하는 숯불 구이, 돌판 구이, 후라이팬 사용해서 삼겹살을 먹을 때는 상추와 같이 먹는 게 좋고, 지나친 육류위주의 식습관을 하지 않는 게 좋다.

유전자 변이 음식의 실과 허

"유전자 변이 음식을 안 먹는 게 좋다"
"새는 옥수수를 먹지 않는다"
"유전자 변이 콩으로 만든 식용유는 가열시 쉽게 산화된다"

인간의 잘못으로 인해 유전자를 변이 시킨 농산물은 안전한 것인가? 우리가 먹고 있는 농산물에는 변이된 게 수없이 많다. 건강한 세포는 영양을 에너지로 변형시키는 과정은 물론 물 흐르듯 계속해서 이루어지는 생명의 사이클로 이루어져 있다. 화학물질들은 방사능만큼이나 심각한 돌연변이를 일으킬 수 있기 때문에 주의를 해야 하지만 그런 농산물은 세포 속에서 진행되는 산화 작용이 영향을 미친다.

유전자 변형 식품을 GMO(Genetically Modified Organisms)는 인공적으로 유전자를 분리 또는 재조합하여 의도한 특성을 갖도록 하는 농산물이고, LMO(Living Modified Organisms)는 살아 있는 생물체를 의미하는 것이다.

콩은 유전자 변이를 통해 대량 생산이 가능해졌다. 유전자 변형 콩 생산량은 미국 30%, 브리질 24%, 중국 9%를 차지한다.

미국에서는 변형된 콩은 주로 사료용이나 오일 수출용으로 재배한다. 안전한 제초제 사용과 수입성과 과잉 생산성 때문에 선호한다. 반면에 토종 콩은 토양을 오염시키는 강한 독성 물질인 제초제를 쓰지 않으면 큰 수확을 기대하기 어렵다.

유전자 변형 농산물 중 가장 많은 것은 콩과 옥수수이다. 말 그대로 유전자를 변형해 만든 콩은 3,800종이 넘고, 옥수수는 생산량이 극대화되어 원료의 가격이 낮아져 기름이나 빵, 과자에 들어간다. 유전자 쌀은 장기간 보관시 비타민A가 낮아져 면역 체계에 영향을 준다.

한 끼의 식사에 15만 km의 DNA를 먹고, DNA와 RNA를 합쳐 하루에 0.1~1g을 먹고 있다. 새는 옥수수를 먹지 않는다. 인체는 유전자 변형 농산물은 체내에서 효소에 의해 분해되어야 하지만 그 자체로 인체의 소화관에서 흡수가 되지 않는다.

우리 땅에서 유기농으로 재배한 농산물은 귀하다. 그 중에서 유전자 변이 콩은 식용, 간장으로 만들어 둔갑시켜 우리의 건강을 위협하고 있는 중이다.

1. 새가 옥수수를 먹지 않는 이유는 소화가 안 되어 죽는다는 것을 알기 때문이다.
2. 시골에서 방사해 키운 송아지는 엄마 소가 먹는 것을 기억해 두었다가 엄마가 먹지 않는 것은 먹지 않는다.

유기농과 농약을 쓴 농산물의 실과 허

"우리 식탁의 먹거리에 비상이 걸렸다?"
"농약은 땅속 지하, 대기, 식품을 통해 인체에 해를 준다"
"품질관리원에서 인증한 유기농 식품을 먹자"

우리 조상은 생명의 원천인 공기, 물, 흙을 오염시키지 않았다. 화학 비료가 나오기 전에는 퇴비와 거름을 주고 객토를 하며 농작물을 재배하였다. 오늘도 농작물 재배에 쓰이는 농약은 "식물 약제"라는 이름으로 "생명체를 죽이기 위해 개발된 제품"을 "식물과 건강과 식품의 질을 보호하는 약으로 둔갑시켜 농부와 소비자를 기만하고 있는 중이다.

우리가 먹는 농산물에 잔류농약 최대 허용량은 기업의 영업비밀로 분류돼 소비자는 확인할 수 없다. 오늘날 먹거리를 생산해 주는 텃밭과 논에서 농업의 작물인 복숭아, 매실, 자두, 감귤류, 사과, 포도, 배, 딸기, 수박 등 과일과 배추, 토마토, 오이, 당근, 가지, 무, 파, 양파, 마늘, 생강, 감자 등이 무차별 농약과 제초제 살포로 인하여 내성균이 늘고 있고 우리 인체 건강에도 영향을 미친다.

🌱 우리는 매일 식품에 함유된 잔류 농약을 먹는다

화학물질 유해성 기준이 되는 일일섭취 허용량과 잔류농약 최대 허용량의 개념은 기업과 규제기관이 합작해 멋대로 정한 속임수에 불과하다. 왜냐하면 주말 농장 텃밭에 농작물을 재배해도 잡초와의 전쟁이고, 벼농사는 해마다 농약을 7번, 제초제를 2번 정도 뿌려야 잡초와 해충을 제거해 수확량을 극대화시켜 쌀을 수확할 수 있다.

부경대 식품산업학과 논문에 따르면 시중에 유통되는 수입 과일 96건에 대해 잔류 농약검사를 시행한 결과 약 47%에서 잔류 농약이 검출됐다. 농약 검출률이 가장 높은 과일은 레몬·블루베리·망고스틴·스위티 100%, 오렌지 83.3%, 포도 68.8%, 체리 66.7%, 자몽 62.5% 등이었다. 농약의 종류는 살균제, 살충제, 제초제 등이었으며, 시력저하, 기관지수축, 발암 우려 등이 있는 농약이었다. 연구진은 논문에서 이러한 농약이 잔류 허용기준치를 초과하지 않았지만, 검출률이 높고 미량이라도 장기간 섭취할 때 인체에 영향을 미칠 수 있어 주의를 요하는 게 좋다고 설명했다.

공기가 이동하는 것을 대순환이라 한다. 제초제나 농약을 뿌리면 땅 속에 스며들고 대기 중으로 올라가 지구를 순환하여 먹이사슬을 타고 우리 몸에 다시 되돌아온다. 해양과학기술진흥원에 의하면 남해의 양식장에서 잡히는 굴, 담치, 게 중에 97%에 해당하는 135개 수량에서 미세플라스틱이 검출되었다. 미세플라스틱을 먹는 물벼룩과 같은 상위 플랑크톤을 상위 포식자인 멸치, 조개, 갯지렁이가 먹고 다시 고등어, 꽁치 등이 먹으며 그 후 식탁 위에 올라온다.

중금속은 먹이 사슬에 따라 인체에 축적되고 심각한 영향을 준다. 물고기의 내장에는 근육보다 10배에서 100배 정도 많은 양의 중금속이 축적되어 있다. 수은 중 메틸수은은 국제암연구소(LARC)에 의해 발암불질로 분류돼 있다. 수은 섭취가 과도하면 중추신경장애, 신장, 간 질환을 일으킨다. 국립수산과학원에서 우리나라 연안에서 잡히는 수산물인 고등어, 갈치, 조기, 오징어, 새우, 전복 같은 수산물의 농도를 알아봤다. 수은 농도가 가장 높은 수산물은 꼼장어 그다음은 먹장어였다. 그 외 우럭, 대구, 참다랑어, 홍게, 전어, 숭어, 주꾸미, 삼치, 전복, 소라 등이었다. 메틸 수은 농도는 잔류 허용 기준치 이하에 해당돼 가끔 먹는 건 큰 문제가 없지만, 자주 먹는 건 주의해야 한다.

환경부 조사에 따르면 국내 성인의 하루 평균 수은 섭취량은 18.8μg이며 99%는 식품으로부터 섭취한다. 이중 어패류가 66.8%를 차지한다.

1. 농수산식품부 품질관리원에서 1년마다 유기농 인증을 확인하고 식품을 구입하는 게 좋다.
2. 과일의 농약을 해독할 때는 소주와 식초물에 담가 씻는다.

제4장

내 몸의 세포의 변질과
손상을 치유하는 천연요법

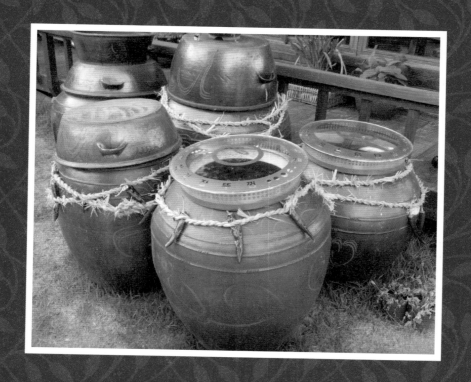

내 몸을 살리는 효소

"효소는 생명의 불꽃"
"훼손된 몸 효소로 해독·복구하라!"
"체내에 고갈된 효소를 식품으로 공급하라!"

미국의 에드워드 하웰(E. Howell) 박사는 인체의 효소가 체내에서 고갈돼 다 써 버리면 그만큼 질병에 쉽게 걸리고 노화가 빠르게 진행되어 수명이 짧아진다는 "효소 수명 결정설"을 주장했다.

효소는 유전자 정보로부터 만들어진다. 우리 몸은 세포로 이루어져 있고 효소로 생명을 유지한다. 눈의 망막에 존재하는 효소, 피부에 퍼옥시리독신(peroxiredoxin), 간 조직에 효소, 침 속의 아밀라아제, 위장 속 소화 효소와 췌장의 복합 효소와 리파아제, 폐에 효소, 신장에 합성 효소, 자궁에 효소, 혈액과 뼈에 효소 등 몸 안에서 효소는 각각 특정 반응에만 관여한다. 예를 들면 소화 효소 아밀라아제는 전분(녹말)만을 분해하고, 단백질이나 지방 또는 섬유소는 분해하지 못한다. 펩신과 같은 프로테아제는 단백질을 분해할 수 있지만 그 외의 다른 물질은 분해하지 못한다. 세포가 살아가기 위해서는 효소의 작용이 필요하다. 음식의 소화 흡수 배출, 세포 형성, 유해한 독성 해독, 지방분해 외에도 수천 가지가 넘는 작용에 직간접적으로 관여한다.

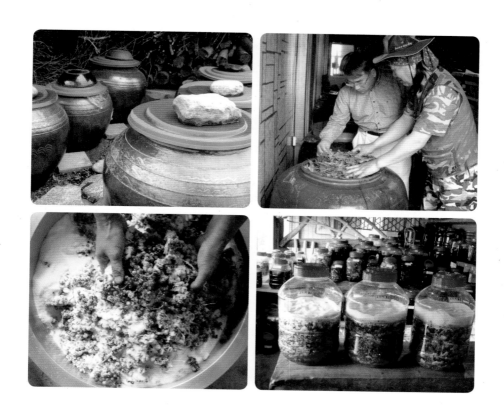

🍃 효소는 생명의 불꽃

지금까지 알려진 효소 종류만 2,000여 가지가 넘는다. 효소는 생명의 유지를 위해 다양한 생화학 반응을 일으키도록 돕는 촉매제로 우리 몸 속에서 일어나는 대부분의 작용은 효소에 의한 작용이다. 질병을 예방하고 치료하고, 면역력을 높여주고, 혈액을 정화하고, 지방 분해에 관여한다. 소화효소는 외부에서 섭취된 다양한 에너지원이 되는 음식물 등을 분해하는 데 작용하고, 대사효소는 체내에서 만들어진 효소로 소화를 제외한 나머지 모든 신체기능에 관여하는 작용을 하고, 식품효소는 체내에 공급한다. 음식 소화, 지방 분해, 영양 흡수, 세포 형성, 해독, 살균, 분해 배출, 단백질 생성, 유해한 독성 물질 해독 등에 사용된다.

국제효소협회에서는 효소의 정식 명칭 뒤에 "-아제(-ase)"라는 용어를 사용한다. 리파아제(lipase)는 기름의 일종인 지방을 분해하고, 셀룰라아제(cellulase)는 목질 섬유인 셀룰로스(cellulose)를 분해하고, 아밀라아제(amylase)는 전분(녹말)을 분해하고, 프로테아제(protease)는 단백질을 분해하고, 스트렙토키니아제(streptokinase)는 응고된 혈액만을 녹이고, 트립신(rypsin)과 펩신(pepsin)은 단백질을 분해한다.

인체에서 산소와 포도당은 중요한 역할을 한다. 포도당은 우리가 섭취하는 영양소 중 탄수화물에서 가장 많이 얻어진다. 평소에 탄수화물의 섭취가 부족하면 간에서 지방질과 단백질의 구조를 변형하여 다시 포도당으로 전환하는데, 이 과정의 중심에 효소가 있다.

60대의 침 속에 효소 량은 20대 비해 1/30 정도 밖에 되지 않는다. 건강한 20대는 음식을 먹으면 금세 소화가 되지만 나이 든 사람은 속이 소화가 되지 않고 더부룩한 것도 침 속이나 위장의 효소가 부족하기 때문이다.

사람은 나이가 들면서 인체 내 효소 량과 효소 활성력이 점점 줄어들어 노화 현상이 나타난다. 예를 들면 흰 머리카락은 타이로시나아제(tyrosinase)라는 효소 부족으로 생기고, 순환기 질환은 피브린(fibrin)의 부족으로 생긴다. 혈전의 형성과 파괴의 균형을 유지시켜 주는 플라스미노겐(plsaminogen)과 플라스민(plasmin)도 효소다.

🍃 질병을 해독하는 효소

심장박동은 심장 근육에 세포막에 효소가 있어 가능하다. 혈압을 유지시켜 주는 ACE(angiotensin converting enzyme: 엔지오텐신 전환효소)이 수축하고 관여한다. 혈전 용해제를 효소를 추출하여 만든다. 세균이나 바이러스가 몸 안에 침투하면 적으로 알고 마이크파지(macrophage)라고 하는 백혈구가 먹어치운다. 세포에 이상이 생기거나 상처 받은 DNA를 수리하고 원래대로 고쳐 놓는다.

독일에서 1993년 여성 질환, 2007년에 단백질의 경피 흡수를 돕는 캡슐을 만들어 치료를 하였고, 러시아에서 1999년에 아토피, 영국에서는 2006년에 파브리병, 미국에서 2001년에 췌장 효소를 이용하여 만성췌장염, 미국의 막스 울프(Max Wolf) 박사는 1950년 초에 25년 동안 5만 명 암환자에게 한 종류의 효소가 아닌 복합적으로 투여한 결과 암세포의 전이를 막고 암세포간의 결합을 막고 성장 억제한다는 논문을 발표했다.

효소 부족으로 나타나는 증상

구분	질병	천연치유
소화불량	위염, 위장병, 설사	각종 효소 공복 음용
생체 조정기능 상실	췌장 기능 감소, 당뇨병	여주, 뚱딴지, 하눌타리
면역체계의 붕괴	감기, 질병, 자가면역질환	꾸지뽕, 가시오갈피, 지치, 마가목 액상차 및 효소
신진대사의 붕괴	동맥경화, 고혈압	솔잎 효소, 은행, 달맞이꽃

TIP

우리 몸에 효소가 없거나 부족하면 아무리 잘 먹어도 소화흡수가 안 되고 영양의 저장도 제대로 이루어질 수 없다. 예를 들면 뇌와 근육을 사용할 수 없고, 몸에 독성물질을 해독작용도 일어나지 않고, 몸에는 노폐물이나 이물질이 계속 쌓여 체내에 노폐물이 쌓여 병에 노출된다.

내 몸을 살리는 식초

"건강하고 싶거든 식초를 음용하라!"
"인류가 만들어낸 최고의 장수 식품이다"
"자연이 준 물 기적의 식초에 귀를 쫑긋 세워라!"

식초의 역사는 정확히 알 수 없지만, 고대인들도 식초의 효험에 대해 잘 알고 있었다. 식초는 인류 최초의 약품 가운데 하나다. 중국인들은 3,000년 전부터 농서인 〈제민요술〉에 의하면 쌀식초를 만들었고, 우리나라는 〈지봉유설〉에서 "초를 쓴술이라 한다"고 했고, 고려시대 〈향약구급방〉에서 "약방에서 식초를 다양하게 사용"했고, 조선시대에는 곡류 식초와 과실 식초 등을 만들어 부뚜막에 보관했다. 성경 〈구약성서〉에 강한 "롯이 식초를 만든 음료를 받아 마셨다"고 했고, 그리스 의학의 아버지인 히포크라테스는 환자들을 치료할 때 식초를 사용했다는 기록이 있다.

식초는 먹을 식(食), 초 초(醋)로 조합되어 초산 알코올이 발효를 일으켜 더 이상 발효할 수 없는 상태이다. 식초는 천연 발효 식초와 양조식초, 합성식초로 구분한다. 발효 식초는 산야초 · 곡류 · 과실류 등을 주원료로 하여 공기 중에 떠 있는 균에 의해 알코올 발효 과정을 거친 후 일정기간 이상 초산 발효된 것이고, 양조식초는 원재료에 알코올 상태인 곡물의 주정을 넣고 초산 발효시키거나 적

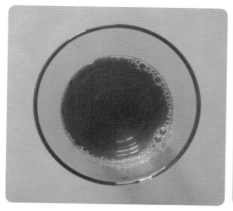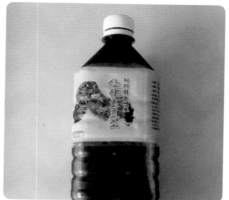

합한 효모를 주입하여 단 기간에 만든 것이고, 합성식초는 아세트산에 당류 또는 화학조미료를 가미하여 빙초산 또는 초산을 음용수로 희석하여 만든 것을 말한다. 단 빙초산이 살에 닿게 되면 화상을 입기 때문에 주의를 요한다.

술이 공기와 접촉하면 술 안의 초산균이 발효를 일으킨다. 이때 초산균의 발효과정에서 신맛이 식초로 4~5%의 아세트산이 주를 이룬다. 주로 무침, 샐러드, 초간장, 초고추장 등을 만드는데 사용한다.

대표적인 알칼리성 식품인 식초 속에는 건강에 유익한 유기산 당류, 아미노산, 에스테르 등의 성분이 많이 함유돼 있어 재료에 따라 다양한 맛과 풍미가 있다. 고혈압, 당뇨병, 비만, 위장병, 성인병 등에 좋은 것으로 알려져 있다.

식초는 식용, 약용으로 가치가 높다. 각종 요리에 식초를 쓰게 되면 소금 사용량을 줄일 수 있다. 물 대신 식초에 찬물을 타서 마신다.

🍃 식초의 효능

■ 면역력 증진   ■ 노폐물 제거 해독

- 피로회복
- 소화를 돕는다.
- 지방을 분해해 준다
- 암을 예방해 준다.
- 윤택한 피부 미용에 좋다.

- 살균 작용
- 병원 감염을 예방해 준다.
- 혈압을 강화해 준다
- 노화 진행을 억제해 준다.

식초의 건강 증진 효과

구분	효과	비고
식욕 증진	미각과 후각을 자극해 수액을 분비한다	
칼슘 흡수율 증가	칼슘의 흡수를 돕는다	
고혈압 예방	아세트산이 혈압 상승을 억제한다	
당뇨병 예방	혈당치 상승을 억제한다	
변비 해소	위산 분비를 촉진해 배변 활동을 돕는다	
비만 해소	인슐린의 운동을 늦춰 세포가 지축을 어렵게 만든다	
통증 완화	혈관을 넓혀 혈액 순환을 촉진한다	
윤택한 피부	혈류를 좋게 하여 피부의 세포 각각에 골고루 영양을 공급한다	
면역력 증강	비타민C가 파괴되는 것을 막는다	

1. 세계 최고 의학상인 노벨의학상을 식초로 3번 수상했을 정도로 식초는 자연이 준 최고의 선물이다.
2. 지리산 산야초 영농법인 손영호(60세) 대표는 구례 백운산에서 자생하는 산야초 540여 종으로 10년 이상 자연 숙성한 천연 효소와 식초 500개 항아리가 있다. 주문 : 010-5548-9133

내 몸통의 폐를 해독하는 청

"누구나 쉽게 만들 수 있다"
"폐는 건강의 척도, 폐에 천연 식품을 먹어라!"
"내 몸을 해독하는 청에 관심을 가져라!"

　최근 들어 건강과 관련하여 효소(발효액), 청, 식초, 조청, 산야초 등에 대한 관심이 부쩍 높아졌다. 청은 추운 겨울 환절기에 감기, 기관지염, 천식, 호흡기계에 탁월한 효능이 있다. 누구나 쉽게 유자청, 모과청, 도라지청을 만들 수 있는 방법과 우리가 몰랐던 약성(藥性)과 약효(藥效)를 알아본다.

　우리 땅에서 자란 약용 식물로 "청"을 만들 때는 신선한 재료(열매, 뿌리), 설탕(백설탕, 흑설탕, 황설탕), 꿀, 조청, 올리고당, 사탕수수당, 세척(베이킹 소다, 소금), 용기(유리병), 커터믹서기, 재료를 끓이는 솥 등이 필요하다.

　청을 만드는 방법은 두 가지가 있다. 일반적인 방법은 재료와 설탕에 기호에 맞게 꿀 등을 가미한 방법이고, 전통적인 방법은 재료를 잘게 부수거나 카터믹서기로 갈아 솥에 넣고 설탕과 꿀 등을 넣고 버무린 후 1시간 이상 은은하게 약한 불로 걸죽하게 될 때까지 저으며 끓여 만든다. 청은 약용 식물이 가지고 있는 고유한 배당체와 약성과 약효를 그대로 고스란히 간직하기 때문에 15일 이후부터 다양하게 음용을 할 수 있기 때문에 건강에 좋다.

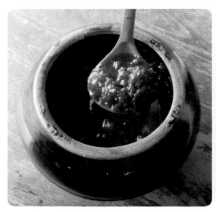
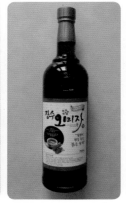
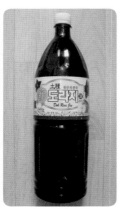

유자

유자는 "겨울을 알리는 전령사"다. 유자는 생으로 먹으면 신맛이 너무 강해 보통의 경우 가공해서 먹어야 한다. 주로 설탕에 절여 유자청을 만들어 차(茶), 잼, 젤리, 양갱, 즙으로 식초나 주스, 기름, 음식 요리로 먹거나 향신료로 쓴다.

유자 열매를 꿀이나 설탕에 재어두면 맑은 유자즙이 우러나는 유자청(柚子淸)이 된다. 유자장(柚子漿)은 유자청을 물에 타서 마시는 음료다. 조선 왕실 궁중의 천신(薦新) 품목 "화채(花菜)" 중에서 유일하게 "유자화채(柚子花菜)"가 있다. 지금도 제주도와 남해안에서는 유자를 깨끗이 씻고 4등분하여 씨를 빼고 껍질만을 가늘게 채를 썰어 꿀물에 배와 석류와 잣을 띄운 후에 우려낸 후 먹는다.

유자의 약성은 서늘하며 시고 쓰다. 유자는 식용, 약용, 관상용, 향신료로 가치가 높다. 유자에는 각종 유기산과 칼슘, 칼륨, 단백질, 당질이 풍부해 감기, 기침, 소화불량, 천식, 두통, 신경통, 피부미용에 효험이 있다. 유자 열매에는 비타민C가 감귤의 3배, 레몬의 2배가 많아 면역력 증강과 감기 예방에 좋고, 칼슘은 사과나 바나나의 10배가 함유돼 있어 어린이의 골격 형성과 성인의 골다공증에 좋다. 유자 껍질의 헤스페리딘 성분은 모세혈관을 도와 혈액순환에 좋고, 식이섬유가 풍부해 장운동과 배변 활동을 원활하게 하고 변비를 개선해 준다. 구연산은 소화액 분비를 촉진해 소화를 돕고, 쓴맛을 내는 리모넨 성분은 기침과 목의 염증 완화에 도움을 준다.

한방에서 덜 익은 열매껍질을 말린 것을 "등자(橙子)"라 부른다. 주로 순환기계 질환과 체증에 효험이 있다. 열매껍질(급체, 숙취, 구토), 과핵(산기, 요통), 감기, 고혈압, 신경통에 쓴다. 민간에서 류머티즘과 가려움증에는 탕에 유자를 넣어 목욕을 했다. 단, 차가운 성질이 있어 몸이 냉한 사람이 먹으면 설사를 한다.

🍃 유자 청 만들기

일반적인 방법

❶ 유자 열매를 물로 씻고 껍질만을 벗겨 씨를 버리고 채반 또는 채로 썬다.

❷ 유자 채와 설탕을 버므러 유리병에 차곡차곡 넣는다.

❸ 유리병에 설탕을 녹인 물을 재료의 50%, 설탕 100%를 붓고 뚜껑을 닫는다.

❹ 햇볕이 없는 곳에서 15일 숙성시킨다.

❺ 15일 이후 용기 속의 껍질을 건져내고 남은 "유자청"만을 냉장 보관해 음용하거나, 그대로 계속 100일 정도까지 발효액으로 숙성시켜도 된다.

전통적인 방법

유자 채1 또는 재료에 설탕을 녹인 시럽을 70%에 꿀을 30%를 가미하여 솥에 넣고 약한 불로 은은하게 1시간 이상 끓여 주걱으로 걸쭉할 때까지 저으며 유자청을 만든다.

🌿 모과

모과 열매가 참외를 닮았으나 나무에 달렸기 때문에 "나무 참외", 꽃이 아름다워 "화리목(花利木)"이라 부른다.

모과는 식용, 약용, 관상용으로 가치가 높다. 약성은 따뜻하며 시다. 모과는 생식으로 먹지 않고 껍질을 벗긴 씨를 빼고 얇게 썰어서 햇볕에 말린 후 가루로 만들어서 물에 타서 먹거나 그냥 물에 달여 차(茶)로 마신다. 열매를 썰어 꿀에 재어 모과 청을 만들어 차, 정과로 먹거나 음식요리에 쓴다.

한방에서 열매를 말린 것을 "모과(木瓜)"라 부른다. 소화기계와 호흡기계에 효험, 주로 천식, 해수, 기침, 기관지염, 폐렴에 쓴다. 민간에서 기관지염과 천식에는 말린 약재를 물에 달여 복용했다. 단, 항이뇨 작용이 강해 소변을 농축시키기 때문에 신장질환자는 복용을 금한다.

🌿 모과 청 만들기

일반적인 방법

❶ 모과 열매껍질을 물, 베이킹 소다 또는 소금물로 세척한다.

❷ 모과 열매를 반으로 자른 다음 숟가락으로 씨를 제거한다.

❸ 모과를 슬라이스 또는 채로 잘게 썬다.

❹ 슬라이스 또는 채를 용기에 차곡차곡 넣고 재료의 설탕을 녹인 시럽 50%, 또는 100% 설탕을 채운다. 기호에 따라 꿀이나 올리고당을 적당량 넣어도 된다.

❺ 햇볕이 없는 곳 상온에서 15~21일 정도 숙성시킨다.

❻ 3~4일 정도 뚜껑을 열고 저어주면 기포가 빠진다.

❼ 15일 이후 용기 속의 껍질을 건져내고 남은 "모과청" 만을 냉장 보관해 음용하거

나, 그대로 계속 100일 정도까지 발효액으로 숙성시켜도 된다.

전통적인 방법

모과 채1에 설탕을 녹인 시럽을 70%에 꿀을 30%를 가미하여 솥에 넣고 약한 불로 은은하게 1시간 이상 끓여 주걱으로 걸쭉할 때까지 저으며 모과청을 만든다.

🍃 도라지

산도라지 중에서 백도라지를 최상품으로 친다. 〈전통 민간의학〉에서 "도라지가 100년을 묵으면 그 약효가 산삼보다 낫다"고 할 정도로 일반적으로 3년산이나 21년 된 장생도이지를 쓴다. 우리 민족은 제사에 도라지를 썼다.

도라지는 식용, 약용으로 가치가 높다. 약성은 평온하며 맵고 쓰다. 도라지에는 사포닌, 당질, 식이섬유, 칼슘, 철, 비타민, 회분, 인이 풍부해 기침, 천식, 해수, 기관지염에 좋다. 주로 뿌리를 생으로 먹거나, 진액, 청, 강정, 분말, 환, 캔디, 도라지 약술로 먹는다.

도라지 뿌리에는 이눌린(Inulin)라는 독성 성분이 있어 끓은 물에 살짝 데쳐서 삶아 독(毒)을 제거하든가 하룻밤 찬물에 담가 독성을 제거한 후에 쓴다.

한방에서 뿌리를 말린 것을 "길경(桔梗)"이라 부른다. 이비인후과와 호흡기계에 효험, 주로 기침, 해수, 기관지염, 인후염, 편도선염에 쓴다. 민간에서 감기에는 뿌리를 짓찧어 꿀에 재어 놓고 하루에 3번 1회에 한 스푼씩 장기 복용한다.

🌿 도라지 청 만들기

일반적인 방법

❶ 도라지 뿌리를 물로 씻고 겉껍질을 벗긴 후 손가락 반 정도의 크기로 자른다.

❷ 손가락 크기로 자른 뿌리를 커터믹서기로 잘게 부순 후에 설탕 70%와 꿀 30%를 넣고 골고루 버므러 유리병에 채운다.

❸ 햇볕이 닿지 않은 상온에서 15일 정도 숙성 시킨다.

❹ 도라지 청을 냉장 보관해 음용한다. 그대로 계속 100일 정도까지 발효액으로 숙성 시켜도 된다.

전통적인 방법

도라지 뿌리를 물로 씻고 겉껍질을 벗긴 후에 손가락 크기로 잘라 커터믹서기로 갈아 설탕 70%에 꿀을 30%를 가미하여 은은한 약한 불로 1시간 이상 끓일 때 주걱으로 걸쭉할 때까지 저으며 도라지 청을 만든다.

TIP

청은 짧게는 7일부터 수 년까지 음용할 수 있다. 1년~4년까지는 식물의 약성과 당류를 먹는 것이고, 4년부터 7년까지는 식물의 약성과 단당류(포도당)를 먹는 것이고, 7년 이상된 것은 식물의 약성과 다당류인 단백질이다.

혈액을 맑게 하는 녹황색 채소와 산나물

"지구를 살리는 채식주의자"
"채식은 생명과 건강 한경을 살리는 보물"
"생(生)으로만 먹는 다는 것은 편견?, 사람은 채식동물이다"

국제채식인연맹(IVU)에 따르면 전 세계 채식인구는 1억 8000만명으로 추산된다. 건강, 환경, 종교, 다이어트 등 다양하다. 우리나라도 육식을 거의 못했던 보릿고개를 넘어 건강과 관련하여 채식하는 사람들이 늘고 있다.

1000여 가지 식물영양소는 암을 일으키는 돌연변이 세포를 정상으로 복구해 준다. 채식은 건강에도 좋을 뿐만 아니라 지구의 건강도 지켜주는 그야말로 일석이조(一石二鳥)이다. 그동안 육식이 건강에 악영향을 미쳐 채식하는 사람들이 늘면서 경제에 미치는 영향이 크다.

🌿 사람은 채식동물이다

사람은 채식 동물이다. 동물은 찢어먹기 좋게 송곳니가 발달되어 있지만, 인간의 치아는 빻고 갈아먹기 좋게 어금니가 발달되어 있다. 송곳니는 4개에 불

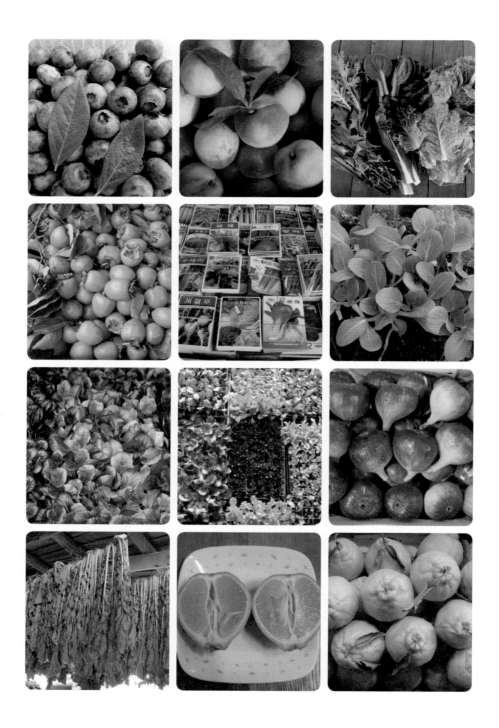

과하고, 앞니는 과일을 베어 먹을 수 있는 8개에 불과하고, 나머지는 어금니로 음식을 먹게끔 되어 있다.

필자는 어렸을 때 우연히 도살장*에서 소의 도축과 동네에서 돼지를 죽이는 모습을 보고 육식을 못하고 채식만을 하며 일평생을 누구보다도 건강하게 지내고 있다.

예부터 가축들은 자유롭게 햇볕을 쏘이고, 먹이를 쪼고, 흙을 헤집는 행동을 통하여 건강을 유지했지만, 오늘날 가축 동물들은 실내에 비좁게 꽉 메워져 있고, 약품과 항생제 주사로 생명을 유지시킨다.

미국에서 사용되는 모든 항생제들 중 95%를 농장에서 동물들에게 투여하는 것은 감염병 치료가 아닌 성장 촉진을 위한 것이다. 그래서 미국에서 생산되는 모든 곡식의 70%가 가축들의 먹이로 사용된다.

육류는 채소보다 약 14배나 더 살충제가 함유되어 있다. 유제품들은 채소류보다 약 5배 이상 함유돼 있다.

더욱 충격적인 것은 병들어 고통을 받고 있는 동물들이 도살장에서 도살되어 우리 식탁으로 올라온다는 사실이다.

히포크라테스는 "음식으로 낫지 못하는 병은 약으로도 나을 수 없다. 섭취하는 음식이 약이 되게 하라"고 했다.

채소를 익힐 경우 각종 영양소가 파괴된다 하여 생(生)으로 먹어야 좋다고 생각하는 사람이 많지만 그러나 채소가 날것으로 먹어야 좋은 것만은 아니다. 살짝 데치거나, 끓이거나, 볶음이나 구워야 영양소 섭취에 유리한 채소나 나물이 많다.

채소나 나물을 가열했을 때 비타민C를 비롯한 몇몇 영양소가 손실되는 것은 사실이지만, 식물 속의 배당체가 다른 영양소와 결합해 전혀 다른 모습으로 인

---

* 도살장에서의 가축의 공포심은 이렇다. 공포에 질린 앞서간 소들의 죽음을 보면서 광적인 울음소리, 쏟아지는 피의 용솟음, 살과 뼈를 자르는 전기 톱날의 째질 듯 한 소리, 산더미처럼 쌓여 잘려 나간 머리, 발, 젖이 아직 들어 있는 유방 외 처참한 광경을 보고도 맛있다고 먹을 수 있단 말인가?

체에 영향을 미친다.

후라보노이드는 약 3,000여개 종류가 있고 식물이나 과일에 많이 함유돼 있는 색소다. 적색, 크림색, 황색, 오렌지색, 짙은 황색 등이 있으나 그 중에서도 항산화력(활성산소방지)이 강한 것은 은행의 녹색 잎이다.

비타민C나 폴리페놀 같은 영양소는 열에 매우 약하다. 반면에 생(生)으로 먹을 때 보다는 가열을 했을 때 좋은 채소나 나물은 주로 영양소가 많은 지용성 식물이다. 예를 들면 식물에 함유되어 있는 "라이코펜", "베타카로틴" 등 지용성 영양소는 가열해도 파괴가 잘 안 된다. 당근을 생으로 먹으면 당근 속 영양소인 베타카로틴이 약 10% 흡수되지만, 익히면 흡수량은 60% 이상으로 높다. 마늘은 생마늘에 비해 데쳐 먹으면 S-알리스테인이 4배가량 생성된다. 콩은 단백질 함량이 6~7% 늘어나고, 토마토는 가열하면 항산화 영양소가 35% 증가하고, 미나리나 시금치도 살짝 데쳐 먹으면 좋다.

반면에 무는 푹 끓이면 맛은 있을지 몰라도 영양소가 거의 없어진다. 여주를 데치면 비타민B와 C가 절반 이상 파괴된다. 상추와 케일에는 많이 있는 엽산은 가열하면 쉽게 파괴되므로 쌈이나 샐러드로 먹는 게 좋고, 부추에는 혈관에 도움이 되는 황화알릴이 70도 이상으로 가열하면 파괴된다.

녹색의 채소에는 비타민C와 카로티노이드, 플라보노이드 등 노화방지에 도움이 되는 물질과 식이섬유, 엽산, 철, 칼슘 등이 풍부하다. 특히 짙은 색깔의 채소와 과일에는 비타민, 미네랄, 섬유질을 함유하고 있어 하루에 400g 이상 먹으면 암 발생률을 최소 20% 정도 낮출 수 있다.

우리가 몰랐던 채소의 두 얼굴

구분	채소	비고
생으로 먹어야 하는 채소	무, 상추, 부추, 양배추, 브로콜리, 케일, 여주	
가열하면 좋은 채소	당근, 호박, 마늘, 콩, 토마토, 가지, 시금치, 미나리	

채식 유형

구분	금하는 식품	비고
비건(vegan) 완전채식	고기, 해산물, 달걀 유제품(우유, 버터, 치즈, 요구르트)	곡류, 콩, 견과류, 과일, 해조류
생선채식 (Lacto)	포유류(소, 돼지), 조류(닭)	어류(생선), 달걀, 우유, 꿀, 다양한 식물
반(半)채식 페스코(pesco)	포유류(소, 돼지)	어류(생선), 조류(닭), 달걀, 우유, 꿀, 다양한 식물
플렉시테리언 (flexitanian)	상황에 따라 육식을 함	포유류(소, 돼지), 조류(닭), 어류(생선), 달걀, 우유, 꿀, 다양한 식물

＊채식이라고 해서 풀잎만 먹는 것은 아니다. 채식주의는 인간이 동물성 음식을 먹는 것을 피하고, 식물성 음식만을 먹는 것을 뜻한다.

1. 인간에게 유익한 식품은 채소류, 콩류, 버섯, 정제되지 않은 곡류, 해조류, 과일 등이다.
2. 강황의 커큐민, 녹차의 카테킨, 토마토의 라이코펜, 포도의 레스베라르롤, 브로콜리의 설포라판 등이 챙겨 먹는다.

식물성 단백질 콩의 모든 것

"콩은 인간에게 신(神)이 준 최고의 선물이다"
"콩에는 노화를 방지하는 사포닌과
암을 예방하는 이소플라본이 함유돼 있다"
"미국 국립암연구소가 선정한 5대 식품 중 하나인 콩"

콩의 원산지는 우리나라와 만주이다. 반세기 전까지만 해도 제2의 수출국이었지만 지금은 미국에서 유전자로 변이된 콩을 수입하고 있다. 수입 콩에 비해 가격이 4~5배나 높기 때문에 우리 콩은 쉽게 외면당하고 있는 중이다. 우리나라와는 달리 미국 콩은 대부분 기름을 짜기 위한 용도나 사료용으로 사용된다. 수입 콩은 소독제가 살포되므로 메주를 쑤었을 때 잘 뜨지 않는다.

예부터 된장은 가장 맛있는 약이다. "그 집의 음식 맛은 장맛에 달려 있다"고 했다. 콩은 40%가 단백질로 이루어져 "밭에서 나는 쇠고기"라 부른다. 콩에는 단백질, 섬유질, 레시틴, 칼륨, 마그네슘, 망간, 실리카 등 다양한 영양소가 함유되어 있다. 콩은 우리 민족과 더불어 삶과 깊숙한 관계를 맺어 왔다.

콩 1kg을 경작하는데 에는 2000리터의 물이 필요하다. 고기에도 단백질이 많이 있지만 건강에 좋지 않는 지방, 콜레스테롤 등 물질이 포함되어 있다. 콩 속의 단백질은 몸속의 지방을 분해하고 콜레스테롤 수치를 낮춰 혈관을 깨끗이 해준다.

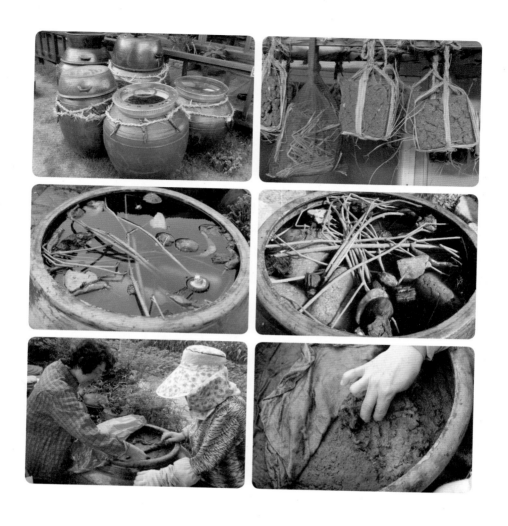

🌿 콩으로 만든 식품

콩의 고(高)단백, 고(高)섬유, 고(高)지질 성분은 식생활 전체의 조화와 균형을 유
지시켜 주기 때문에 최고의 자연식이다. 성인병 우려가 없는 기름진 식사는 콩
으로 해결해야 한다. 사찰의 스님이나 산에서 수도하는 선승은 쌀과 콩, 채소
등을 소량 섭취하는 식습관을 고수한다.

콩에 대한 관심이 증대되고 있는 가운데 우리 조상은 밥밑콩으로 콩밥, 된장, 간장, 고추장 등의 장류를 비롯하여 우리의 밥상에 기본적으로 오르는 반찬 중에는 콩을 재료로 하는 것들이 많았다. 예를 들면, 콩으로 갈아 만든 콩비지나 순두부·연 두부·모판두부, 콩을 발효시켜 만든 청국장, 콩에 싹을 틔워 길쭉하게 만든 콩나물, 콩을 짜서 만든 콩기름, 된장국, 두부, 콩자반, 두유, 콩국수, 삶은 풋콩, 콩떡, 콩엿, 콩깻묵 등 많다. 반면에 서구인들은 콩요구르트, 콩치즈, 콩소시지, 콩이유식, 콩마가린, 콩비스켓 등을 만들어 건강식으로 먹는다.

콩에는 "이소플라본", "레시틴", "제니스테인" 등 다양한 물질이 있어 암 발병률을 낮추고, 암세포도 억제시킨다. 성인병 예방, 간경변증 예방, 콜레스테롤 수치 낮추고, 지방을 용해시키고, 면역력을 향상시킨다. 항암, 당뇨병, 비만, 고혈압, 동맥 경화, 심장병, 빈혈, 변비 등에 좋다.

이소플라본(isofravone)*은 식물체에 들어 있는 색소의 한 가지로 페놀계 화합물의 배당체다. 최근에 항암, 항지혈 및 항산화 작용 등의 생리 작용이 밝혀졌다. 또한 골다공증을 둔화시키고 유방암과 노인성 치매를 예방해 준다.

콩은 근육을 이루는 주성분인 단백질(40%) 외 지방, 탄수화물(당질. 식이섬유) 35%, 지질 20%, 회분 5%, 무기질(칼슘, 철), 수분으로 구성되어 우리 몸에 필요한 영양소를 고루 가지고 있다. 콩은 식물 영양소인 파이토뉴트리언트와 항산화제가 함유돼 있어 심혈관계 질환과 각종 암에 좋다. 청국장, 낫또, 두부, 두유, 발효시킨 템페(tempeh)가 좋다. 된장은 지방·복부비만, 청국장은 변비·근육, 고추장은 중성지방에 좋다.

청국장은 혈전증 치료제, 콩 속에 들어 있는 트립신 저해제가 인슐린의 분비를 촉진하고 섬유소가 혈당치의 급격한 상승을 억제하기 때문에 당뇨병에 좋다. 콩나물에 들어 있는 아스파라긴이 독성이 강한 알코올 대사 산화물을 제거

---

* 콩에는 3가지 이소플라본(isofravone), 즉 제니스틴(genistein 0.15%), 다이제인(daidzein 0.007%), 글라이시틴(glycitein)이 당과 결합한 상태로 들어 있다.

해 주기 때문에 숙취에 좋다. 콩을 꾸준히 먹으면 콜레스테롤의 상승을 미연에 방지할 수 있다.

🌱 두부 만들기

두유에 칼슘염과 같은 천연응고제를 첨가하면 대부분의 단백질이 응고되고 침전되면 일정한 틀에 넣고 압착하면 두부가 된다.

❶ 다섯 컵의 콩을 씻어 물에 불린다.
❷ 맷돌이나 믹서에 넣고 물 20컵을 부어 잘 간다.
❸ 솥에 넣고 콩물이 두어 번 솟구칠 정도로 펄펄 끓인다.
❹ 올이 가는 자루로 걸러낸다.
❺ 걸러진 액체가 콩국이고, 자루에 남은 고형분이 비지이고, 콩국의 온도가 80도쯤 되면, 응고제 10g를 따뜻한 물에 녹여 나무주걱으로 저으면서 조금씩 뿌려 준다. 5분 정도 지나면 콩 단백질이 서로 엉겨서 흰 덩어리가 생기고 누런색의 맑은 물이 분리되면 이때 생기는 덩어리가 순두부다.

주의 예전에는 응고제로 간수를 썼으나, 중금속과 같은 불순물이 들어 있는 황산 칼슘을 쓴다. MBN 먹거리 X-파일 이영돈 PD는 시중에 식당에서 파는 순두부를 황산으로 응고 시키고 맛색소를 넣고 있는 것을 우연히 유튜브를 시청한 후에 깜짝 놀랬다.

🍃 장 담그기

장(醬)은 원래 간장을 말한다. 장류는 넓게는 간장은 물론 된장, 청국장, 고추장이고, 메주를 소금물과 섞어 따뜻한 곳에서 1주일 정도 발효를 시킨 막장, 된장에 메주가루와 소금물을 섞은 토장, 된장에 무나 고추, 배춧잎을 넣은 즙장, 볶은 콩으로 메주를 띄워 고춧가루, 마늘, 소금을 넣어 따뜻한 곳에서 7~10일 발효시킨 담북장 등을 말한다. 예부터 "정월에 담근 장이 가장 맛있다"하여 음력 정월(1월)에 장담 그는 것을 "정월장"이라 부른다.

구분	방법	비고
콩 삶기	콩을 물에 충분히 불린 다음 센 불에 40분 정도 콩물이 넘칠 때까지 삶는다	
메주 말리기	섭씨 5~10도, 습도 30~40%의 조건에서 30~40일	
메주 발효	상온 섭씨 25도, 습도 60%의 조건에서 3일마다 메주 위치를 바꾸고 15~20일 곰팡이가 필 때까지	
장담그기	장독을 소독한 후에 장독에 소금물을 붓고, 염도 15%를 맞추기 위해 달걀을 띄워 위에서 봤을 때 500원 짜리 동전 크기로 떠올랐을 때 좋다	
된장 푸기	50~60일 후 독에서 퍼내면 간장만 남는다	
된장 숙성	최소 6개월에서 수십 년까지	

* ① 장담그는 황금 비율은 메주1:소금1:물3~4 쉽게 메주 한 말에 물은 30리터 쯤이다.
  ② 메주 7kg+천일염 4kg+물 21리터+바람과 햇빛에서 60일 동안 숙성시킨다.

TIP
단백질은 인체의 주요 구성 물질로 인체 조직의 유지, 근육과 장기 형성 등에 관여한다. 단백질이 풍부한 계란 흰자, 두부, 콩, 생선, 붉은 고기 등을 먹을 때 소장에서 소화 효소가 단백질을 가장 단순한 형태인 아미노산으로 분해한다.

생명의 원소 미네랄

"건강하고 싶거든 몸속 미네랄 균형을 유지하라!"
"밥상의 위기, 미네랄이 부족하다"
"이유 없이 아픈 병, 미네랄 부족일 수 있다"

현대인의 "미네랄 불균형" 수준이 심각한 상태다. 원인으로 과도한 약물 섭취량 증가, 가공된 인스턴츠식품 위주의 식단, 토양 환경의 변화 등이 있다.

건강을 위해서는 챙겨 먹어야 할 영양소가 많다. 미네랄*은 건강을 유지하기 위해 우리 몸에 꼭 필요한 필수 영양소 중 하나다. 골격을 구성하고 채액의 균형을 유지하는 것과 각종 생리 기능을 조절하는 것, 신경전달 물질과 호르몬 구성 등이 모두 미네랄의 역할이다. 부족하면 인체 곳곳에 이상이 생기고 질병으로 이어질 수 있다.

미네랄 부족은 자동차에 점화플러그에서 불꽃이 없는 것과 같다. 미네랄 부족은 잘 먹어도 늘 피곤하고 무기력해 진다. 인체에서 작은 비중을 차지하지만 1개만 부족해도 몸 전체에 영향을 준다. 미네랄이 균형을 이루면 건강하고, 반대로 불균형을 이루면 각종 질병에 노출되고 노화가 빠르게 진행된다.

---

* 미네랄(무기질)은 인체를 구성하는 원소로, 섭취했을 때 분해되는 유기질과 달리 분해되지 않는 것을 말한다. 체내 합성이 안 돼 식품으로 섭취해야 한다.

🌿 미네랄은 생명의 불꽃

인체 5대 영양소는 단백질, 지방, 탄수화물, 비타민, 미네랄이다. 미네랄은 일종의 광물질로 인체 내에 3.5~4% 밖에 차지하지 않지만 생리 활동을 조절하는 영양소이다. 세포 구성 성분이며, 각종 효소와 비타민 활성과 호르몬 조절에 이르기까지 생명에 관여한다. 면역력을 유지시켜 자기방어능력을 유지시켜 준다.

인류는 기원 전부터 잘 먹어야 건강을 유지한다는 것을 알았다. 1912년 비타민 발견, 1922년 비타민D 부족이 구루병을 일으키는 것을 발견했다. 우리는 날마다 미네랄제 효능을 알리는 광고 홍수 속에서 살고 있다. 한 때 서울대 이왕재 교수가 쓴 비타민C가 만병통치약처럼 유행처럼 퍼지기도 했다. 비타민은 생명을 유지하는데 없어서는 안 될 영양소다. 부족하면 세포 및 조직 기능이 정상적으로 작동하지 못하기 때문에 몸 안에서 인체에 필요한 양을 충족시키지 못하기 때문에 음식물이나 밖에서 공급해야 한다.

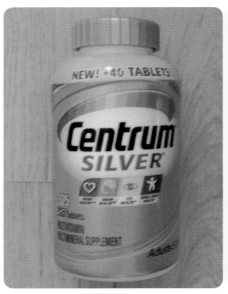
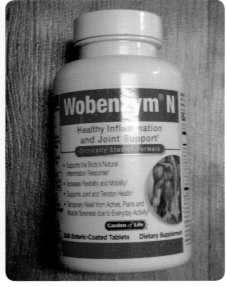

미네랄과 비타민은 건강 유지와 질병 예방은 물론 성장과 대사에 매우 중요한 역할을 한다. 필요량은 성별, 연령, 시기에 따라 다르다. 우리 몸에서 대부분 만들어지지 않기 때문에 식품이나 보충제 형태로 섭취해야 한다. 하루 권장량은 각 요소에 따라 최소 필요량이다. 비타민 A, D, E, K를 지나치게 섭취하면 몸에 해롭다. 중년 이후 여성들은 골다공증을 예방하도록 칼슘을 적절히 섭취해야 한다.

미네랄은 몸 안에서 작은 비중을 차지하고 있지만 홀대하기 쉽다. 섭취가 부족한 미네랄에는 칼슘은 신체를 구성하는 미네랄 중 가장 많은 양을 차지하만 부족해 지기 쉽고, 칼륨은 몸속 나트륨을 배출시키는 역할을 하고, 셀레륨은 각종 질병을 유발하는 활성산소를 없애준다. 또한 과잉 섭취하는 미네랄은 인, 요오드, 나트륨이다.

미네랄 하루 권장량과 효능

구분	하루 권장량	공급원	효능	비고
셀레늄	55~70㎍	잡곡, 육류, 생선, 유제품	심장과 간 기능 유지	중금속 예방
아연	12~15mg	조개, 말린 콩, 견과류, 달걀	상처 치유, 정자 형성, 성장	정자 생산
칼슘	최소 800mg	콩, 건조콩, 달걀, 유제품, 생선뼈	근육, 골격, 치아, 근육수축, 혈액 응고	뼈 99%, 혈액 1%
요오드	100~150㎍	미역, 다시마, 푸른 채소, 달걀 노른자, 견과류	에너지 대사 관여하는 갑상선호르몬의 합성	효소 활성화
철분	10~15mg	달걀, 육류, 유제품, 푸른 채소	적혈구, 단백질 합성, 근육 유지	산소운반
마그네슘	280~370mg	해산물, 말린 과일, 푸른 채소, 견과류	DNA합성, 뼈, 치아, 신경 근육	근육수축
크롬	50~200㎍	효모, 알곡, 견과류, 치즈, 달걀노른자	혈당 유지에 관여, 동맥경화 유지	음식소화

＊성인의 요구량 기준, 1mg는 1000㎍이다.

주요 비타민 공급원과 효능

구분	하루 권장량	공급원	효능	비고
비타민 A	1mg	당근, 멜론, 소 간, 달걀	눈, 머리카락, 피부, 골격	과다 금지
비타민B¹	1mg	콩, 곡류, 알 곡류, 육류	열량 공급, 신경계	
비타민B²	1.5mg	푸른 채소, 유제품, 육류, 달걀	영양소로부터 단백질 분리, 피부	
비타민B³	15~20mg	콩, 땅콩, 알 곡류, 생선	식물 에너지 활용, 피부	
비타민B-6	1.5mg	바나나, 알곡, 생선, 육류	혈액 형성, 신경계 세포 조절	
비타민B-12	1mcg	효모, 우유, 생선, 육류, 달걀	골수 내 혈액 세포, 신경계	
비타민C	40~60mg	채소, 과일	면역, 조직, 철분 활용	
비타민D	5mcg	햇빛, 유제품, 지방성 생선	치아, 골격	과다 금지
비타민E	10mg	채소, 달걀, 생선	퇴행성 질환으로부터 보호	과다 금지
비타민K	79mcg	채소, 돼지 간, 장내 세균	혈액 응고, 골격 형성	과다 금지
엽산	200mcg	채소, 내장, 알곡, 땅콩	세포 및 혈액	

＊성인의 요구량 기준, 1mg은 1000μg이다.

질병과 미네랄과 관계

구분	결핍 원소	비고
간암	망간, 철, 아연, 셀렌, 바륨	
위암	아연, 비소, 몰리브덴, 비스무트	
폐암	아연, 철, 망간	
대장암	칼슘, 아연, 셀렌	
유선암	아연, 구리, 마그네슘,, 셀레늄 요오드	
고혈압	마그네슘, 아연, 칼슘, 셀렌, 칼륨, 몰르브덴, 코발트	
당뇨병	크롬, 아연, 망간, 칼륨, 마그네슘, 셀렌	
갱년기	아연, 구리, 셀렌, 망간, 마그네슘, 붕소, 리튬	

류마티스	아연, 마그네슘, 칼슘, 불소, 인, 철
간염, 간경화	아연, 마그네슘, 망간, 코발트, 셀렌, 몰리브덴
망막색소변형증	구리, 아연, 칼슘, 망간, 마그네슘
동맥경화	마그네슘, 셀렌, 아연, 코발트, 칼륨, 칼슘
협심증	마그네슘, 아연, 칼륨
심부전	마그네슘, 칼륨, 코발트, 아연
뇌혈관	마그네슘, 아연, 철, 구리, 망간, 칼슘, 셀렌
원형탈모	아연
백혈병	아연, 크롬, 철, 망간, 리튬, 셀렌
비염	마그네슘, 망간, 크롬, 코발트, 니켈, 셀렌, 아연
구강궤양	아연, 철

1. 비타민은 만병통치약이 아니다. 비타민C는 사람에게 꼭 필요한 영양소지만 일일 권장 섭취량 이상을 먹으면 혈액 내에서 포화되어 몸 밖으로 모두 나간다. 또한 종합 비타민제는 균형 잡힌 자연식을 대체할 수 없다.
2. 미국 국립암연구소(NCI) 과학자가 19년간 1만 명을 대상으로 식이 내력을 분석하여 작성한 1997년 미국역학저널(AJE)의 논문에 의하면, 비타민C를 가장 많이 섭취한 사람들은 적게 섭취한 사람들보다 폐암 위험률이 34%나 현저히 낮은 것으로 나타났다.
3. 가공식품, 인스턴츠식품을 먹지 않는다. 스트레스는 미네랄 손실이 크다.
4. 셀레늄은 인체의 필수 미네랄로, 식물에서 추출하고 면역계와 갑상선의 기능에 도움을 준다. 세포를 보호하고, 심장 및 동맥 조직의 온 전성, 혈압의 조절, 혈액 응고를 조절을 하는 효소군의 중요한 일부다.

몸을 해독하는 차의 모든 것

"차(茶) 상식을 알면 건강이 보인다"
"한 잔의 맑은 차는 내 마음을 다스려 준다"
"차는 몸속 노폐물과 중금속을 해독하는 명약!"

차의 성품에 따르는 것이 다도 생활이다. 차 다(茶)와 길 도(道) 자가 합쳐져 차도(茶道)라 부른다. 차의 독특한 맛의 주성분 중 주로 쓴맛과 떫은맛은 카테킨류(폴리페놀)이고, 감칠맛과 단맛은 주로 아미노산류이다.

차를 마시면 몸과 마음이 평안하다. 미세먼지와 화학물질에 의해 몸속에 발암물질이 쌓여 각종 암 외 질환을 유발한다. 오염이 안 된 깨끗한 공기와 맑은 물을 마시고, 차를 마신다면 금상첨화(錦上添花)다. 모든 차는 상쾌한 향을 기본적으로 가지고 있다. 차는 색(色)으로 마시고, 향(香)으로 냄새는 맡고, 미(味)는 혀로 맛을 보고 그리고 근육의 긴장이 풀리고 뇌세포에 휴식과 활력이 주는 효능으로 마신다.

동양에서 차는 일상생활에서 있어서 중요한 의미를 갖는다. 서양 사람들은 인생은 차와 같다 하여 서둘러 마시면, 그만큼 더 빨리 찻종의 바닥이 보이게 된다고 하여 대화하며 천천히 마신다. "다반사(茶飯事)"란, 차를 마시거나 밥을 먹는 일이다. 중국 사람은 다반사(茶飯事)라는 말이 있듯이 차(茶)를 소지하고 다닐

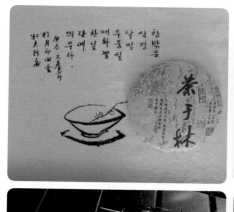
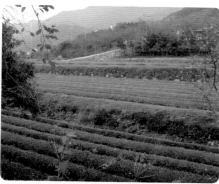
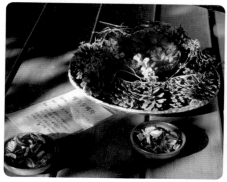
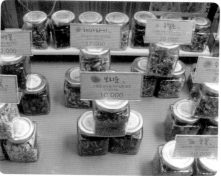

정도로 삶 속에서 함께 하고 있지만, 오늘날 대다수 많은 사람은 차의 오공(五功)
이나 칠덕(七德)이 무엇인지 모르고 산다.

　기원전 중국의 전설적인 신농씨(農氏)는 72종류의 독(毒)을 해독할 수 있다는 고
사(古史)가 전해온다. 1,066년경부터 중국 황제에게 공물로 바쳤다고 기록되어
있다. 이후 당나라, 송나라, 명나라, 청나라 때는 녹차, 홍차, 황차, 우롱차, 백
차(부분 발효차), 흑차(후발효차) 6대 차가 형성되었다. 오늘날 한국은 녹차, 중국은 보
이차가 주류를 이룬다.

　우리나라에서는 사찰과 재래종의 녹차가 생산되는 보성, 구례, 하동 지역을
중심으로 전통·제법을 고수하고 있다. 찻잎을 따서 바로 덖기도(덖음차) 하고,
비비(증제차)는 횟수, 건조 방법으로 각각의 특징적인 떡차·돈차(차천지) 등 차가

만들어진다.

세계적으로 차를 생산하는 나라마다 품종이 많고 다양한 차가 생산되고 있다. 건강과 관련하여 꽃차 · 허브차가 유행하고 있고, 녹차 · 둥굴레 · 꾸지뽕잎 · 감잎 등이 티백(Tea forte') 등으로 마신다.

차에 함유되어 있는 카테킨류는 체내 지질의 산화 및 식용기름의 산화를 방지해 준다. 카페인(caffeine)은 신장의 혈관을 확장시켜 배설작용을 돕고, 피로를 회복하고 이뇨를 촉진한다. 비타민은 항산화 기능을 활성화시킨다. 탄닌류(tennic acid)는 떫으면서도 쓴맛을 내 부드럽고 온화한 맛으로 노화방지효과, 중금속 해독 작용, 중금속 해독, 식중독, 염증에 효과적이다. 아미노산은 독특한 감칠맛을 내며 카페인의 작용을 억제하는 효과가 있다. 엽록소(葉綠素)는 고급차 일수록 많이 함유되어 있으며 조혈 작용, 피를 맑게 하고, 냄새를 제거 하고, 미생물의 번식을 억제하고, 상처를 쉽게 아물게 하고, 장운동을 촉진하여 변비를 예방한다. 비타민(vitamin)은 피로회복, 괴혈병, 당뇨병, 고혈압, 동맥경화, 니코틴 해독 작용을 한다. 무기물(無機物)은 조혈 작용으로 신진대사를 촉진하고, 혈액을 알칼리성으로 유지하는데 효과적이며 불소로 치아를 튼튼히 하고, 아연으로 췌장 기능을 강화한다. 탄수화물은 찻잎에 함유된 다당류가 혈당치를 낮추어 준다. 그 외 미네랄 성분이 5~6%정도 함유되어 있다. 사포닌은 가루를 마실 때 나는 거품의 주요성분으로 약간의 쓴 맛과 아린 맛을 낸다. 거담, 소염 작용, 항균 작용이 있다.

🍃 차의 약리작용

- 발암물질 해독 작용
- 항암 작용

- ■ 돌연변이 억제 작용
- ■ 항산화 작용
- ■ 활성산소 제거 작용
- ■ 혈중 콜레스테롤 저하
- ■ 혈압 강하 작용 및 혈당 강하 작용
- ■ 구취 및 악취 제거
- ■ 알츠하이머형 치매 억제 작용

🍃 차를 따는 시기

- ■ 우전(雨前) : 4월 20일 전후로 5일 정도 따는 최고급 녹차
- ■ 세작(細作) : 4월 25일~ 5월 5일 사이에 따는 녹차
- ■ 중작(中作) : 5월 5일~ 5월 15일 내지 20일 사이에 따는 차
- ■ 대작(大作) : 5월 15일 이후에 따는 녹차로 하작(下雀)
- ■ 그 외에 개량종인 녹차는 첫물 차는 4월 중순에서 5월 초순, 두물차는 6월중 · 하순경, 세물 차는 8월초 · 중순에 따기 때문에 하차(夏茶), 네물차는 9월 하순에서 10월초에 따기 때문에 추차(秋茶)라 한다.

🍃 차의 맛과 성분

- ■ 쓴 맛 : 카페인류
- ■ 감칠 맛 : 아미노산
- ■ 단 맛 : 탄수화물

- 짠 맛 : 무시성분
- 떫은 맛 : 탄닌, 카테친
- 향기 : 정유(精油)
- 신 맛 : 비타민류

🌿 차의 아홉 가지의 덕

① 이뇌(利腦) : 머리를 맑게 한다.

② 명이(明耳) : 귀를 밝게 해준다.

③ 명안(明眼) : 눈을 밝게 해준다.

④ 구미조장(口味助長) : 입맛을 돋우고 소화를 촉진시켜준다.

⑤ 성주(醒酒) : 술을 쉽게 깨게 해준다.

⑥ 소안(少眠) : 잠을 적게 한다.

⑦ 지갈(止渴) : 갈증을 멈추게 해준다.

⑧ 해노(解勞) : 피로를 풀어준다.

⑨ 방한척서(防寒陟暑) : 추위나 더위를 막아준다.

1. 마음을 다스리고 성찰하는데 차가 그만이다. 마음속의 치렁치렁 붙은 때를 씻어주기 위해 차를 마신다.
2. 하루에 몇 분이라도 조용히 앉아 차를 마시는 습관을 갖고 지금까지 살아온 시간을 냉정하게 되돌아볼 줄 알면 잘 사는 사람이다.

제5장

왜 자연치유인가?

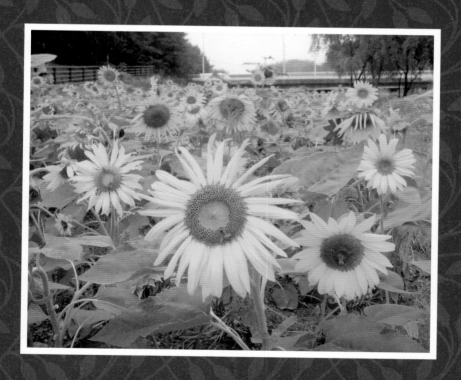

우리가 몰랐던 마늘 이야기

"세포의 변질을 막고 혈관을 해독하는 마늘과 양파!"
"미국 암센터에서 권장하는 1위 항암식품"
"모든 생약의 왕, 마늘은 식이유황이 함유돼 골다공증의 명약!"

마늘을 치료에 사용하는 역사는 5,000여 년이나 된다. 〈본초학〉에서 "마늘은 신맛이 있고 기(氣)가 따뜻하다. 또한 육곡(肉穀)을 소화시키고 해독, 산옹(散癰)한다"고 기록돼 있다. 지난 40년간 1,000편 이상의 마늘 관련 연구 논문이 발표되었고, 미국 암센터에서 권장하는 항암 식품 1위에 올라 있다.

마늘에는 강력한 화합물인 "알리신(allicin)"과 혈전을 용해하는 "트롬복산"이 함유되어 있다. 마늘에 상처를 내면 냄새를 내는 알리신(allicin)의 항균력은 페니실린의 100배에 이른다.

최근 약리 실험에서 살균 작용, 강장 작용이 있는 것으로 밝혀졌고, 식이유황이 풍부해 골다공증에 좋고, 신경통, 근육통, 감기, 기관지염, 혈액 순환을 촉진시켜 피부 미용에도 좋다. 단 위나 간의 기능이 나쁜 사람은 생으로 먹는 것을 피한다.

마늘은 독성이 없어 식용, 약용으로 가치가 높다. 연한 잎과 마늘종은 생으로 고추장에 찍어 먹고, 구워서 먹는다. 마늘 껍질을 벗겨내고 반찬의 양념으로 먹

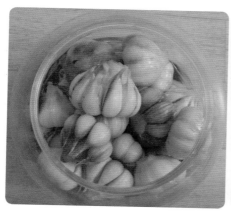
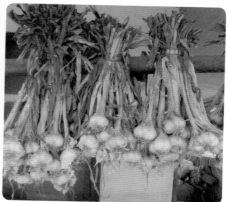

는다. 마늘종을 된장이나 고추장에 박아 30일 후에 먹는다. 자극적인 냄새가 강하고 매운맛이 있어 양념이나 향신료로 사용한다. 효소로 만들 때는 껍질을 벗겨내고 용기에 넣고 설탕을 녹인 시럽을 70%를 부어 100일 이상 발효시킨다.

생마늘에 함유되어 있는 "알리신"은 위벽을 자극한다. 혈액을 응고하는 성분이 있기 때문에 혈전용해제를 복용하고 있는 심장병 환자는 금한다. 혈전을 방지하는 은행, 징코민, 오메가3 지방산을 과다하게 섭취하는 사람도 먹지 않는게 좋다.

마늘은 변조된 생체 기능을 회복하여 주고, 몸을 따뜻하게 하여 말초 혈관을 확장시켜 주고 면역력을 강하게 해준다. 마늘 추출액이 면역력을 강화해 주고 암세포를 억제하는 효력이 있고, 체외에서 배양한 암세포를 70~90%를 억제할 정도로 효능이 좋은 것으로 알려져 있다.

한방에서 비늘줄기(알뿌리)를 말린 것을 "대산(大蒜)"이라 부른다. 주로 면역 기능을 돕고 순환계 질환을 다스린다. 감기, 신경통, 동맥경화, 고혈압, 치질, 변비, 곽란, 암, 면역력 강화, 스태미너 강화, 해독, 냉증, 구충에 다른 약재와 처방한다. 복용 중에 맥문동, 백하수오를 먹지 않는다.

민간에서 기관지염에는 마늘을 으깨어 꿀에 반죽하여 식후에 먹는다. 정력증강에는 마늘+검은 참깨+꿀을 배합하여 가루내어 환으로 만들어 1회에 20개씩 하루에 3번 먹는다. 탈모증 · 티눈에는 껍질을 벗긴 마늘을 으깨어 하루에 3번 이상 환처에 바른다. 신경통에는 목욕물 속에 마늘을 넣고 목욕을 한다.

TIP

1. 유황은 독성이 있어 먹을 수 없는 "무기유황", 먹을 수 있는 "유기유황"이 있다. 식물에서 자연적으로 만들어지는 천연유기화합물을 염증 제거와 해독에 뛰어난 효능을 가지고 있다. 유황은 인체의 6대 원소로 마늘에 함유되어 있기 때문에 하루 한 쪽을 먹으면 좋다.
2. 생마늘을 먹을 때는 하루에 1~3조각이 적당하다. 소화 불량을 유발한다면 효소에 찬물을 타서 마시고, 현재 항응고제를 사용 중이거나 임신 또는 수유 중이라면 마늘은 먹어서는 안 된다. 마늘을 생으로 먹고 냄새를 제거할 때는 우유를 먹는다.
3. 마늘종 장아찌, 초절임, 된장절임, 간장절임, 꿀절임, 마늘술 등으로 먹는다.

"혈액의 유해 물질 제거하는 묘약!"
"매일 양파를 먹는 사람은 혈관병이 없다"
"식이 유황이 함유돼 골다공증의 명약!"

양파는 서양에서 건너 온 파와 비슷한 식물이라 하여 "양파"라 부른다. 양파는 품종에 따라 비늘줄기의 모양이 구형, 편구형, 타원형인 것과 비늘줄기 색이 붉은 것, 노란 것, 흰 것 등이 있다.

중국인은 세계에서 양파를 가장 많이 먹는다. 중국의 각종 요리에는 양파가 등장한다. 양파는 독성이 없어 식용, 약용으로 가치가 높다. 땅 속의 비늘줄기에 매운맛과 특이한 향이 있어 주로 비늘줄기를 식용한다. 양파 껍질을 제거한 후에 생으로 먹거나 익혀서 반찬으로 먹는다.

양파 껍질에는 항산화 영양소인 "플라보노이드"*가 알갱이의 30~40배가 들어 있어 노인성 치매나 파킨슨병 등 뇌혈관도 예방하는 것으로 밝혀졌다. 비타민과 무기물을 풍부하게 함유하고 있어 혈액 중의 유해 물질을 제거하여 동맥경화와 고혈압을 예방하고 피로를 해소해 준다.

양파의 매운 자극성분은 저하된 몸의 기능을 개선시켜 준다. 눈이나 코를 자

---

* 노화를 일으키고 피로물질이 쌓이게 하는 활성산소를 제거한다.

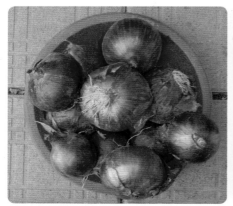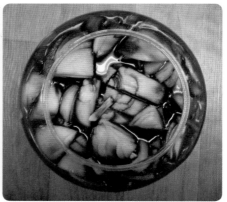

극하는 양파의 성분은 박테리아에 대한 강한 저항력을 지니고 있다.

양파는 약용보다는 식용으로 가치가 높다. 음식의 양념이나 익혀서 먹는다. 생으로 먹거나 볶음, 간장에 재어 장아찌로 먹는다. 양파를 통째로 육수로 만들어 고기류나 음식의 재료로 쓴다. 효소로 만들 때는 6월 말에 양파의 껍질을 벗겨내고 통째로 용기나 항아리에 넣고 설탕을 80%를 부어 100일 이상 발효시킨다. 양파를 먹고 난 뒤에 김 1장이나 다시마를 먹으면 냄새가 나지 않는다.

한방에서 자줏빛이 도는 갈색의 껍질을 말린 것을 "옥총(玉葱)"이라 부른다. 주로 순환계 질환을 다스린다. 암, 동맥경화, 고혈압, 혈액 순환, 치매 예방, 파킨슨, 뇌혈관, 불면증, 원기 부족에 다른 약재와 처방한다.

민간에서 고혈압에는 자줏빛이 도는 종이처럼 얇은 막질을 채취하여 물에 달여 복용한다. 혈전을 제거하고자 할 때·피를 맑게 할 때는 양파를 생으로 먹거나 음식으로 먹는다.

TIP

양파에는 식이유황이 함유돼 있어 생으로 먹는 것보다는 살짝 데쳐서 먹으면 골감소증, 골다공증에 좋다.

내 몸을 살리는 생명 이야기

　인간이 사는 우주 만물은 보이는 세계와 보이지 않는 세계로 되어 있다. 땅에 속한 물질세계와 하늘에 속한 영(靈)적인 비(非)물질세계로 이루어져 있다.

　우리 생명의 근원은 공기와 물과 흙이다. 20세기 이전 까지는 전쟁으로 얼룩진 살상의 시대였다면 21세기는 새로운 질병의 시대다. 이제는 사람에 의한 지구 환경의 변화에 따른 생명을 유지하는 건강 자원과 공급의 불안정으로 공기와 땅의 오염, 물 부족에 의한 갈등, 북극과 남극에 대한 경쟁 등이 새로운 불씨로 등장하고 있다.

　인간은 누구나 병 없이 오래 살기를 원한다. 인간 생존에 가장 필요한 기본이 되는 생명은 햇빛, 공기, 흙, 물, 소금이다. 오늘날 지구의 환경오염과 잘못된 식습관과 생활습관으로 인하여 암, 당뇨, 고혈압, 고지혈증, 지방간 등 만성 질환에 시달리고 있다.

"사람의 잘못으로 인한 공기의 반란 미세먼지"
"음식보다 더 많이 먹는 맑은 공기는 생명이다"
"꽃가루, 집먼지, 황사, 미세먼지와 초미세먼지는 재앙이다"

세계보건기구(WHO)는 세계인의 건강을 해치는 "10가지 위협" 중에서 첫째를 대기오염으로 꼽았다. 세계 인구 10명 중 9명이 매일 오염된 공기를 마시고, 이로 인해 해마다 700여만 명이 제 수명을 누리지 못하고 사망하고 있는 것이다. 공기 오염으로 사망한 사람은 연간 약 370만 명이었지만, 실내 공기 오염으로 사망한 사람은 연간 430만 명으로 높게 나타났다.

우리는 음식이 없어도 한 달 정도 살 수 있고, 물이 없어도 며칠은 버틸 수 있지만, 산소가 없다면 채 6분도 견딜 수 없다. 전 세계에서 개발이라는 명분으로 숲과 식물 자원이 사라지고 있고, 생물체를 보호해주는 오존층마저 파괴되는 상황에서 공기가 오염돼 건강을 위협하고 있는 중이다.

1952년 12월 4일 영국 런던에서 안개와 결합한 석탄 매연 스모그 사건으로 시민을 공격해 1만2,000여 명이 사망했다. 12월 9일 아침 바람이 불기 시작하면서 신기루처럼 사라졌지만 2주 동안 호흡기 장애와 질식 등으로 4,000여 명이 사망했고, 이듬해에는 만성 폐 질환으로 8,000여 명이 더 사망했다. 대부분 어

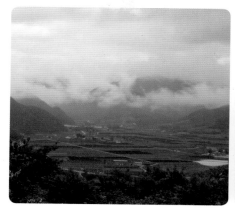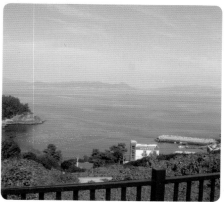

린이, 노인, 환자들처럼 면역력과 호흡기가 약한 사람들이었다.

　사람은 공기 없이 살 수 없다. 우리의 건강을 위협하는 미세먼지*! 이젠 더 이상 견딜 수 없는 상황까지 왔다. 요즘처럼 하루 건너 미세먼지 나쁨이 3~5일씩 이어져 시민들은 죽을 맛이다. 지금, 대한민국을 습격한 미세먼지는 삶의 패턴을 바꿔놓았다. 황사나 미세먼지는 기도를 자극해 염증, 기침, 가래 등 호흡기 질환을 일으키는 유해물질이다. 시민들은 숨쉬기가 불편하다고 고통을 호소하고 있고 우리 국민들은 어디 피할 곳이 있는 것도 아니어서 무력감(無力感)을 느끼면서도 숨이 막힐 지경이다. 작년 3개월 동안 발령된 미세먼지 주의보만 230회를 넘는다. 경제적 손실이 4조가 넘지만 향후 5년 이내에 각종 질환에 대한 2차 피해가 우려 된다.

　중국은 미세먼지 대책으로 2013년부터 5년 동안 대기오염 방지 5개년 계획으로 270조원을 쓸 정도로 결사적인데 한국은 근본 대책은 없는 가운데 거의 방치 상태다. 정부에서는 환경을 개선하겠다는 정책과 의지도 없는 가운데 국민의 건강은 날로 위협받고 있는 중이다.

---

* 　미세먼지 중 입자의 지름이 10㎛ 이하, 초미세먼지 2.5㎛, 마이크로미터(㎛)는 1000분의 1밀리미터 (㎜) 단위로 머리카락 지름이 50~70㎛ 정도다.

정부는 미세먼지가 재난(災難)이라고 말만 하고 실제 하는 일이란 고작 재난 문자 발송, 물 뿌리기, 노후 석탄발전소 제재, 경유차 운행 제한 벌과금, 일부 사업장 단축 운영 외 근본적인 실효성 대책도 없이 인공강우, 공기청정기를 거론하는 정도다.

🍃 초미세먼지는 머리카락 굵기의 30분의 1

초미세먼지는 머리카락 굵기의 30분의 1에 불과해 혈관을 타고 온몸으로 퍼진다. 황사는 일반 미세먼지보다 크고 입자의 크기가 10㎛(머리카락 두께인 50~100㎛ 보다 작은 것) 이상이고, 미세먼지는 입자의 크기가 10㎛(마이크로미터, 1㎛은 100만 분의 1m) 이하이고, 초미세먼지는 입자의 크기가 2.5㎛ 보다 작다. 환경부는 미세먼지 농도가 16~35㎍ 이상이면 보통, 36~75㎍이면 나쁨, 76㎍ 이상이면 매우 나쁨으로 규정했다.

1967년 일본 도쿄 도지사는 "도쿄에 푸른 하늘을 만들겠다"고 외쳤다. 지금은 서울과 전혀 다른 도시로 탈바꿈됐다. 도쿄는 맑은 날 100km쯤 떨어진 후지산이 또렷하게 보일 정도로 도심을 만들었다. 미국 뉴욕은 1950년대부터 꾸준히 오염된 환경을 개선하기 위하여 나무를 심고 숲을 조성한 결과 2016년에 16㎍까지 낮추어 사람이 살기 좋은 쾌적한 환경을 만들었다. 프랑스 파리는 미세먼지 농도가 14㎍ 밖에 안 되지만 차량 2부제를 실시하며 도심 곳곳에 시속을 30km로 제한했고, 영국 런던은 노후 차량이 도심으로 들어올 때는 혼잡통행료에 더해 추가 부담금을 내게 했다. 서울 도심의 숲은 일본 도쿄나 미국 뉴욕, 영국 런던의 30~50% 밖에 안 된다. 지금보다 2배는 나무를 더 심어야 한다.

우리의 수도인 서울은 어떤가? 2015년에야 초미세먼지 공식 측정을 시작했다. 2017년 2월 수도권에서 시작돼 2019년 전국으로 확대된 고농도 미세먼지

대응 조치인 "비상 저감 조치"에도 바람 한 점 없는 봄 날씨가 이어지면서 수도권, 충북, 전라권에 나흘 연속 미세먼지가 발령되어 시민들의 삶을 바꿔놓고 있다. 하루 미세먼지 $100\mu g/m^3$에 노출되면 담배 5개비 흡연한 것과 같다. 2019년 3월 초 5일간 미세먼지로 갓난 아이를 포함해 전 국민이 담배 1갑씩 피운 셈이다. 야외 활동은 줄고 경제에도 악영향을 미친다.

이제 한국은 OECD 32개국 가운데 미세먼지가 칠레에 이어 두 번째로 나쁘다. 서울 시민은 2019년 3월 4일 최고 $164\mu g/m^3$(관악구 오전 10시)을 기록했다. 매일 화생방 훈련하는 기분이다. 광화문 사거리에서 눈앞 북악산이 보이지 않을 정도로 뿌옇게 시야(視野)가 흐리다. 서울 시장은 미세먼지 대책으로 두 번에 걸쳐 차량 2부제와 대중 버스 지하철을 출퇴근 시간대에 무료 시행하고 세금에서 300억 원을 쏟아 붓고도 서울 시민의 건강에 도움도 주지 못하고 여론의 질타를 받기도 했다.

예전과는 달리 날씨 예보에서 미세먼지의 농도는 빠지지 않는다. 이제 사람들은 외출하기도, 자녀를 학교에 보내기도, 등산을 가기도, 여행도 건강의 위협을 무릅쓰고 강행을 해야 할 판이다. 가정에서도 안심할 수 없다. 가스레인지와 오븐 등을 사용하는 조리 과정에서도 미세먼지가 발생할 정도로 안전지대가 없어진지 오래다.

자동차의 매연이 대기 중에 햇빛을 받거나 다른 물질을 만나 미세먼지로 전환된다. 미세먼지의 입자는 보이지 않지만, 입자가 쌓이면 안개가 자욱한 잿빛 먼지를 날리며 평소에 잘 보이던 산이 희미하게 윤곽만 보일 정도로 시야(視野)가 흐려져 가시(可視) 거리가 짧고, 숨 쉬기가 버겁다.

봄철 하늘을 뒤덮은 최악의 미세먼지를 대처할 사업이 특수를 누리고 있다. KF 인증 마스크, 손소독제, 안구청정제, 공기청정기, 의류관리기, 건조기, 산소캔, 공기정화 식물 등 미세먼지가 심한 날에는 창문을 꼭 닫고 외출을 삼가는 게 최선이다. 그리고 외출 후 집에 와서 반드시 손을 씻고 머리를 감는다.

일반 마스크는 면섬유가 가로세로로 교차하면서 구멍이 크다. 미세먼지 농도가 높은 날에는 큰 효과가 없다. 그러나 미세먼지 차단용 마스크는 부직포 재질로 이뤄져 섬유가 무작위로 얽히고 설켜 있어 섬유 간 구멍이 작아 작은 입자를 물리적으로 걸러낼 확률이 높고 대기 중 미세먼지를 차단할 수 있다.

식약처가 정한 기준 한국 필터(KF) 보건용 마스크

- KF80 0.6μm 입자 80% 이상 차단
- KF94 0.4μm 입자 94% 이상 차단
- KF99 0.4μm 입자 99% 이상 차단

＊물에 젖거나 표면이 더러워 세척하면 필터 기능이 사라진다.

환경부 기준 미세먼지 농도＊

- 좋음 – 0~15μg/m³ – 천식, 호흡 장애 등 환자에게 영향을 주지 않을 수준
- 보통 – 16~35μg/m³ – 환자군에게 만성 노출 시 질병 악화 등 경미한 영향
- 나쁨 – 36~75μg/m³ – 환자군, 민감군(어린이, 노약자)에 유해한 영향
- 매우 나쁨 – 76μg/m³ 이상 – 환자는 물론 일반인에게 심각한 영향

공기 입자가 건강에 미치는 영향

구분	입자	발생	질병	해독법
꽃가루	40μm	봄 3~5월 (꽃가루, 삼나무, 버드나무 등)	비염, 천식, 피부염	일반 마스크
집먼지	4μm	집먼지 진드기, 동물 털, 카펫	알레르기, 피부염	청소기
황사	10μm 이하 중금속 16종	고비사막, 황토고원, 중국 북동 지역 등에서 날아오는 흙먼지 바람	목, 눈, 코, 인후, 폐	일반 면마스크

＊ 미세먼지 농도는 공기 1m³ 중 미세먼지 무게를 나타내는 μg/m³ 단위로 표시한다. 마이크로그램(μg)은 100만분의 1g이다.

미세먼지	10㎛ 이하 먼지	경유차, 공장, 화학발전소 등 오염원(源)에서 배출된 다음 공기 중에서 화학반응을 거침	모든 병의 원인인 염증 유발, 뇌졸중, 치매, 당뇨병, 우울증 등	KF80 이상 표시된 보건용 황사 마스크, 돼지고기
초미세먼지	2.5㎛, 눈에 안 보이는 작은 먼지	경유차, 공장, 질소화합물, 황산화물, 휘발성유기화합물 등 대기 흐름 따라 이동	혈관 타고 바로 뇌를 공격하고 온몸 침투	황사 마스크

* ㎍/m³ 1세제곱미터(m³) 안에 있는 미세먼지의 농도, 마이크로그램(㎍)은 1000분의 1밀리그램(mg)
* 블랙카본 – 초미세먼지 속 1급 발암독성물질로 경유차 등 자동차 매연이나 석탄을 태울 때 나오는 검은색 그을음으로 장기간 흡입하면 폐 기능 저하
* 머리카락의 지름이 50~70㎛정도다.
* KF(Korea Filter)는 식품안전처가 보건용 마스크 성능을 인증하는 마크
* 비상 저감 조치 – 당일 0~16시 평균 50㎍/m³ 초과 및 내일 50㎍/m³ 초과가 예상되거나, 당일 0~16시 해당 시도 권역 주의보·경보 발령(시간 평균 75㎍/m³ 이상 2시간 지속) 및 내일 50㎍/m³ 초과 예상, 내일 일평균 75㎍/m³ 초과 예상 등 3가지 중 한 가지 기준을 통과하면 고농도 미세먼지로 대응 조치는 수도권에 등록된 2.5t 이상 배출 가스 5등급 차량을 운행 중지, 모든 지자체에서 행정·공공기관 차량 2부제, 미세먼지 다량 배출 사업장 조업 시간 단축 등을 시행한다.

1. 집 안에 공기청정기나 참숯을 비치한다.
2. 항산화 효소가 풍부한 식품과 폐에 좋은 도라지, 더덕, 마가목, 배, 무, 양파, 수세미를 먹는다.
3. 삶은 돼지고기는 인체에 쌓인 미세먼지를 배출시킨다. 지방이 녹는점이 사람의 체온보다 낮기 때문에 체내에 중금속을 흡착, 몸 밖으로 빼준다.

햇빛

"빛은 생명과 영혼을 치유하는 에너지의 원천"
"빛은 우리 몸에 비타민D를 생성해 준다"
"빛은 약이 되고 독?이 되기도 하지만 생명의 근원이다"

지구상의 모든 생명은 빛의 리듬에 매여 있다. 이 세상 생명체에 빛이 없다면 살아 있을 수조차 없기 때문에 신성하다. 빛은 우리 주변 어디에도 존재하지만 그 본질은 보이지 않으며 프리즘으로 비밀을 간직하고 있다.

빛은 사람의 깊은 내면까지 영향을 미치는 신비한 생명의 물질이다. 모든 생명체는 빛을 통해 성장하고 사람의 생명을 유지하는 데 매우 중요한 요소이다. 비타민D는 햇빛으로 합성할 수 있는 영양소이다. 우리 몸에 비타민D가 부족하면 칼슘 흡수가 저해돼 정상적인 뼈 형성이 어렵고, 가벼운 충격에도 골절 위험이 높아진다. 햇빛 호르몬인 세로토닌 분비에도 영향을 미쳐 우울감을 증폭시킨다. 사람은 햇빛을 받지 않으면 "구루병"이 발생한다.

빛의 선구자인 야콥 리버만은 "미래의 의학은 빛"이라 했듯이, 빛에 의한 치료는 가시광선과 고에너지인 우주선뿐만 아니라 감마선, 엑스선, 자외선 등도 빛으로부터 시작된다. 빛은 정보의 전달, 호르몬 분비, 스트레스에 대한 반응, 자율신경계, 대뇌변연계 등 생명 활동에 관여한다.

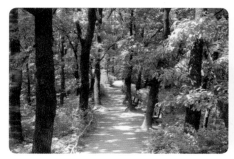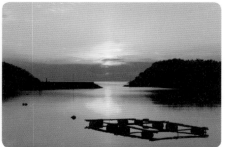

　고대 그리스 의학자들도 햇빛이 강력한 살균제로 알고 본능적으로 피부에 닿으면 좋다는 것을 안다. 햇빛은 비타민D를 생성시키기 때문에 사람은 하루에 30분간은 실외의 자연광을 받을 수 있도록 애써야 한다.

　자연의 살균제인 햇빛, 1992년에 빛 치료를 통해서 우울증으로 고통 받고 환자들에게 세로토닌 수치를 높여 치료했다. 세포의 호흡 과정이 원활하지 않을 때, 그 세포들이 변상되고 염증이나 종양으로 변이된다. 1970년 처음 시작된 광역학 치료법으로 암 외 여드름이나 습진 같은 피부 질환에 적용하고 있다.

　햇빛은 일곱 가지 색을 고루 갖춘 완전색으로 생명체의 생육을 주관한다. 햇빛은 피부경락의 반응 혈에 강하게 작용하여 인체의 생리기능을 조절하여 건강 유지에 큰 영향을 끼친다. 까닭에 질병상태에서 햇빛을 가까이하는 것은 자연 치유력을 효과적으로 높일 수 있다. 그러므로 햇빛을 적절히 받는 일광욕은 피부의 건강뿐만 아니라 우리 몸에 활력을 더하고, 질병을 예방하고, 질병의 치료에 큰 도움을 준다.

🌿 사람에게 햇빛이 필요한 이유

- 체내 비타민D의 합성에 관여

- 면역체계의 필수적인 요소다.

- 혈압과 콜레스테롤 수치를 낮추어 준다.

- 혈액순환에 관여 삶의 질을 향상시킨다.

- 체중 감량을 돕는다.

- 감정에 영향을 미치는 솔리트롤(solitrol)의 생성을 촉진하고, 성호르몬 분비를 증가 시킨다

- 호흡기 질환을 완화시킨다.

종교에서 빛의 상징

구분	상징	비고
기독교	예수를 빛으로 영적인 힘과 동일시되었다.	
힌두교	가을에 열리는 디발리 축제 기간에 건물, 발코니, 창 문턱 등을 장식하는 수많은 촛불, 램프, 전등으로 생명의 불을 보존한다.	
불교	인간이 해탈에 이르기 전까지 끊임없이 생사를 반복하며 그 고통의 둘레로부터 벗어나게 해준다는 측면에서 빛의 신비를 강조한다.	
조로아스터교	신도들은 빛을 발산하는 곳에서 하루 다섯 번씩 기도를 하며 영적인 빛을 불은 신전에서 타오르는 불이다.	
이슬람교	코란에 신은 하늘과 땅의 빛으로 보며 신과 빛을 동일시로 본다.	
신화(神話)	고대 신화들은 빛을 중심적으로 보았다.	

1. 우리 몸의 뼈에 필요한 칼슘을 충분히 흡수함으로써 뼈를 튼튼하게 유지하기 위해서는 30분 정도의 빛이 필요하다.
2. 필자는 우거진 숲 속에서 활엽수에 비치고 있는 한 줄기 햇살에 온몸의 영혼육의 씻김을 한다.
3. 생활 속에서 비타민D를 보충하기 위해서는 버섯, 달걀, 연어 등을 먹는다.

흙(땅)

"흙은 우리가 집을 짓고 사는 터(地)다"
"식물이 뿌리를 내리고 사는 땅이다"
"땅 없는 식물은 물 없는 물고기와 다를 바 없다"

인류의 진화와 문명의 역사는 흙 속에서 이루어졌다. 흙 속을 자세히 들여다보기도 어렵고 그 속에 수많은 생물과 미생물이 존재한다. 흙이 건강해야 오염이 안 된 물을 먹을 수 있고, 식물은 흙 속에 있지 않으면 살 수 없고, 흙이 건강하지 못하면 환경변화가 일어나 생존을 위협받는다.

1912년 노벨의학상을 수상한 Dr. Alexis Carrel은 "토양은 모든 생명의 근원이며, 인간의 건강한 삶은 토양 속 비옥도에 달려 있다"고 했다.

사람에게 흙은 생명의 시작이자 고향이다. 인간의 생존과 역사는 흙 속에서 시작하고 흑 위에서 결정 난다. 살아 있는 모든 것은 흙에서 왔다가 흙으로 돌아간다. 일찍이 루소는 "우리 자연으로 돌아가자"고 하질 않았는가?

옛말에 "복귀어무극(復歸於無極)"이라 했다. "무극으로 돌아가라, 자연의 품으로 되돌아가라"는 뜻이다. 지구에 존재하는 식물은 흙 속에 뿌리를 내리고 양분과 수분을 흡수하며 산다. 흙이 건강하지 못하면 환경 변화가 일어나 생존을 위협받는다.

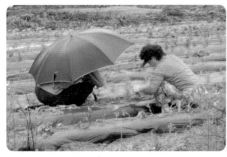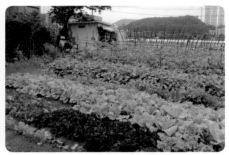
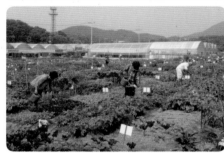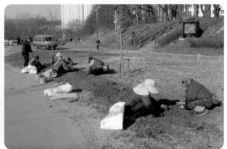

　아파트 공화국에 사는 우리들은 원시인이나 고대인보다도 행복하다고 하는 것은 흙에 대한 교만이다.

　세계 문명의 역사와 흥망성쇠는 흙과 깊은 관계를 가지고 있다. 그리스인의 몰락은 풍부한 토양 자원의 고갈과 생태계의 파괴가 원인이었고, 로마는 염분 축적으로 토양의 노화였고, 미노와 시리아 문명은 토양 침식으로 인해 붕괴되었다.

🍃 사람은 흙을 떠나서 살 수 없는 존재

　사람은 흙을 떠나서 살 수 없는 존재다. 흙 속에 수많은 생물과 미생물이 살고 있지만 눈에 보이는 것만 관심이 있을 뿐이다. 흙 속에는 수많은 작물의 씨앗과 뿌리가 있고 미생물의 선충이 끊임없이 생식하고 있다. 흙이 되기 위해서는 오랜 세월 동안 풍화과정을 거치면서 그들 알갱이 속에 공간이 생기고 그 공간에 공기와 물이 들어가면서 만들어 진다.

높은 산일수록 물이 풍부하듯이 흙 속에 모은 수분이 다시 대기로 올라가 비(雨)로 대지를 적신다. 흙에서 방출되는 이산화탄소의 양은 끊임없이 변하고 있다. 흙은 부피의 반 이상이 빈틈으로 이루어져 있다. 흙은 식물이 필요로 하는 이산화탄소를 대기로 되돌려주고 지구상의 탄소환경이 항상 유지할 수 있도록 역할을 하고 있다. 흙 속의 미생물이 활동을 하고 있기 때문에 메탄과 질소산화물을 비롯한 가스성분이 생성 또는 소실되고 있다.

최근 들어 급속한 인구 증가는 흙과 대기의 가스교환과 균형을 조금씩 무너뜨리고 지구환경에 영향을 미친다. 산림은 비사와 토양의 건조를 억제시키는 작용을 하기 때문에 도심에 나무를 더 심어야 한다.

사람들이 정기적으로 건강진단을 받듯이 흙의 산성도(PH), 흙도 물 빠짐, 단단한 정도, 화학적 성질, 흙 속에 사는 미생물 종류 등으로 토양진단을 받는다. 흔히 연작장해 같은 농작물의 생육장해와 지하수의 질소오염이 원인을 안다면 농사를 실패하지 않는다. 동물들은 먹이에 영양소가 부족하면 흙을 핥아 먹는 것은 흙 속에는 수억 마리의 미생물이 살고 있기 때문이다.

나무에 나이가 있듯이 흙에도 나이가 있다. 지하에 파묻힌 흙은 죽어버린 흙이다. 식물과 미생물의 활동으로 건강한 흙이 만들어진다. 해마다 중국의 사막에서 서풍을 타고 날아온 황사와 미세먼지는 건강을 위협하는 도구로 변했듯이 나무를 더 심어 흙의 황폐화를 막을 수 있다.

식물은 흙에서 영양분을 흡수하며 산다. 사람은 그 식물을 먹고 생명을 유지한다. 사람은 흙 위를 벗어나서는 살 수 없는 존재다. 흙에는 다양한 생물이 살고 있다. 흙은 식물이 먹고 사는 물과 무기영양소를 품고 있어 귀중하다. 흙이 건강하지 못하면 환경변화가 일어나 생존의 위협을 받는다. 모든 생물은 흙 위와 흙 속에 살고 있지 않으면 살 수 없다. 흙은 각종 농사업 말고도 일상생활에 꼭 필요한 의약품, 여성의 미용에 쓰이는 점토와 화장품, 도자기, 염색재, 종이 첨가물, 아이 놀이재료로 쓰인다.

숲과 흙은 갖가지 오염물질을 흡착 보전하는 능력을 가지고 있어 최종적으로 이산화탄소와 무기성분으로 분해된다. 흙의 피폭은 그 위에 사는 것들의 운명을 오로지 바꿔 놓았다. 생태계 기반이 폐기물로 전락한 가운데 배설물로 피폭된 흙을 기름지게 하고 풀과 곡식을 먹여 키우는 소를 먹을 수 없는 경지에 이르렀다. 식물은 흙 속에 뿌리를 내리고 양분과 수분을 흡수하며 산다.

토양은 서로 연결된 생물들로 촘촘하게 짜인 거미줄과 같다. 토양은 시작도 끝도 없이 이어지는 순환 속에서 계속적인 변화를 통해 식물이 사용하기 적합하게 바꾼다. 토양 속에는 눈에 보이지 않을 정도로 작은 박테리아가 실처럼 미세한 균들이 한 술에 수십억 마리 살고 있다.

쌀은 제초제 2회, 살충제와 살균제를 희석해서 5회 이상 살포해야 수확된다. 인간은 축산업, 농업, 양식업을 하려면 성장촉진제와 항생제를 사용하지 안 되는 지경에 이르렀다.

필자가 어렸을 때 흙장난을 하다가 종종 흙을 먹었다. 흙은 먹는 것은 세계 곳곳에서 흔한 일이다. 이러한 흙에도 크게 보아 모래흙, 진흙, 양토, 황토, 부엽토 등 여러 종류가 있다. 건강한 흙은 식물을 잘 자라게 도와주고, 물과 공기의 질을 좋은 상태로 유지한다.

1. 흙이 건강해야 사람도 건강할 수 있다.
2. 주말이라도 흙으로 된 산을 찾아라!
3. 흙은 오염물질을 흡착하고 해독하는 능력을 가지고 있다.

물

  그리스 철학자 시조 탈레스는 "물은 만물의 근원"이라 했다. 지구상에 생명은 모두 생명의 원천을 물로 본다. 세계보건기구(WHO)는 인류의 질병 80%가 물과 관련이 있다 하면서 "사람이 하루 2리터의 좋은 물만 마시는 것만으로도 질병을 80%를 예방할 수 있다"고 했듯이 세포 변질 복구, 영양소 공급, 체온 조절, 혈액 순환 등 우리 몸속에서 일어나는 중요한 일들을 모두 물이 도맡아 하고 있다. 물은 몸 전체를 순환하며 산소와 영양분을 운반하고, 신진대사과정에서 생긴 각종 노폐물을 배출시킨다. 각종 유해산소를 제거하고 배출시킨다. 체온이 오를 때는 땀으로 열을 낮추고 낮을 때는 모공을 닫는다.

  지구 지표면의 약 71%는 물로 덮여 있다. 지구 표면을 덮고 있는 물은 태양의 열을 끊임없이 증발하여 구름이 되어 비나 눈으로 온 대지를 적시고 소생케 한다. 물은 고체, 기체, 액체 상태로 우리의 주변을 끊임없이 순환한다. 물은 수증기나 비로 되는데 그치지 않고 생물의 몸으로, 흙속으로, 바위 밑으로 부지런히 돌아다닌다.

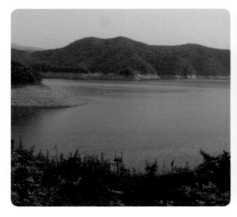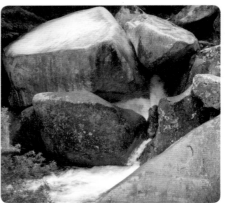

　그 물이 수질오염으로 우리의 생명에 악영향을 미친다. 생활 하수, 공장 폐수, 농축산 폐수, 대기 오염에 의한 산성비와 산성눈, 노후된 급·배수관 등이 원인이다.

　산성비는 수소이온농도(ph)가 자연상태 빗물 수준인 5.6이하(수치가 적을 수록 산성이 감해짐)를 나타내는 비(雨)다. "죽음의 비" 또는 "초록의 흑사병"이다. 산성비 피해가 산림과 인체에 악영향을 끼치고 있다.

　우리나라 땅속에는 소양강댐에 담긴 물의 530배가 되는 엄청난 양의 12년 동안의 강수량에 해당하는 지하수가 있다. 빗물과 물 관리에 대한 오해 때문에 한 해에 1300억t의 빗물이 대부분 버려지고 있는 중이다.

　지구상에 존재하는 모든 생명체는 물을 필요로 한다. 물이 있어 지구는 지구로서 존재할 수 있다. 고대로부터 위대한 문명과 도시는 물 위에 건설되었고, 몇몇의 부족은 물의 부족이나 홍수와 가뭄에 의해 멸망했다.

🌿 물맛을 따지는 "품천가(品泉家)"는 맑은 물 한잔이 보약보다 낫다

화학구조상으로 볼 때 물의 종류는 18종이나 된다. 물은 맛과 종류에 따라 숱한 이름이 있다. 식수(食水), 산에서 나오는 약수(藥水), 바위 속에서 나오는 광천수(鑛泉水), 탄산가스를 함유한 소다수, 이슬을 받아 만든 감로수, 공장 등에서 쏟아져 나오는 폐수(廢水) 등이 있다. 환경부 조사결과 수돗물 불신이 갈수록 심화되고 지하수의 17%가 각종 오염물질로 식수에 부적합하다는 사실에 씁쓸하다.

인체의 물은 가만히 고여 있는 게 아니고 혈액과 림프액 등으로 혈관과 림프관을 통해 순환한다. 전신을 도는 데 40분이 걸린다. 인체 조직인 폐는 86%, 혈액과 신장에는 83%, 뇌와 심장과 근육에는 75%가 물이다.

하루 성인의 물 섭취량은 1.5~2리터, 200mL 컵으로 8잔 정도다. 물은 입→위→장→간장→심장→혈액→세포→혈액→신장→배설의 순서로 순환한 후 소변과 땀으로 배출된다. 사람은 수분이 체중의 1%만 부족해도 금방 목이 타고, 5~6%에 달하면 맥박과 호흡이 빨라지고 정신을 잃게 되고, 10%가 부족하면 현기증과 극심한 무력감이 나타나 근육경련이 발생하고 뼈마다 관절이 경직된다.

지금 대다수 국민들은 수돗물이 안전함에도 불구하고 생활용수로 쓰고, 국내에서 판매되고 있는 정수기는 약 300여종이나 되지만 생수를 사서 음용한다. 생수는 본래 가뭄에도 변함없이 압력을 받고 있는 지하수가 지상포 층까지 암반의 틈사이로 솟아오르는 물이다.

인간이 고형식(固形食) 음식을 먹지 않고도 몇 주 동안 살 수 있지만, 물이 없으면 단 며칠 만에 탈수되어 죽는다. 건강한 세포는 세포 바깥에 있는 물에서 영양분을 취하며, 세포 안팎의 물은 세포벽의 막을 통한 삼투 과정을 통해 균형을 유지한다. 세포를 둘러싸고 있는 세포 안에 있는 물보다 농도가 옅어야 외부의 물이 세포 안의 물에서 독성을 제거해 준다. 몸은 체액에 의해 분리되고 채워지는 수조 개에 달하는 세포의 덩어리로 이 체액의 균형이 건강의 열쇠다.

자연수야말로 자연자원 중 가장 소중한 생명체다. 지하 깊은 곳의 용암에서 유래된 처녀수(處女水), 흙 알 갱에 부착되어 있는 흡착수(吸着水), 그러한 입자 사이에 불포화상태로 존재하는 모세관수(毛細菅水), 중력에 의해 깊은 곳으로 내려가는 중력수(重力水) 등을 토양수(土壤水)를 지하수라 하지 않는다. 지하수에는 석천수(石泉水)는 지하 수맥의 한구석에서 구멍이 솟아 나오는 물이다. 산이나 땅 아래에 있는 거대한 동굴에 큰 강처럼 고여 흐르는 것을 지하수라 부른다. 지하수는 느리게는 1년에 50cm, 빠르게는 하루에 0.1m 정도의 속도로 이동한다.

무분별한 살충제로 인한 수질 오염은 전체 환경의 오염이라는 넓은 맥락에서 생각해야 한다. 살충제는 식물 잎을 타고 지표면으로 스며들고 바다를 향해 긴 여행을 시작한다.

물은 지구상에서 암모니아 다음으로 비열(比熱)이 큰 물질로 물1그램을 수증기로 바꾸는 데는 기화열(氣化熱)이 물경 500칼로리가 든다. 물은 수은을 제외하고는 표면장력(表面張力)이 가장 크고, 어느 액체보다 점도(粘度)가 낮고, 어느 용매보다 소금을 잘 용해시킨다.

2000년 이전에는 지하수나 수돗물을 식수로 음용했다. 수돗물에서도 미세플라스틱이 발견되었다. 국내에서도 환경부를 통해 수돗물 154개 중 84%에서 미세플라스틱이 검출되었다. 다만 수도권에서 무작위로 10개의 가정을 선정해 조사한 결과 검출되지 않았다.

멀쩡한 강에 물고가 살 수 없는 녹조(綠藻)가 뒤덮였고, 바다 표면이 갈수록 산성화되어 바다 먹이 사슬의 핵심인 식물 플랑크톤 산호초가 자라지 않아 해양 생태계마저 서서히 붕괴되고 있는 중이다.

최근 지구환경이 이상해지고 있다. 그 중에 하나가 "산성비"이다. 산성비는 호수의 생태계에 영향을 주는 것은 물론 사람에게도 좋지 않다. 지금 나무들이 산성비로 인해서 병들고 시들고 마르는 현상은 사람의 건강과 직결된다. 담수를 위한 담수 공급기술을 혁신하지 않으면 머지않아 강물이 바닥나 물 부족 현상이 심화될 전망이다. 중금속 오염은 하천이나 호수와 같은 지표수에만 나타나는 것이 아니고 토양오염과 관련되어 지하수까지 오염된다. 결국 물속 중금속은 먹이사슬을 따라 인체 축적된다.

예부터 "갈음음도천수(渴飮飮盜泉水)", "목이 말라도 도천의 물은 마시지 않는다"는 뜻이다. 품천가는 샘물의 맛이 어떤지를 품평하고 감별하는 사람을 일컫는다. 우리 조상은 삶에서 물맛을 따지는 "품천가(品泉家)", 차(茶)를 즐기는 "명선가(茗禪家)"라 하여 하나의 덕(德)으로 삼았다.

지금, 사람들은 인심하고 마실 물이 없다고 난리다. 음료수로 물을 대신할 수 없다.

마음의 때를 씻어주는 것은 차(茶)가 최고다. 물을 이용한 치료 역사는 고대 이집트, 인도, 중국 등보다 이전이다. 건강한 물은 다양한 미네랄 염(鹽) 미량원소들을 필요로 한다. 환경을 훼손하고 파괴한 인간은 물을 마실 자격이 없다.

🍃 물과 건강

- 피부에 영양 공급
- 대사증후군과 비만과 변비 예방
- 혈액 순환과 음식물 소화 촉진
- 전시 피로와 스트레스 해소에 도움
- 근육 경련 · 발작 · 관절 경직 예방
- 올 결석 생성을 막고 암 예방 억제 효과

물의 구분

구분	특징	비고
자연수	빗물, 눈이 녹은 물, 광천수, 유해한 무기물과 화학물질이 함유한 경우, 저수지 등	
여과수	정수기의 필터를 통해 나온 물	
증류수	물의 증발에 의한 수증기가 모여서 생긴 물, 과학자가 말하는 순수한 물로 아무 것도 첨가되지 않은 텅 빈 물이기 때문에 동종요법과 진동요법 치료제의 기초가 된다.	
이온수	전기이온수제기를 사용하여 물속 들어있는 이온화된 무기물이 양극쪽과 음극쪽으로 분리된 물	
역삼투압수	물 속에 용해된 물질을 반투막성인 멤브레인을 통해 분리하여 제거하는 물	
빗물	대기 중의 가수와 입자들의 흡수를 통해서 미네랄 성분을 일부 포함하고 있지만 음용하기에는 부적합하다.	
초생수	땅속 깊은 곳에서 간헐천의 형태로 솟아나는 물로 식수에 부적합하다	
표층수	땅위를 흐르다 댐이나 저수지에 저장되는 물로 농산물과 수돗물에 쓴다.	
지하수	땅속 깊은 곳에서 나오면서 지하의 자양한 통로와 수류를 거쳐 표면으로 올라오는 동안 많은 미량 원소를 포함해 식수로 쓴다.	수질 검사
샘물	미네랄이 풍부하고, 맛이 좋으며, 건강에 좋아 식수로 쓴다.	수질 검사

정수기 필터 종류

구분	특징	효능
세락믹 필터	다공질의 분말을 성형하여 고온에서 소성시켜 만든다.	발암물질, 화학물질 제거
활성탄 필터	탄소가 불순물을 흡착하는 원리를 이용한 식물성 열매를 건류시켜 만든다.	중금속, 독성물질 제거 못한다
은코팅 활성탄 필터	향균 작용하는 은을 코팅한 실버카본을 씌운 물	세균 살균도 물 속 화학물질 제거 못한다
이온교환수지 필터	바닷물의 담수화, 순도가 높은 물을 만드는 장치에 실용화	용존이용 목적으로 사용
역삼투막 필터	탄소 필터로 염소를 걸러 주는 물	오염도 높은 지역에서 사용

물의 단상

·천(泉) : 물이 나오는 곳이다.	
·저(渚) : 수중(水中)의 소주(所州)다.	
·거(渠) : 물이 통과하는 곳이다.	
·독(瀆) : 큰 하천이다.	
·구(溝) : 물이 가늘게 흐르는 곳이다.	
·연(淵) : 깊은 연못이다.	
·정(井) : 오목한 곳에 물이 있는 곳이다.	
·지(池) : 물이 머무는 곳이다.	
·곡(谷) : 산이 움푹 들어가고 물이 적은 곳이다.	
·계(谿) : 산이 움푹 패이고 물이 있는 곳이다.	
·택(澤) : 움푹 패여 수초(水草)가 있는 땅이다.	
·해(海) : 하천이 흘러가는 바다를 말한다.	
·계(溪) : 욕 가운데를 흐르는 물이다.	
·간(澗) : 간 사이에 끼어 있는 물이다.	
·뢰(瀨) : 산밑에 있는 못을 말한다.	

1. 몸속의 중금속을 제거하고자 할 때는 볶은 보리+볶은 옥수수+결명자를 넣고 끓여 차처럼 수시로 마시거나 보이차를 마신다.
2. 약수는 곳에 따라 다량의 미네랄과 특수한 물질을 함유하는 경우가 있으며 그와 같은 물은 광천수, 온천수, 석간수 등이 있다.
3. 옹기항아리에 물을 받아 중간에 은숟가락이나 솔, 참나무를 태워 만든 숯을 매달아서 하루 동안 냄새 없는 맑은 물을 마실 수 있다.

소금

"우리가 먹는 흰 가공염은 사람을 죽이는 독소?"
"인체에 소금이 없다면 세포를 유지할 수 없다"
"바다 염도와 인체 혈관의 염도가 같다"

인간 생존에 가장 중요한 미네랄인 소금은 물과 공기처럼 생명을 유지하는 데 필수적이다. 바다는 지구에서 가장 큰 소금 창고다. 소금은 오래 보관해도 썩지 않는다.

1963년 염관리법을 제정한 후 모든 식품을 제조 가공하거나 음식에는 정제염을 쓰도록 규정한 이후 미네랄이 빠진 색이 하얀 정제염을 보급하기 시작했다. 이 규정과 향미 증진을 위해 화학조미료를 넣어 가공한 맛소금과 함께 국민 건강에 악영향을 미쳤다. 보통 우리들이 식용으로 섭취하는 소금은 정제염, 천일염, 죽염 외 가공 염으로 분류되는 맛소금이 있다.

🍃 인체의 피와 바다의 염도는 같다

바다의 염도는 0.9이고 사람의 혈관의 피도 0.9이다. 소금이 없이는 영양분과

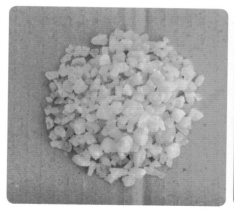 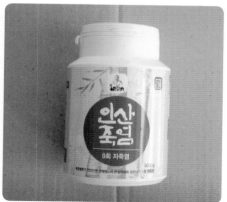

산소를 운반할 수 없고, 신경자극을 전송할 수 없으며, 심장을 포함하여 근육도 움직일 수 없다. 음식의 소화와 각종 신진대사에 절대적으로 필요한 물질이다.

인체에 소금이 없다면 세포를 유지할 수 없고 생리 대사 작용은 물론 뇌도 심장도 뛰지 못한다. 바다는 썩지 않고 고인 물은 일정 시간이 지나면 썩는다. 나트륨을 과다 섭취는 삼투압 현상으로 물을 혈관 속으로 끌어드리고, 내피세포 직접 자극해 혈관 수축 유발해 혈액순환에 부담을 증가시킨다.

소금은 맛의 요술사이자 건강의 요술사이다. 음식의 맛을 낼 때 사용하고, 장기간 발효해 사용하는 된장, 간장 등에 많은 양의 소금이 들어간다. 염화나트륨은 나트륨과 염소가 결합한 염화물(鹽化物)이고, 소금은 염화물 이외에 칼륨, 칼슘, 마그네슘, 철, 구리, 망간, 아연, 규소, 황 등 수십 종의 미네랄을 포함하고 있다.

요즘은 소금이 흔하지만 18세기 이전에는 유럽에서는 부와 권력의 상징이었다. 황금과 맞바꾸던 보물이었고 소금 만드는 기술이 발달하지 못했던 고대사회에서는 늘 소금이 모자라 소금을 얻으려 많은 애를 썼고 티벳인은 히말라야산을 넘어 소금과 바꾼다.

죽염은 엷은 회색을 띠고 계란 노른자 맛이 약간 나는 소금이다. 천일염, 대나무, 소나무 장작, 황토흙 이 네 가지가 구비돼야 죽염이 만들어지는데 그 과정을 보면 다음과 같다.

죽염은 대나무 통에 넣어 구운 소금이다. 그 옛날 민간에서 사용했고, 불가에서 염증치료제, 소화제 등으로 사용했다. 현재 인산 죽염을 비롯해 원방 죽염, 개암죽염, 민속 죽염, 대일진 죽염, 정강죽염, 마한무공해 죽염 등의 7개 공식 업체에 비공식 업체까지 가세, 20여 개 업체가 있다.

천연 죽염(竹鹽)을 만들 때는 천일염을 왕대나무 마디 속에 다져 넣고, 황토로 반죽 하여 입구를 막은 후 700~800℃ 가량의 소나무 장작불로 굽고, 재로 변한 대나무를 털어내고 황토 마개를 걷어낸 뒤 남아 있는 소금 기둥을 분쇄한다. 다시 대나무에 다져 채우는 과정을 8회 반복한 후에 9회 째는 8회 구운 소금을 1300℃ 이상의 소나무 장작불을 구우면 소금이 용암처럼 액체 상태가 되면 식혀 기계로 분쇄해 불순물을 제거한 분말이나 알갱이로 만든다. 약리작용이 뛰어난 약염(藥鹽)으로 탄생한다. 죽염의 약리 작용은 해독 작용, 정혈 작용, 소염 작용, 해열 작용이 있고, 위장을 좋게 하고 혈액을 맑게 한다. 음용할 때는 직접 침으로 녹여 섭취하거나 각종 음식에 첨가하여 천연 죽염 소금으로 쓴다. "녹이 슨 못" 실험에서 정제염과 천일염은 산화반응이 일어나지만, 죽염이 물에 녹으면서 생기는 수소이온과 규소와 망간 등의 이온화된 여러 미네랄이 못의 녹을 벗겨낸다.

신약(神藥)의 저자 김일훈에 의하면 죽염은 위장병, 당뇨병, 축농증, 비염, 탈모증, 피부병, 간경화 등과 식도암 · 설암 등 각종 암을 앓는 난치병 환자들이 죽염을 먹고 현저한 차도를 보였다는 증언이 보도된 후 지난 10년 사이 국내 죽염 시장 규모는 약 1,000억 규모로 성장했다.

나트륨* 과다 섭취가 유발하는 질병

구분	위험 인자	비고
고혈압	30~40대부터 고혈압 유발, 장기간 장기 손상	심장 근육 경화, 신장 혈관 손상
뇌졸증	뇌출혈·뇌경색 위험 증가	산소 부족
심근경색증	관상동맥 혈관 벽의 동맥경화 가속화	뇌혈관 동맥경화
심혈관 질환	전체 심혈관 질환 30% 증가	
당뇨병	인슐린 효율 감소시켜 당뇨병 취약	췌장 이상
위암	위 점막으로 헐게 하여 위염·종양 증가	짠맛 중독
골다공증	소변으로 칼슘 배출 늘려 골 손실 증가	골간소증
만성 신장병	신장 사구체 손상 유발	골다공증

＊세계보건기구 하루 권장량 나트륨 2,000mg(소금 5g) 이하

1. 소금에도 미세플라스틱이 검출되고 있어 천일염도 안심하고 먹을 수 없다.
2. 몸 안의 독소를 해독하는 데는 죽염이 좋다. 3회 죽염은 각종 음식을 요할 때, 9회 죽염은 치료와 해독에 쓴다.

＊ 나트륨은 철분, 칼슘과 같은 무기질의 일종이다. 인체에 들어와 삼투압을 통해 체액의 양을 조절한다.

숲 치유

오늘날 아파트라는 우리 안에 살면서 건강을 지키기가 쉽지 않기 때문에 몸의 성지(聖地)인 산을 자주 가야 한다. 몸은 쉴 때는 쉬어야 한다. 휴식(休息)의 "휴(休)" 자는 나무(木) 옆에 사람(人)이 나무에 기대어 있듯이 숲속으로 들어가면 회복된다.

문명에 찌든 인간의 몸을 치유해 주는 곳이 숲이다. 숲은 인간에게 하늘이 준 무료병원이자 유익한 생태계이다. 숲은 모든 생명체의 어머니이고 몸의 고향이다. 숲은 보는 즐거움과 장수의 비밀을 동시에 선사한다. 숲은 몸의 고향이기 때문에 누구나 산에 들어가면 심신(心身)이 맑아지고 최고의 기분을 느낄 수 있다. 사람은 흙과 숲을 가까이해야 건강을 지킬 수 있다.

숲이 주는 혜택은 이루 말할 수 없이 많다. 숲 속에서는 심리적 안정을 나타내는 뇌의 알파파가 증가하며 마음이 긍정적으로 바뀐다. 숲이 가진 치유력의 힘을 과학적으로 증명되었다. 숲은 자연이 인간에게 선사한 천혜의 종합병원인 무료병원이다. 2005년 11월 6일 MBC 스페셜에서 "숲의 신비, 피톤치드 속살을

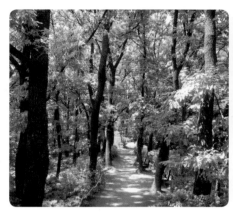
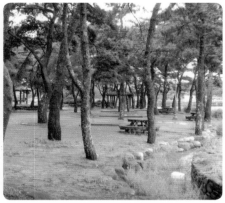

보여 다오"를 비롯해 최근 신문, 방송, 종편에서 숲이 병든 몸을 치료한다는 산림치료 프로그램이 인기다.

삼림욕을 통한 치유는 자연경관이 미치는 정신적인 요인도 있지만 숲 속 나무와 식물이 발산하는 피톤치드(phytoncide)라는 산림향이 인체에 영향을 미친다. 피톤치드는 나무와 식물이 해충으로부터 스스로 보호하기 위해 발산하는 다양한 휘발성 물질을 통칭한다. 최초의 피톤치드 연구는 1830년 독일에서 콜레라 환자를 치료하면서 시작되었다. 1951년에 독일의 토킨 교수가 산속으로 요양을 갔던 폐결핵 환자들이 완치를 이유를 연구한 결과 20세기 초까지 결핵환자가 마지막으로 요양하는 곳이 숲 속이었다. 오늘날 숲을 치료의 수단으로 사용하는 나라가 독일과 일본이다. 독일에서는 의사로부터 산림욕이 효과적이란 진단서만 받으면 의료보험 혜택을 받을 수 있다. 삼림욕장을 무료로 이용할 수 있고 호텔에서도 환자와 보호자의 객실요금을 할인해 준다. 일본에서는 숲이 울창한 산골을 삼림욕장으로 활용하고 있다.

🌿 숲은 천혜의 종합병원인 무료병원이다

삼림욕은 심신정화는 물론 각종 질병을 치료한다. 피톤치드는 기온이 상승하는 봄부터 발생한다. 피톤치드는 혈압과 스트레스 호르몬 수치를 낮춰 주고 몸의 긴장을 이완시켜 주고 심폐기능과 장기 능도 강화시켜 준다. 자연휘발성 유기화합물이 풍부한 숲에 많은 산림향이 사람에게 노출될 경우 뇌와 신체가 편안해 진다.

숲은 훼손된 몸과 마음을 본래의 건강한 상태로 회복하는 데 최적이다. 산림욕을 통해 면역력을 높일 수 있다. 또한 숲과 계곡에는 음이온이 풍부하다. 숲공기 중 음이온은 도시보다 10배 이상 많다. 음이온은 부교감신경을 활성화시켜 몸과 마음을 이완시켜 주고 몸이 개운해지고 마음을 편하게 한다. 불면증과 두통을 없애주고, 식욕을 증진시키며, 집중력을 강화하는 효능도 있다.

사람들은 바쁜 삶 속에서 자연에는 관심도 없고 돈만을 쫓는 삶을 하는 게 문제다. 마음과 영혼을 일깨우는 일에는 뒷전이고, 휴식이 없는 삶을 하기 때문에 건강적으로 위협을 받고 있다. 시간과 경제적인 대가를 치러야 가능한 시대에 숲다운 숲속으로 발길을 돌려야 한다.

1. 숲은 인간의 찌든 몸을 해독하고 치유해 주는 곳이다.
2. 병이 있거든 산을 다나면 금새 회복된다.
3. 병원에서 고칠 수 없는 병은 산에서 고칠 수 있다.

삶에서 꼭 필요한 20가지
3분 명상으로 몸과 마음을 다스려라!

① 긍정 100% 속에서 존재 이유와 삶의 이유를 정하라!

② 나를 인도할 능력 있는 스승과 멘토를 구하라!

③ 유혹을 물리치는 힘을 길러라!

④ 뿌리가 깊은 나무는 바람에 흔들리지 않듯이 심신(心身)을 정화하라!

⑤ 세상을 통찰하는 철학공부를 하라!

⑥ 마음을 다스리는 명상을 하라!

⑦ 수행에 도움이 되는 삶의 기술을 터득하라!

⑧ 언어 이상의 실천과 말(言)을 절제하라!

⑨ 내 시간을 빼앗는 사람을 경계하라!

⑩ 자기관리에 충실하라!

⑪ 건강에 해(害)가 되는 일을 피하라!

⑫ 건강을 보장하는 양생법(養生法)을 실천하라!

⑬ 강 위에 놓인 대나무 다리 위를 걷는 것처럼 매 순간 깨어 있는 삶을 하라!

⑭ 온 마음을 다해 영혼과 마음을 일깨워라!

⑮ 상대방의 입가에 미소를 짓게 하라!

⑯ 성공과 행복을 부르는 긍정적인 언어만을 사용하라!

⑰ 부정적인 말은 듣지도 하지도 전하지도 말라!

⑱ 마음을 열고 모든 일에 감사하라!

⑲ 가장 잘 하는 것과 좋아 하는 것을 삶에 접목하라!

⑳ 자연은 이용하는 사람이 주인이다. 자연의 주인이 되라!

1. 왜 사는가? 그리고 인생관, 가치관을 정립한 후에 무엇을 위해 어떻게 사는 것이 잘 사는 것인지를 설계하라!

2. 오늘 하루를 감사와 기쁨으로 무장하고, 그리고 절제되고 긍정적인 언어만 사용하라!

3. 꽃은 때가 되지 않으면 피지 않듯이, 한번 어리석은 실수로 앞길을 다 망칠 수 있으니 항상 겸손하고 정직하라!

명상으로 몸과 마음을 다스려라!

"침묵이 웅변보다 설득력이 있다"
"욕심의 덫에 걸려있는 사람들!"
" 잘 사는 삶은 명상을 생활화 하는 것!"

사자성어에 "수서양단(首鼠兩端)"이라 했다. 즉 "어찌 해야 할지 결정을 짓지 못하고 주춤거리는 상태"를 말한다. 살면서 행동으로 옮기기 위해서는 꼼꼼히 면밀하게 따져야 한다. 건전한 지혜와 분별력을 지켜 그것들이 네 눈에서 떠나지 않도록 해야 한다. 사는 것이 힘들고 어려운 가운데서도 궁리(窮理)하면 통하듯이 행동이 답이다.

이 세상에는 두 가지의 거울이 있다. 하나는 판단(判斷)의 거울이고, 다른 하나는 이해(理解)의 거울이다. 판단은 이것이냐 저것이냐 판단하는 시비(是非)이고, 이해는 이로움과 해로움이다. 삶의 현장에서는 사람과 사람들 사이에서 시비와 이해를 엇갈리는 상황이 자주 발생할 때마다 사람들은 하나하나 따져서 판단하고 분석해서 대응하기도 하지만 처리가 쉽지 않다.

스티븐코비 박사는 1994년부터 5년 동안 전 세계 직장인 4,500명의 시간 활용법을 조사했다. 그 결과 평범한 사람은 당장 급하지만 중요하지는 않은 일에 사용을 했고, 성공한 사람은 시간과 열정을 당장 급하진 않지만 장기적으로 중요한 일인 독서, 외국어 공부, 운동, 인간관계, 휴식 등에 사용한 것으로 나타났다. 순간순간 모두가 한때이기 때문에 그 한때를 위해 최선을 다해야 존재 지향적인 삶이 된다.

강산풍월(江山風月)이라, 자연의 주인은 따로 없다. 주인이 되고 싶거든 먼저 자연과 교감하고 이용하는 사람이 되라! 하늘에서 천지는 만물에 있어 좋은 것만 다 가질 수 없게 하였다. 사람은 빵으로만 만족하는 존재가 아니다. 행복은 사소한 곳에 있고 절제에 뿌리를 두고 있다. 생각이나 행동에 있어서 지난친 것은 행복을 침식한다. 스스로 자신에게 매서운 스승이 되어야 하고 지금 내가 한 행동이 이로운지를 따지고 행동으로 옮겨야 한다.

지금부터라도 3분 명상으로 몸과 마음을 다스려야 한다. 사는 것이 힘들어도 희망이 없는 한숨은 쉬지 말고, 두 가지를 숨을 잘 쉬어야 한다. 하나는 숨을 쉬어야 사는 목숨! 또 다른 웃음꽃이 피어 있는 우숨! 웃어야 사는 이유다.

사는 것이 힘들고 바빠서 웃음 명상도 할 시간이 없고, 그저 엉덩이꽁지에 불이 난 것처럼 산다면 머지 않아 발등을 찍고 후회를 해도 소용없다. 사람들이 좋아하는 것은 돈을 많이 벌어 부자가 되는 일이지만 욕망에 매이고 절제할 수 없다면 출세간(出世間) 세상을 뛰어넘는 마음공부를 해야 한다.

행동의 산물이다. 인간의 행동과 실패는 그릇된 행동에서 나오고, 인간의 행복과 성공은 올바른 행동에서 나오고, 남은 생명이 다할 때까지 내 몸을 지키고 자기 관리를 철저히 해야 한다.

🌿 사(思)는 생각하는 것, 상(想)은 마음에 떠오르는 그림이다

- 15초 : 한 번 웃으면 이틀을 더 살 수 있다. 잘못된 자세를 바꿔라! 미소가 당신의 이미지를 바꿔 준다.

- 1분 : 종종 눈을 감고 묵상을 하라!, 영양제를 챙겨 먹어라!, 왼손을 자주 사용하라!, 종종 웃어라!
- 3분 : 웃음 명상을 하라!, 사소한 일에도 감사하라!, 건강을 위해 계단을 걸어라!, 자신이 용서 받기 위해 용서하라!
- 10분 : 잠시 일손을 놓고 쉬어라!, 일손을 놓고 스트레칭을 하라!, 커피보다는 전통차를 마셔라!, 잠깐 토막잠을 자라!
- 30분 : 스마트폰을 보지 말고, 신문이나 책을 정독하라!, 음식을 천천히 먹어라!, 가까운 거리는 걸어서 다녀라!
- 1시간 : 목욕을 하라!, 유산소 운동을 하거나 자전거를 타라!, 혼자만의 시간을 가져라!
- 3시간 : 등산을 하라!, 좋아하는 것을 하라!, 가족과 함께 질적인 시간을 보내라!
- 1박 2일 : 혼자만의 여행(휴양림, 명승지 등)을 가라! 왜 사는 것이고, 돈이나 명예보다 중요한 것이 무엇인지를 깨달아라!
- 2박 3일 : 가족과 여행을 떠나라! 소중한 것 중에게 가족은 정말 소중하다는 것을 깨닫고 가족에게 최선을 다해 잘해줘라!
- 5박 7일 이상 : 외국 여행을 하라! 세상은 넓고 할 일이 많다는 것을 깨닫는 시간이 되어라!
- 21일 : 나에게 작심삼일(作心三日)은 없다, 잘못된 생활 습관과 식습관을 바꿀 수 있다.
- 100일 : 새 삶이 긍정으로 바꾸어 졌다면 희망한 모든 것을 소망성취 할 수 있다.

1. 성공과 행복을 부르는 말에는 흥하는 말투와 망하는 말투가 있다.
2. 모든 나무는 봄날이 오기를 기다리고, 사람은 누구나 좋은 날이 오기를 소망한다.
3. 물이 아무리 넘친다 해도 오리 등을 덮을 수 없다, 자기 분수를 알고 분수를 넘는 행동을 하지 말라!

왜 휴식인가?

"수고하고 무거운 짐을 진 사람에게 휴식은 달콤하다"
"몸을 가만히 놔두지 않는 것이 문제다"
"몸과 마음이 쉬게 하라! 그리고 과식, 과음, 과로, 과욕을 삼가라!"

일찍이 헨리포드는 "일하는 것만 알고 휴식을 모르는 사람은 브레이크 없는 자동차처럼 위험하다"고 했다. 우리는 살면서 평소에 건강했던 사람이 갑자기 돌연사(突然死)를 하는 것은 육체적으로 과로가 누적되고 정신적으로 마음의 평안이 없기 때문이다.

영국의 의학계에서는 "과로(過勞)"를 사망으로 정의했듯이 곧 죽음을 의미한다. 예부터 "재물을 잃은 것은 조금 잃은 것이요, 명예를 잃은 것은 많이 잃은 것이요, 건강을 잃은 것은 모두를 잃은 것이다"라고 했듯이 건강은 아무리 강조하여도 지나침이 없다.

평소에 건강해 병원도 안 다니고 특별히 아픈 데도 없어보였는데 갑자기 쓰러져 심장이 멎는 돌연사(突然死)는 2017년 질병관리통계에 따르면 1만8261명이 죽었다. 7986명인 감염병, 기생충성 질환 사망보다 많고, 5028명 교통사고 보다 많고, 폐암 1만7980명을 제쳤다. 문제는 돌연사 속도가 빠르다는 점이다. 스트레스, 육류 위주의 식사, 운동 부족, 흡연, 음주가 원인으로 추정된다.

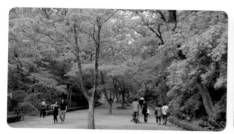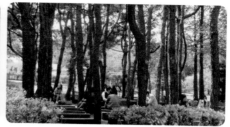

🍃 스트레스와 과로가 누적되면 세포가 변질되고 손상된다

100세 시대에 사는 우리는 무엇보다도 휴식이 필요한 이유다. 스트레스 속에 과로가 누적되면 세포가 변질되고 손상되어 면역력이 떨어져 온몸에 염증이 생겨 병으로부터 자유로울 수 없다. 일상 생활에서 낮에는 온갖 병이 유발되고 밤에는 부교감이 신경이 작용하여 깊은 잠에 들었을 때 백혈구의 활동으로 병이 낫는 시간이다.

모든 생명체에는 우주와 자연이 교감하는 일정한 리듬이 있다. 지구의 자전(自傳)으로 낮과 밤이 변함 없고, 지구의 공전(公轉)으로 계절의 변화가 생기고, 지구를 도는 달의 일정한 리듬으로 절기(節氣)가 형성되어 인간의 생체리듬에 영향을 준다.

사람에게 휴식은 인체를 유지해 주는 생체리듬으로 생명을 유지하게 하는 명약이다. 몸속 장기(臟器)들은 신진대사를 하며 휴식을 반복해 한다. 예를 들면 위장도 규칙적으로 쉬어야 소화 기능을 수행할 수 있고 중간에 쉬어야 하지만 시시때때로 간식을 먹으면 휴식이 없어 결국 질병이 발생한다. 신장은 낮에는 100% 가동되고 밤에 잘 때는 1/3이 가동이 되어야 충전되어 다음 날 일상생활에 지장이 없다.

사자성어에 "과유불급(過猶不及)"이라 했다. 즉 "지나침은 미치지 못함과 같다"는 뜻이다. 선(禪)의 핵심은 그저 마음을 쉬는 것이다. 마음을 쉬는 게 쉽지 않다.

몸을 혹사시키고 싶으면 이기(利器)와 친구가 되라! 자동차, 컴퓨터, TV, 스마트폰 등이 우리를 쉬게 놔두지 않는다. 이것들은 우리의 마음을 이 생각 저 생각으로 끊임없이 몰고 다닌다. 지금은 AI 5G 초고속 영상시대다. 삶에서 TV, 인터넷, 스마트폰, 아이패드, 아이폰, 네비게이션이 없으면 불편하다고 한다. 이성과 논리로 다스리는 해독제인 독서는 뒷전이고, 감성과 감각만을 자극하는 영상물이 판을 치는 세상에 살아남는 방법은 휴식하는 방법을 찾는 것이다.

🍃 나를 구속하는 것에서 해방해야 산다

나를 구속하는 굴레는 주위에 많다. 편견과 고집을 비롯하여 판단력의 부족으로 인하여 내가 내 발 등을 찍을 때가 종종 있다. 나를 구속하는 굴레에서 벗어나야 한다. 지금 할 수 있는 것이 무엇인지 파악한 뒤 포기할 것은 과감히 포기하고 내가 좋아하는 것에 매진해야 한다. 몸을 한 순간도 놔두지 않는 것을 분별해서 사용하고 지금하는 일이 좋아서 어찌할 줄 모르면 행복한 사람이다. 이기 물질과 사물은 사람이 필요해서 만들었다. 그러나 나의 몸과 마음을 황폐하게 하고 나를 구속할 때가 종종있다.

우리는 눈만 뜨면 아침부터 저녁까지 정신없이 살 때가 많다. 생존경쟁에서 살아남기 위해 사람들은 상대를 밀어내고 잘 살아 보려고 아우성이다. 바쁜 삶은 생각없이 남이 뛰니까 덩달아 뛰어가는 동물과 다를 바 없다. 길을 걸으면서도 온갖 잡동사니 생각에 젖어 있다. 날마다 정보나 뉴스에 귀를 기울이고, 길을 걸으면서 어디론가 전화를 하고 받는다.

세상의 이치는 바뀐 게 없는데 사람들은 오늘도 새로운 것을 발견하고 또 그것을 찾아 여행을 떠난다. 스마트폰은 바로 연결되는 것이 최대의 편리성이다. 스마트폰을 소유하지 않는 사람은 갓난아이와 동물 뿐이다. 눈은 20cm?도 안

되는 화면에 고정되어 정보사냥을 하고 귀에는 이어폰으로 세상의 소리와는 담을 쌓고 수시로 스마트폰을 만지작거리고 무엇인가를 검색해야 한다.

일찍이 미디어 학자 "닐 포스트먼"은 "어릴적부터 성인이 될 때까지 약 50만 개의 TV 광고를 본다"고 했다. 아이슬란드에서는 매주 목요일에 TV를 볼 수 없도록 했다. TV를 보지 않고 가족과 자연과 함께 질적인 시간을 보낸다. 세상의 가치가 있는 것은 많은 노력을 요구하지만 TV는 아무 것도 요구하지 않는다. 사람들은 TV를 보는 동안에는 사고하고 반응할 필요가 없다. 그저 폭력을 당하듯 TV가 쏟아내는 것들에 맡기는 것은 오물을 뒤집어 쓰는 것과 같다.

스마트폰과 인터넷은 전통적인 우리 풍물을 멀리하게 하고 인간성을 상실하게 하는 원인이 되기도 한다. 스마트폰이나 TV가 없는 세상으로 돌아간다면 한동안은 불편할 것 같지만, 생활하는 데 불편함이 없을 것이고, 오히려 몸과 마음이 자유로울 수도 있다. 몸은 지칠 때로 지쳐 몸이 아우성을 치고 있지만 아랑곳하지 않는다. 많은 것을 가지게 되면 생활이 편리한 면도 있지만 나를 가만히 놔두지 않는 것이 문제다.

몸 안에서는 평안이 없어진 지 오래 되었고 몸 밖에서는 사물에 질질끌려 가는 삶이 된지도 오래 되었다. 마음을 다스리지 못하면 생각도 덩달아 춤춘다. 몸을 가만히 두지 않는 것이 문제라고 생각하는 사람은 아침에 동이 트면 생명의 신비를 모른다. 삶의 오묘한 경지를 맛보고 싶은가? 지금부터라도 잠자고 있는 몸과 마음을 영혼을 일깨우고 나를 가만히 놔두지 않는 것으로부터 자유해야 한다.

1. 쓸데없는 일에 생명을 낭비하지 말고, 경솔하고 무분별한 행동과 건강에 해(害)가 되는 식습관과 잘못된 생활습관을 당장 바꾸어야 산다.
2. 나를 지켜주는 곳은 어디에 있나? 나를 지켜주는 안전지대는 없다. 인생사 길흉화복(吉凶禍福)을 예측할 수 없다.
3. 사람은 언제 죽을 지 모른다. 인생 100년을 살아도 풀잎 위의 이슬이다.

산이 사람을 기른다

"건강하고 싶으면 산과 자연을 친구로 삼아라!"
"산은 생명체의 고향이자 장수의 비밀을 간직한 곳이다."
"산에서는 날마다 거듭나는 마음공부를 할 수 있다"

사자성어에 "정중지와(井中之蛙)"라 했다. 즉 우물 안 개구리라는 뜻이다. 산 정상에 가보지 않고 그 산에 대하여 논하는 사람은 우물 안의 개구리와 같은 삶을 사는 사람이다. 산이 사람을 기른다고 했듯이 산행을 하면서 산과 자연을 멀리하는 사람은 병원이 가깝고, 자연을 가까이 하는 사람은 병원이 멀리 있다. 마음속에 산을 담고 다니면 우리의 몸과 마음을 리모델링 업그레이드시킬 수 있고 산에서 소박한 진리를 깨달을 수 있다.

청산별곡(靑山別曲)에서 산은 우리 마음에 각박했던 작은 위안을 주고 쉼터를 준다고 했다. 산은 몸의 고향이고 어머니의 품이다. 삶에는 두 종류의 사람이 있다. 하나는 자연과 교감하면서 사는 사람이고, 다른 하나는 자연과 멀리하며 사는 사람이다. 산을 좋아하는 사람도 두 종류다. 아마와 프로다. 아마는 그저 산을 좋아하고 산으로 발길을 돌리는 사람이고, 프로는 산 속에서 살거나 산 도사(山道士)가 되어 생명이 다할 때까지 사는 사람이다.

일상에서 번잡했던 일들을 하나씩 털어내고 새로운 기운을 충전하는데는 산

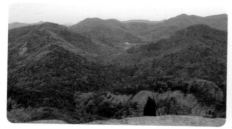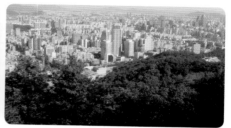

만한 게 없다. 산을 오르다 보면 그동안 잊었던 건강을 챙기게 되고, 돌부리에 채이기도 하고, 때로는 숨이 턱까지 차오르고, 다리는 천근만근 무거워져 사람들의 발목을 잡기도 한다. 하지만 포기하지 않고 한 발씩 거북이걸음으로 한 발 한 발 정상을 향해 내딛다 보면 어느새 발 아래로 시원스럽게 하늘과 산야(山野)가 펼쳐지고 마음이 상쾌함을 느낀다.

누구나 산을 좋아하는 사람은 산 마니아다. 주말마다 산을 찾는 사람도 산 박사이고, 지리산을 20번 갔단 온 사람도 지리산 박사다. 지리산을 수백 번 갔다 온 산에서 만난 사람은 "지리산을 아무리 보고보아도 볼 수가 없는 산"이라고 했듯이, 산은 신비한 비밀을 간직하고 있기 때문에 산을 한 번이라도 더 간 사람이 그 산 주인이다.

🍃 마운틴(산) 오르가즘을 맛보고 싶거든 산과 친구 삼아라!

산 정상에서 느끼는 기분은 상쾌함을 준다. 산행을 하다가 중도에서 포기하지 않고 올라가 정상에서 맛보는 성취감을 어떻게 다 말로 표현할 수 있을까? 산 정상에서 먹는 김밥이나 간식은 꿀맛이다. 산행 중에 햇빛(햇살)으로 마사지를 하고, 바람으로 샤워하고, 시원한 약수 한 모금에 심신을 적시고 나면 정말 잘 올라왔구나 하는 생각이 든다. 눈을 지그시 감고 새소리를 들으며 바람소리와 물소리에 몸을 맡기고 나면 자연인으로 돌아가 마치 신선(神仙)이 된 듯한 기분을 느낄 수 있다.

이런저런 이유로 사람들은 평일이나 주말에 가까운 산을 찾고 있다. 산은 오로지 두 발로 갈 수 있다. 짐이 가벼워야 산행하기가 편하다. 힘겹게 발자국을 디딜 때마다 온몸에 퍼져 있는 세포와 모세혈관에서 삶의 희망이 솟아나 지친 심신을 어루만져 준다.

수련서에 "수처작주(隨處作主) 입처개진(立處皆眞)"라 했다, 즉 "어느 산이든 머무는 곳마다 주인으로 서면 거기가 바로 득도(得道)한 곳이다"는 뜻이다. 필자는 산마니아다. 건강을 챙기고 마음을 쉬기 위해서 산에 간다. 몸을 다듬고 하체를 강화하고 자연과의 교감을 하고 태극권과 기공을 수련하고 산사람을 만나 공부를 하기 위해서 산을 간다.

세월은 얼굴에 주름을 만들지만 열정이 있는 삶은 영혼에 훈장을 달아 준다. 산은 스스로 움직이지 않는다. 산을 움직일 수 있다고 미쳐 날뛰는 사람들은 산에 갈 자격이 없다. 입을 다물고 침묵할 수 있는 사람은 산에 다닐 수 있는 자격이 있다. 산에서 마운틴 오르가즘을 느낄 수 있다. 산행 중에 숲과 나무와 함께 하고, 새소리를 듣고, 바람과 친구하며, 작고 깊은 계곡과 함께 하고, 솔잎 냄새가 향긋하게 피어나는 오솔길을 걷다 보면 큼직한 구슬땀이 콧잔등에 주렁주렁 맺힐 때 몸과 마음이 상쾌함을 느낄 수 있어야 한다.

TIP

1. 노자(老子)는 "도법자연(道法自然)", "모든 도(道)는 자연을 따른다"고 하질 않았는가? 자연이 노(怒)하면 사람은 바람 앞의 촛불! 사고와 재해를 두려워하라!

2. 옛 선조는 시조를 읊을 때 "세세년년화상사(歲歲年年花相似) 세세년년인부동(歲歲年年人不同)"라 했다. 즉 "해마다 꽃은 똑같이 피는데, 해마다 사람의 마음은 똑같지 않네", 식물이 싹 트고 꽃 피고 열매 맺는 데는 각기 나름의 시계가 있다. 해마다 봄은 오고, 봄이 오면 꽃이 피기 마련이다. 풀과 나무들은 저마다 아름다운 꽃을 피우며 생명의 신비를 꽃피우고 있건만 사람들의 생각은 자연과 너무 떨어져 살고 있다는 사실에 씁쓸할 뿐이다.

지상 최고의 건강법 태극권?

"건강하게 장수하고 싶거든 태극권을 하라!"
"지금, 한 번이라도 태극권을 더 하는 사람은 건강을 저축하는 것과 같다"
"돈, 사랑, 명예보다 더 중요한 것은 태극권을 친구로 삼는 일이다"

삼심육계(三十六計)의 중에서 맨 마지막이 "주위마(走爲馬)"다. 즉 "줄행랑이 제일이다"라는 뜻이다. 총이 없던 전쟁에서 달아나는 것이야말로 명철보신 할 수 있다는 최고의 전략이었다. 한 평생을 살면서 고난과 병 없이 사는 방법은 이 세상 어디에도 없다. 질병에 걸리는 원인은 크게 "인체의 불균형, 잘못된 생활 습관, 스트레스"이다. 이 세 가지를 동시에 해결하고 튼튼한 몸과 마음을 다스려주는 것이 태극권이다. 태극권을 만나는 사람은 이 세상에서 가장 귀한 건강을 보너스로 받은 사람이다. 건강하고 싶은가? 그럼 태극권을 만나라!

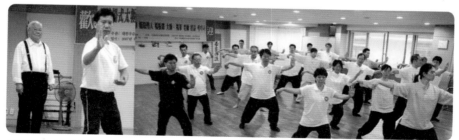

양진탁 노사, 양군 노사(양가태극권 5대 적통전인) 초청세미나, 심신수련센터 밝은빛태극권

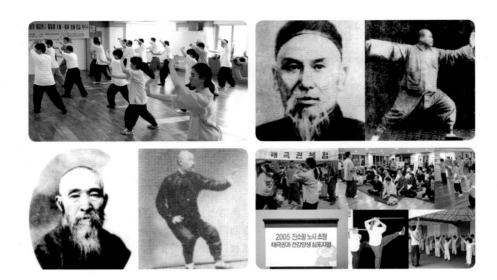

　1990년 북경 아시안게임을 통하여 태극권이 세상에 알려졌다. 태극권, 기공, 요가 등의 수련법이 수년 전부터 커다란 유행을 일으키고 있다. 서양에서는 몸에 대한 사고의 전환이 시작되었다.

　태극권이란 무엇인가? 태극권은 태극(太極)에 근거하여 창조된 권법이다. 몸의 이치로 말하면 허공에다 몸으로 쓰는 붓이다. 신체를 공경하고 용모를 바르게 하는 데는 태극권 만한 게 없다. 몸과 마음을 떼어놓을 수 없다는 것이 동양의 신체 사상이다. 정신이 바로 몸이다. 몸을 기르는 것이 마음이다. 왜 몸을 길러야만 하는가? 건강이 무엇보다도 중요하기 때문이다. 몸과 마음을 기르기 위해서는 태극권이 최고다. 몸 닦기는 생각으로 되는 것이 아니다. 느림의 움직임인 태극권을 닦는 것이다. 태극권은 원래 무술에서 출발했지만 현대에 와서는 건강을 지향하는 양생으로 정착되었다. 왜 사람들은 태극권을 선호할까? 다 이유가 있다. 건강한 몸과 마음을 가지려면 태극권을 해야 한다. 건강하고 장수하기를 원하는 사람은 한 번이라도 태극권을 더 하면 된다. 이는 과학적으로 증명된 사실이다. 태극권을 수련하는 2억 이상의 태극권 동호인들이 이를 증명한다.

🌿 오늘 운동이 몸에 저축된다

태극권은 움직이는 선(禪)이다. 생각이나 말(言) 보다는 몸으로 말을 한다. 중국에 다녀온 사람은 공원, 공터에서 남녀노소가 태극권이나 기공 체조를 하는 풍경에 놀란다. 우리가 살고 있는 서울은 병원과 약국이 건강 관리를 해주는 별천지라고 한다면 중국의 북경은 병원이 드물고, 스스로 몸을 지키는 태극권과 기공을 하는 사람 뿐이다.

태극권은 전 세계에 넓게 퍼지고 대중화 되고 있는 중이다. 태극권이 이렇게 보급이 된 것은 우연한 일이 아니다. 수 천 년의 결정체이자 동시에 현대 과학의 검증을 통하여 시대적 가치를 충분히 인정 받은 결과다. 바로 태극권 논문 1000여 편이 이를 증명한다. 이는 태극권이 양생(養生), 건강(健康), 호신(護身), 수신(修身)을 하는데는 가장 훌륭한 운동 방식임이 증명되었기 때문이다.

바야흐로 명상 시대다. 예전에는 종교인만 추구했던 수행법이었으나 명상은 이제 일반인의 삶 속까지 들어와 있다. 일본은 태극권 인구가 1600만 명이 넘는다. 생활 체육으로써 정착을 했다. 세계 최장수국이 된 것도 우연의 일치가 아니다. 태극권으로 건강을 다지고 있는 것이다. 태극권은 아무나 못 한다. 스승과 노력과 인내를 요구하기 때문이다. 태극권의 핵심은 노자가 이유제강(以柔制剛)처럼 부드러움에 있다.

태극권 건강법으로 미국, 유럽, 중국, 일본 등에서 열풍이 꺼질 줄 모르고 있다. 태극권을 배우고자 하는 사람은 세 가지만 요구된다. 스승을 누구로 할 것인가? 언제까지 할 것인가? 태극권 수련은 날마다 하는 것이다. 꾸준하게 수련을 해야 태극권 고수가 될 수 있다. 몸을 수련하는 데는 여러 갈래가 있다. 운동, 등산, 기공, 명상 등이 있지만 태극권만한 게 없다. 중국에서 공부(工夫)는 "무슨 일을 열심히 정성을 들여야 한다"는 뜻도 가지고 있다. 태극권을 한 번이라도 하는 사람은 한 만큼 몸에 에너지를 저축하는 것과 비례한다.

태극권의 효과와 작용

- 몸 안의 잠재력을 개발해 준다.
- 흩어진 정신을 통일시켜 준다.
- 기(氣)와 혈(穴)을 뚫어주고 경락을 소통시킨다.
- 인체의 삼보(三寶)인 정기신(精氣身)을 돕고 독소를 제거해 준다.
- 인체의 신진대사를 향상 시킨다.
- 인체의 기능을 활성화 시켜 건강에 이롭다.
- 혈액 순환과 스트레스를 해소한다.
- 몸의 긴장 상태를 이완 시켜준다.

태극권의 4대 원칙과 특징

- 양생 보건성으로 예방과 치유가 동시에 된다.
- 항상 건강한 몸매를 유지하며 삶의 질이 향상 된다.
- 언제 어디서나 몸과 마음을 지킬 수 있다.
- 원형의 유연한 움직임과 동작의 연속성으로 정신을 통일하며, 음양의 균형을 조화 시켜 몸의 기능을 활성화시키고 내공을 쌓는다.

1. 태극권과 친구가 되기 위해서는 세 가지가 필요하다. 첫째는 나를 지도해 줄 스승을 구하고, 둘째는 포기하지 않고 수련을 하는 것이고, 셋째는 언제 어디서나 태극권 동작을 할 수 있어야 한다.
2. 밝은빛 태극권에서는 각 유파별 태극권 외 건강도인술을 지도하고 있다. 서울 서초 구 방배동 함지박 사거리 전화 02-534-9505, 원장 010-3417-3235, 전북 전주와 익산 태극권 수련원 원장 010-3783-9200

마음산책이 행복을 부른다

"삶에서 몸과 마음을 닦는 일을 최우선으로 하라!"
"마음 속에 치렁치렁 붙은 때를 씻어내라!"
"나를 더럽히는 것을 삼가고 정신적인 풍요함을 추구하라!"

강 위에 놓인 대나무 다리 위를 걷는 것처럼 매 순간 깨어 수행에 도움이 되는 삶의 기술을 터득하라! 온 마음을 다해 영혼과 마음을 일깨워라! 정신을 집중하는 명상을 생활화하라! 내면의 부정적인 요소를 걷어내라! 그리고 건강에 해(害)가 되는 일을 피하고, 내 정신의 속도를 늦춰라!

사자성어에 "이단사설(異端邪說)"이라 했다. 즉 "자신의 무능력과 불성실을 회피하기 위한 합리화의 논리에 빠져 인생을 탕진한다"는 뜻이다. 왜 삶에서 마음산책이 중요한가? 종일 염불을 외고 경전을 읽어도 마음의 거울을 닦지 않으면 하나마나다. 한 우물을 파지 못하고 이것저것을 집적거리는 사람과 앞뒤 안 맞는 행동을 하는 사람은 수행자의 길을 갈 수 없다. 살다보면 마음은 더러워진다. 나를 닦고 더럽히지 않는 게 시급한 이유다.

세상에서 가장 귀한 것은 나(我)다. 우리의 영혼이 자리 잡은 곳이 마음이다. 그 마음은 육체와 연결 되어 있기 때문에 마음산책을 통해서 마음이 쉴 곳을 찾아야 한다. 하늘을 바라보고 소유에 얽매이지 말고 존재 이유를 알고 소박한 진

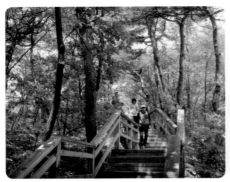
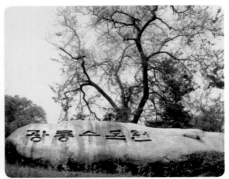

리를 깨달아야 한다. 그리고 잊어서는 안 될 것이 있다. 욕심의 덫에 걸려 세상에 가장 귀한 생명을 담보로 할 때가 있다는 것을 깨닫는 일이다. 욕심으로 인해 진흙 속에 있는 그 진주가 빛을 잃어가듯이 우리 마음 속에 있는 그 진주는 욕심으로 인해 마음의 빛을 잃어가고 있다. 지금, 욕심을 버리고 마음산책을 통해 잃어 버렸던 봄을 찾아야 너도나도 산다.

🍃 사물과 나 사이의 장벽을 무너뜨려라!

마음 속을 텅 비울 수만 있다면 마음 속에 잡동사니 생각을 다 잠재울 수 있다. 마음산책으로 내적인 변화를 추구해야 한다. 마음산책은 부정적인 생각을 일으키지 않는 마음 공부를 말한다. 마음은 본래 맑고 깨끗하고 텅 빈 공간이었지만 마음의 밭에 욕심과 탐욕을 불태워 마음을 다스리는 일에는 관심도 없는 삶은 불행의 혹을 달 뿐이다.

좋은 생각은 좋은 생각을 낳는다. 부정적인 생각은 부정적인 생각을 낳는다. 마음산책은 바이러스처럼 강한 전파력이 있어서 다른 사람의 마음까지도 마음을 훈훈하게 한다. 마음산책을 통해 깨달음의 집에 들어 갈 수 있다. 침묵을 하고 고요히 내면을 응시하며 불필요한 것에서 자유롭고 한가로움을 추구하면 된다.

마음산책을 하지 않는 사람의 마음은 잔뜩 때가 낀 거울과 같다. 사물을 비추지 못하면 이미 거울이 아니다. 거울을 씻어내고 닦아내면 거울은 다시 사물을 비춘다. 욕심의 먼지를 씻어내야 한다. 세상을 살면서 마음의 거울에 덕지덕지 붙은 때를 씻어내면 아무리 가난해도 마음산책이 되어 나눌 게 있다.

내 마음의 밭에 농사를 지을 수 있도록 해야 한다. 농부가 봄에 농사를 짓기 전에 흙을 잘게 고르고, 깡통, 나뭇가지, 비닐, 돌맹이를 걷어내고 흙을 부드럽게 한 다음에 씨앗을 뿌리듯이, 내 마음에 부정적인 생각, 용서 못하는 마음, 증오 등을 불태워야 한다. 어느 누구도 내 마음산책을 대신해 주지 않기 때문에 지금부터라도 어리석은 곳에서 깨우친 곳으로 건너가기 위하여 마음산책을 해야 한다.

캄캄할 때 가장 필요한 것은 빛이다. 마음을 다스리고 기르는 것은 도(道)다. 마음을 다스리고 기르는 것은 사람 좋다는 소리를 듣기 위해서 하는 게 아니다. 마음 속에 치렁치렁 붙은 속된 것을 걷어내라. 마음 속을 텅 비우고 빛나는 보석을 담아야 한다. 마음 공부가 본 궤도에 오르면 이것과 저것의 간격이 허물어지고 내 마음 속에 회심(回心)이 자리를 잡는다.

누구나 인터넷을 쓰고 스마트폰을 지닌 세상에서 마음산책이 쉽지가 않다. 하루에도 수십 번씩 습관처럼 메일함을 열어보고, 문자를 보내보지만, 내면은 평화롭지 못하고 허전한 이유는 마음 공부를 제대로 안했기 때문이다. 누구보다도 열심히 사는 것 같은데 행복하지 않는 이유가 무엇인가? 대부분의 사람이 자기 일상을 재미있게 꾸려가는 방법을 모르고 마음산책이 없는 삶을 하기 때문이다.

 내 마음의 정서가 감당할 수 있는 만큼만 소유해야 마음과 영혼을 일깨울 수 있다.

마음을 고치는 처방 30가지

"마음을 고칠 수 있는 것은 자신뿐이다"
"삼계탕은 삼복더위에 먹는 음식이고, 중화탕은 마음으로 복용하는 약이다"
"내 마음을 고쳐주는 곳을 찾아라!"

불교 수행법 중에 "돈오점수(頓悟漸修)"는 "단박에 깨친 다음에 서서히 닦아 간다"는 뜻이다. 깨달음은 단박에 오지만 그런 뒤에 오랜 세월 동안 쌓인 무명의 습기인 몸에 밴 습성을 서서히 제거해 나가는 주장이다. "돈오돈수(頓悟頓修)", 단박에 깨치고 단박에 닦아 확실하게 깨치면 더 이상 다시 닦을 것이 없다는 주장이다. 송광사 구산선사의 문하의 선승들은 돈오점수를 주장하는 데 비해 해인사 성철스님의 문하의 선승들은 돈오돈수를 주장한다. 일반지도(一反至道)는 단한 번의 생각을 돌이켜 깨달음에 이르는 방법이다. 깨달음을 얻기 위해서는 늘하던 방식으로 해서는 얻을 수 없듯이 마음을 다스리는 일에 정진해야 한다.

사람은 마음으로 산다. 마음이 아프면 어떻게 고쳐야 하는가? 마음을 고쳐주는 곳이 어디에 있단 말인가? 내 마음을 고치는 방법이 있다. 조선시대 퇴계 이황의 활인심방(活人心方) 첫 부분에 나오는 중화탕(中和湯)에 30가지 마음처방이 있다. 형체가 있는 보이는 유형(有形)이 아닌 무형(無形)의 약재다. 이 약재를 먹고 싶은가? 마음으로 먹을 수 있다. 삶에는 자신감을 주는 다섯 가지 마음이 있다.

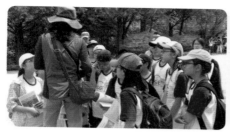
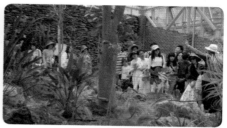

강심(强心)은 쉬지 말고 자기를 강화하는데 쓰고, 정심(正心)은 마음을 의(義)를 위해 쓰고, 인심(人心)은 남을 돕는 데 쓰고, 개심(開心)은 마음의 문을 여는 데 쓰고, 일심(一心)은 정신이 한 곳에만 집중하는데 쓴다.

🍃 마음을 다스려라!

사람의 행동과 말은 그 사람의 마음에서 나온다. 해즉식섭색(解則識攝色), "깨우치면 앎이 물질을 지배하고 어리석음으로부터 벗어날 수 있다." 성경에서는 마음을 선(善)과 악(惡)의 양 날개로 표현하고 있다. "그 무엇보다도 너는 네 마음을 지켜라! 그 마음이 생명의 근원이다."

사람이 가장 많이 먹는 게 마음이다. 이 마음을 넉넉하고 편안하게 하는 방법은 있는 것인가? 없는 것인가? 하루에 오만가지를 생각하는 마음을 나 보다는 남을 위한 사랑과 봉사 은혜의 법칙의 테두리 안에서 쓰고 사소한 것에 감사하면 된다. 생명에는 세 단계가 있다. "육체인 몸, 마음, 영(靈)"이다. 쓰면 쓸수록 노후되는 것이 몸이고, 마음은 긍정과 부정에 따라 반응한다. 인격적인 변화 위에서 쓰면 쓸수록 강해지는 것이 영이다. 마음의 병은 남이 치료해 주지 못한다. 자신만이 치료할 수 있다. 과학과 의학이 발달했지만 마음을 치유하고 영을 치유하는 곳은 없다.

마음처방은 어디서 찾아야 하는가? 마음을 사용하고 제 자리에 놓으면 된다. 처음의 자리로 놓고 자연으로 몸과 마음을 옮기면 된다. 마음 속에 세상사 때가 물들지 않도록 잡다한 것에 얽매이지 않으면 된다. 인간처럼 약한 게 없다. 제 손에 든 도끼로 제 발등을 찍는 짓을 범할 때가 많다. 항상 젊고 건강한 줄 알고 몸뚱이를 훼손해 가면서 삶을 낭비하고 물질만 믿고 과학만을 믿으려는 외통수를 고집하면서 끝없이 자충수를 두고 있는 게 큰 문제다. 마음으로 복용하는 약(藥)이다. 눈에 보이는 처방이 아닌 마음으로 복용하는 약이 퇴계 이황의 활인심방(活人心方)에서의 중화탕(中和湯) 30가지는 마음에 힘을 사용하여 마음의 맛을 음미하여 잘 씹어 가루로 만들고 여기에 심화(心火) 한 근과 신수(腎水) 두 종기를 잘 저어 오분(五分)이 될 때까지 오래 달여 가리지 말고 수시로 마음으로 복용하면 된다.

🪶 마음처방 30가지

- 사무사(思無邪) : 생각을 간사하게 하지 말아야 한다.
- 행호사(行好事) : 좋은 일을 해야 한다.
- 막기심(莫欺心) : 마음을 속이지 말아야 한다.
- 행방편(行方便) : 편안하게 행동하여야 한다.
- 수본 분(守本分) : 자기 본분을 지켜야 한다.
- 막질 투(莫嫉妬) : 시기하고 질투하지 말아야 한다.
- 제교사(除狡詐) : 교활하고 간사함을 버려야 한다.
- 무성실(務誠實) : 모든 일에 성실하여야 한다.
- 순천도(順天道) : 하늘의 이치에 따라야 한다.
- 지명한(知命限) : 타고난 명(命)의 한계를 알아야 한다.
- 청심(淸心) : 마음을 맑고 깨끗이 하여야 한다.

- 과욕(寡慾) : 욕심을 적게 하여야 한다.

- 인내(忍耐) : 참고 견디어야 한다.

- 유순(柔順) : 성정(性情)을 부드럽고 순하게 하여야 한다.

- 겸화(謙和) : 겸손하고 온화하여야 한다.

- 지족(知足) : 만족할 줄 알아야 한다.

- 염근(廉謹) : 청렴하고 근면하여야 한다.

- 존인(存仁) : 어진 마음을 간직하여야 한다.

- 절검(節儉) : 검소하고 절제하여야 한다.

- 처중(處中) : 한쪽에 치우치지 말고 중용을 지켜야 한다.

- 계살(戒殺) : 살생을 경계하여야 한다.

- 계노(戒怒) : 성냄을 경계하여야 한다.

- 계폭(戒暴) : 포악하지 말아야 한다.

- 계탐(戒貪) : 탐욕을 경계하여야 한다.

- 신독(愼篤) : 매사에 신중하고 독실하여야 한다.

- 지기(知機) : 기미를 잘알아서 하여야 한다.

- 보애(保愛) : 사랑을 지녀야 한다.

- 염퇴(恬退) : 물러나야 할 때를 알고 물러나야 한다.

- 수정(壽淨) : 고요함을 지녀야한다.

- 음즐(陰騭) : 숨어서 남을 해치지 말아야 한다.

TIP

1. 인생에서 다시 얻기 어려운 것은 청춘이다. 인생 최고의 풍요는 자비와 적선(積善)에 있고, 최고의 행복은 마음의 평화에 있다.
2. 참으로 어리석은 사람은 세월을 의미 없이 보내고, 현명한 사람은 마음과 영혼을 일깨우는데 시간을 투자한다.
3. 행복과 불행은 마음의 절제에 있고, 몸을 혹사시키면 병의 암초가 기다리고 있다. 살아 있다는 사실에 감사하고, 평소에 건강을 챙겨라! 돈으로 목숨을 살 수 없다는 걸 깨닫고 세월을 아껴라!

"삶은 속도가 아니라 방향이다, 느림은 깨달음의 첫 번째 관문!"
"개인의 자유를 일컫는 가치가 느림이다"
"세월을 잡고 싶은가? 느림의 삶으로 유턴하라!"

사자성어에 "강노지말(强弩之末)"이라 했다. 즉, "시위를 떠난 화살도 먼 데까지 날아가다 보면 그 끝에 가서는 힘이 다해 떨어지고 만다"는 뜻이다. 지금 우리들의 삶이 열차가 궤도도 없이 시속 100km 이상으로 달리고 있다고 생각하면 된다. 삶의 속도가 빠르면 빠를수록 자연과의 교감은 없고, 사는 것이 무엇인지 생각할 겨를도 없다. 속도의 엔진을 끄고 하늘과 땅을 보고 주위를 살피며 어떻게 사는 것이 잘 사는 것인지 스스로 자신에게 묻고 화두(話頭)에 빠진다면 또 다른 세상이 보인다.

한자에서 바쁠 "망(忙)"은 마음 "심(心)"과 망할 "망(亡)"이 합쳐진 글자이다. 바쁘면 마음이 망하게 된다는 깊은 뜻이다. 마음이 죽은 가운데 시간에 쫓기면 삶이야말로 재미 없고 생명이 없는 낙엽이 되고 만다. 바쁜 속도가 가장과 사생활까지 망가뜨리고 있다.

모든 것이 무선 인터넷과 스마트폰으로 처리 되는 세상이 되어 버렸다. 만물의 영장이라 일컫는 우리는 이성과 논리를 해독하지 못하고 있다. 그저 돈 잘

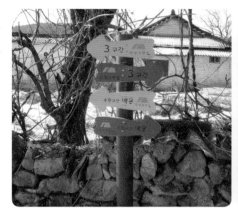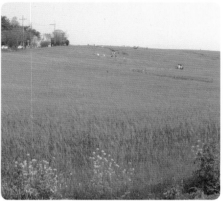

벌어 출세해서 부자로 사는 길을 찾기 위하여 속도에 몸을 싣고 있음을 부인하지 못한다. 지금 대다수 많은 사람들은 내면의 기쁨은 없고 자신들의 삶을 황폐화시키면서 속도의 노예가 되었다.

🍃 느림은 깨달음의 첫 번째 관문이다

자연이 주는 고마움이나 느리게 사는 것이 인간의 가치나 자유를 추구하는데 얼마나 중요한지를 잊은 채 살고 있다. 피에로 쌍소는 "느림은 개인의 자유를 일컫는 가치"라고 했다. 지금부터라도 삶의 이유를 알고 자연과 교감을 통해 소박한 진리를 깨달으며 느림을 예찬하면서 자존감을 회복해야 한다. 그리고 돈이면 다 된다는 생각을 버리고 온전한 나를 발견하기 위하여 마음을 다스리고 자신을 성찰하는 삶으로 전환해야 한다.

우리의 삶은 어떤가? 속도에 몸을 싣고 빠르게 좀 더 빠르게 더 빠르게 사는 것이 더 이상 미덕이 아니라는 것을 알았고, 느림이 답이라는 것을 알았다. 무슨 일이든 빠르게 처리하는 사람이 인정을 받는다. 우리는 불명예스럽게도 코

리안 타임이라는 꼬리표를 달고 산다. 빨리빨리 문화에 익숙해 있고 일을 할 때도 놀 때도 먹을 때도 서두른다. 삶의 속도가 빠르면 빠를수록 시야는 점점 좁아지고, 주위를 돌아볼 여유를 갖지 못한다.

살면서 진정한 회심(回心)을 맛보기는 쉽지가 않다. 엉덩이꽁지에 불이 난 것처럼 바쁘게 사는 사람은 언젠가는 자기 발 등을 찍는 우(愚)를 범할 수 있다. 지금 당장 필요한 것은 삶에서 몸이 먼저라는 것과 이 세상에서는 아무도 나를 구해 줄 수 없다는 것을 깨닫는 일이다.

우리는 삶의 이유도 모른 채 독불장군인양 제멋대로 살 수는 없다. 상식에 어긋나는 것을 삼가고 하늘과 땅이 없이도 살 수 있다는 듯이 미쳐 날 뛰는 인간으로부터 벗어나야 한다. 정직과 정의를 팽개친 채 양심을 팔아먹는 돈 밖에 모르는 졸부(猝富)만이 판을 치는 세상에서 바르게 사는 길은 느림의 삶으로 유턴하는 일이다.

행복하고 싶은가? 행복을 위해서는 양심적으로 얼마의 책임과 준비, 때로는 절제와 희생이 필요하다. 지금 세상과 타협하기 전에 자신과 먼저 타협하고 느림의 삶을 추구하면 된다. 그리고 인생 6대 관리인 건강 · 시간 · 재능 · 정신 · 행동 · 노후 관리를 철저하게 해야 한다.

1. 우리는 바쁘게 서두르며 앞만 보고 살아왔다. 내 삶을 송두리 채 다 잃지 않기 위해서는 자신을 챙기고 엉덩이꽁지에 불이 난 것처럼 바쁜 삶에서 느림의 삶으로 전환해야 한다.
2. 하늘과 땅이 없이도 살 수 있다고 큰 소리 치지 말고, 지금까지 삶의 이유도 모른 채 독불장군인양 제멋대로 살아왔다. 상식에 어긋나는 것을 삼가라!

"행복은 조촐하고 사소한 곳에 있다"
"마음을 긍정적으로 바꾸면 행복은 저절로 찾아온다"
"행복하려거든 감사, 건강, 희망, 자연, 자비심으로 무장하라!"

장자는 "낙출허(樂出虛)"라 했다. 즉, "즐거움은 허(虛)에서 나온다"고 했다. 허(虛)는 텅 빈 것이다. 무엇이 텅 비었다는 것인가? 마음 속이다. 그래서 텅 빈 마음을 허심(虛心)이라 한다. 왜? 사람은 치열한 경쟁인 삶의 바탕에서 몸부림 치며 아우성을 쳐야 하는가? 그것은 여러 가지 이유가 있겠지만, 즐거움도 모른 채 파멸을 향해 너나 없이 돌진하거나, 마음을 비우지 못한 탓이다. 행복하고 싶은가? 마음의 부자가 되도록 노력하라!

행복을 어디서 어떻게 찾을 것인가? 행복은 알고 보면 조촐하기 짝이 없이 사소한 곳에 있다. 내 기대 수준이 만족할 때 내 마음에 자리를 잡는다. 불필요한 것을 털어내고 소중한 것을 내 마음의 항아리에 담을 수 있어야 한다. 하지만 자연도 낭만도 추억도 없이 그저 돈만을 쫓는 삶 속에서 부자가 되는 벼락 부자 병에 걸려있는 게 문제다.

돈이면 모든 것이 다 해결 되고 행복할 거라고 믿는 동물은 사람 밖에 없다. 그러나 곰곰이 생각해 보면 돈으로 사람의 건강과 생명은 살 수 없기 때문에 깨

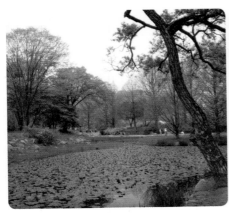
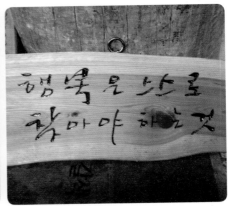

담는 게 시급하다. 날마다 홍수처럼 쏟아지는 정보를 담는 것보다 무엇보다 중
요한 것은 인간의 가치를 높이며 옳고 그름을 판단할 줄 알고 정체성을 확립하
고 행복을 맛있게 요리할 수 있어야 한다. 그리고 사소한 모든 것에 감사하며
내 마음의 항아리에 나를 행복하게 할 수 있는 요소들을 차곡차곡 담고 화두(話
頭)로 삼으면 된다.

　오늘도 저마다 행복하겠다고 남들 하는 대로 하고, 가자는 대로 이리 저리 몰
려다니기만 한다면 얼마가지 않아 행복은 고사하고 불행의 혹만 늘어난다. 불
행의 혹을 달고 싶지 않으면 욕심의 덫에서 빠져 나와야 한다. 세상이 만만치
않고 각박할지라도 삶의 속도를 느긋하게 하고 보다 베푸는 삶으로 전환해야
한다. 마음이 가난한 사람은 욕심을 부리지 않듯이 마음을 다스리며 마음 속을
텅 비워야 하는 이유다.

🍃 행복하고 싶거든 당장 긍정으로 유턴하라!

세상에서 가장 행복한 사람은 누구인가? 지금 하고 있는 일이 행복해서 미치겠다고 하는 사람이야말로 진짜 행복한 사람이다. 세상사 만사를 제쳐놓고 나만의 시간을 갖는 사람은 행복한 사람이다. 꿈을 크게 간직한다고 해서 행복을 보장 받는 것은 아니다. 행복은 지식이나 돈으로 얻어지는 것이 아니기 때문에 스스로 만들어 나가야 한다.

바쁜 삶 속에서는 진정한 인간의 가치나 자유함을 찾기 어렵다. 누구나 다 갖고 싶어 하고, 하고 싶은 일이 있다 해도 절제가 바탕이 되어야 한다. 그리고 세상과 타협하는 일보다 더 경계하고 우선 순위로 해야 할 것은 건강을 챙기고 신선 놀음 같은 한가함을 추구하는 삶으로 유턴해야 한다.

인생 100세 시대에 사는 사람들! 3만 6500일에는 그날마다 할 일이 있다. 그때그때 미루지 말고 그날 할 일은 그날 해야 한다. 만약 당일(當日)에 할 일을 하지 않으면 그날은 공일(空日)이 된다. 한가함도 추구하면서 부지런히 제 할 일을 하는 것이 자연의 이치와 같은 속도로 가는 것이다. 당신의 몸과 마음의 속도는 몇 km(킬로미터)인가? 몸과 마음이 따로 놀지 않고 한가함을 추구할 수 있도록 속박에서 벗어나 나를 일깨우는 내 마음의 행복한 여행을 떠날 수 있으면 행복한 사람이다.

1. 나를 묶고 있는 속박에서 벗어나 자연을 벗 삼아 여행을 떠나는 사람은 행복한 사람이다.
2. 열흘 만에 버리는 것은 누에고치다, 여섯 달 뒤에 버리는 것은 제비둥지다, 일년 후에 버리는 것은 까치집이다. 사람은 하늘과 땅의 주인이 될 수 없다. 나를 지키고, 해방시켜라! 내 마음에서 즐거운 삶이 샘솟게 하라! 내 마음 속에 숨어있는 빛나는 보석을 삶에 적용하라!

인체의 삼보(三寶)

"건강하고 싶거든 부모로부터 받은 원기(元氣),
내 생명의 원천 정기(精氣)를 보존하라!"
"사람의 생명의 근원은 기(氣) 에너지이다"
"규칙적인 운동과 등산을 통해 정기신을 축적하라!"

　인체의 삼보(三寶)인 정(精), 기(氣), 신(神)은 생명의 근원이 되고 균형을 이루면 원기(元氣)가 충만해져 건강할 수 있다. 정(精)은 정력(精力)으로 운동 또는 활동의 원동력이고, 기(氣)는 원기 또는 기력이고, 신(神)은 정신 의념(意念)이다.

　정기신(精氣神)은 사실상 분리해서 하나하나의 독립된 요소로 설명하기는 매우 곤란하다. 예를 들면 물(水)은 천지의 정(精)이고, 바람(風)은 천지의 기(氣)이며, 불(火)은 천지의 신(神)으로 볼 수 있다. 그래서 사람은 물을 취(取)하여 정(精)을 바람을 취함으로써 기(氣)를 불을 취함 하여 신(神)의 에너지로 쓴다.

　"정(精)"은 쌀 "미(米)" 자와 푸를 "청(靑)" 자의 조합어로, 매일 먹는 음식물과 호흡을 통해서 에너지가 하나가 되어 생성되는 것을 의미한다. 음식물을 통해서 땅의 기운인 지기를 취하고 호흡을 통해서 하늘의 기운인 천기를 취하여 이 둘이 몸 안에서 조화를 이루어 정이 만들어지는 것이다.

　도교(道敎) 〈내단학〉에서 인체의 3가지 보물은 하단전의 에너지인 정(精)과, 중단전의 에너지인 기(氣), 그리고 상단전의 에너지인 신(神이)이다. 하늘의 해(日), 달

⒳, 별⒲과 비교해서 소우주인 인간의 3보⒳라 불리는 精·氣·神은 인체의 정수격인 영양 물질, 생명 활동을 구성하는 기본 물질이다.

🌿 생명인 정⒳을 잘 보존하라!

정⒳은 기⒲를 만드는 기본적인 요소로 정력이 약해지면 몸이 쇠약해지고 일의 추진력이 떨어지며, 의욕 상실과 우울증에 빠져 삶에 의욕까지 잃어버린다.

조선시대 허준이 쓴 〈동의보감〉에서 "정이 몸보다 먼저 생기며 오곡을 먹어 생긴 영양분이 정을 만든다"고 했고, 황제내경 〈소문〉⒲ "금궤진언론⒲論"에서 "정이란 신체의 본⒲이다"라 했다. 즉 "좁게는 정액을 뜻하기도 하지만 넓게는 생식 활동과 생명 활동을 가능케 하는 기본 물질이자 정은 몸의 뿌리다" 라는 뜻이다.

모든 만물은 정⒳으로 구성되어 있으므로 정⒳이 충만하면 만물은 그 생명력이 넘쳐흐르고 따라서 윤택해진다. 정기는 인체의 신장⒲·콩팥⒲에 저장된다. 신장은 골수를 생성하고 생장과 발육, 후대의 번식을 담당하는 중요한 작용을 한다.

정⒳은 그 활동 현상에 따라 하나는 본래의 정⒳으로 신장에 축적되어 인체 각부의 필요에 따라 공급하고, 혈액으로 변하여 인체 각부에 영양 물질과 질병으로부터의 방위 능력을 부여해주고, 진액⒲液⒲이 되어 소화 작용과 살균 작용을 한다.

우리는 평소⒲에 흔히 원기⒲란 말을 많이 쓴다. "원기부족⒲不足⒲", "원기왕성⒲旺盛⒲", "사람은 氣를 받아 태어난다", "사람의 생명은 氣의 모임이다. 등 모두 氣의 기본적인 생명 발원력을 일컫는 말들이다. 생명력의 기본이 되는 원기⒲는 "근원이 되는 기⒲"로 만물생성⒲生成⒲의 근원⒲源⒲이다.

신은 사람의 정신 활동을 의미하여 생명이 있는 것과 없는 것 사이에서 구별되는 것을 총체적으로 표현한 추상적인 말이다. 신은 정신이라는 말처럼 물질적 요소보다는 다소 고차원적인 의미를 가진다. 신은 우리 몸의 주인으로서 활동하며 인간을 구성하는 요소 중 가장 높은 위치를 차지한다.

조선시대 허준이 쓴 〈동의보감〉에서 "제일 좋은 것은 신의 보양이고, 육체의 보양은 그 다음이다. 신이 편안하면 장수하고 신이 없어지면 육체도 없어진다"고 했고, 〈황제내경〉에서 "신은 수곡의 정기에서 생겨난다. 음식물의 정수가 저장되어 오장의 기운을 기르니 기운이 조화로워져 생명이 영위되고 진액이 생겨나니 신이 저절로 생겨났다"고 했다.

인체 건강의 핵심은 음양의 균형

"우주의 섭리인 음양의 이치는 생명이다"
"음양오행의 진리를 거슬리면 내 몸의 주인은 병이다"
"삶을 맛있게 요리하는 방법은 음양에 있다"

예부터 사람은 자연 속에 존재하는 작은 우주이며 천연계의 기(氣)와 음양(陰陽)의 영향을 받는다. 사람은 자연의 섭리에 순응하고 음양의 법칙에 순응하고 술수를 조화롭게 하여 절제로 음식을 먹고 규칙적인 생활을 하여 쓸데 없는 일에 인생을 낭비하지 않았다.

음양의 조화와 균형은 자연계는 물론 세상에 모든 생명체에 직·간접적으로 영향을 미치고 있지만 우리는 음양의 고마움을 잊고 살고 있다.

오래전 김포공항 주변이 밤낮으로 가로등을 켜 놓으니 벼에 이삭이 맺지 않아 농민들이 정부를 상대로 피해 보상을 요구하여 보상을 받았다. 자연의 이치인 낮과 밤을 바꿔서 생활하는 사람들 많다. 정작 소중한 것이 무엇인지도 깨닫지 못하고 건강에 해가 되는 것을 반복함으로 수년 후에 감당할 수 없는 병에 걸린다.

일찍이 영국의 화학자 프리스틀리(priestley J)는 1772년경에 밀폐된 유리컵 속에 녹색 식물과 동물을 각각 넣고 생존여부를 실험하였다. 결과는 모두가 죽었다.

그러나 밀폐된 유리컵 속에 식물과 동물 같이 넣어 놓고 키우니 건강하게 살았다.

🍃 자연의 이치를 알고 건강하고 싶거든 음양을 벗어나지 말라!

주역 계사전에서 "일음일양지위도(一陰一陽之謂道)"라 했다. 즉 "하나의 음과 하나의 양을 일컬어 도(道)"라는 뜻이다. 자연계의 생명체는 암수가 만나 도를 이룬다.

하나 속에 정반대 되는 음양이 공존함을 우리는 알고 있다. 수박은 겉이 딱딱하고 속이 부드럽다(조개, 소라, 참외, 거북, 자라 등) 복숭아는 겉이 부드럽고 속이 딱딱하다(자두, 살구, 물고기 등) 남자는 양이고 여자는 음이다. 음 속에 양이 있고 양 속에 음이 공존하고 있는 것이다. 물 속에 빠져 익사했을 때 남자는 등이 뜨고 여자는 배가 뜨는 것은 흥미 있는 사실이 아닐 수 없다. 어디 이 뿐인가? 고향으로 돌아가는 연어를 보라! 회기본능 원동력으로 연어의 짝은 우주와 숙명이다. 꽃들의 유혹도 그렇다. 식물은 땅에 고정 되어 향기나 아름다움으로 벌, 나비, 곤충을 음양으로 이용한다.

자연계에는 하나가 또 다른 하나를 죽이는 상극도 있다. 음양도 상대성이 적용된다. 어느 섬에 뱀이 많이 있었다. 돼지를 풀어놓으니 뱀이 없어졌다. 돼지는 차가운 성질을 갖고 있고 뱀은 뜨거운 성질로서 돼지의 지방질이 있어서 뱀을 먹어 치울 수 있었다.

두한족열(頭寒足熱)해야 건강한 사람이다. 즉 머리는 차갑고 배는 따뜻해야 한다. 일본인은 식사 전에 뱃 속을 따뜻하게 하기 위해 정종 한 잔이나 따뜻한 음식을 먼저 먹고 차를 마신다.

감기에 걸렸을 때 비타민C가 많은 귤을 바로 먹지 않고 후라이팬에 살짝 데쳐서 먹으면 좋다. 차가운 성질의 반찬보다는 먼저 따뜻한 반찬을 먹고 식사를 해야 건강을 지킬 수 있다는 지혜를 알려주었다.

우리 조상은 남성은 하늘에서 기운을 머리와 어깨로 받는다고 보았다. 그래서 남자는 치마를 입지 않고 한복 바지 밑을 묶어 음의 기운을 인위적으로 차단했던 것이다. 여자는 둔부(臀部)와 하체를 통하여 음기를 받기 위해 치마를 입었고, 그것도 부족하여 치마 속에 음의 기운을 담은 소꼬쟁이를 소지하고 다녔다.

온돌방과 구들장이 사라진 요즘은 주거 문화가 아파트로 바뀌었다. 예전에는 아궁이에 불을 지피기 위해 직접 나무를 해야 하고 불을 지피면서 아궁이의 불 기운을 받았다. 여성은 배와 자궁을 따뜻하게 하니 자연스럽게 수승하강이 이루어져 여성 질환과 산부인과 병은 없었다. 오늘날은 어떤가? 아파트에서 80% 이상이 살고 있기 때문에 자궁암, 유방암 등으로부터 자유롭지 못하다.

이열치열이나 이독치독 등도 음양에 바탕을 두고 있다. 여름에 삼계탕을 먹는 것은 겉은 뜨겁고 속은 차기 때문이다. 겨울에 동치미를 먹는 것은 우물 속은 따뜻하기 때문이다. 숨을 들어 마시는 것은 음이고, 숨을 내뿜는 것은 양이다. 비만인 사람은 풍선만 불어도 살이 빠질 것이다. 관현악기를 부는 사람은 비만인 사람이 드물다.

불면증으로 시달리고 있는 사람은 여러 가지 이유가 있겠지만 음양 이론에서 보면 음기가 부족하기 때문에 음의 꽃인 안개꽃을 한 다발 사서 머리 발에 놓으면 잠이 잘 온다.

동양 의학에서는 양적인 사람은 음으로 치료하고 음적인 사람은 양으로 치료한다는 원칙이다. 음양을 알고 나면 한(寒)·열(熱)·허(虛)·실(失)·표(表)·리(裏)를 알아야 한다. 보이는 세계는 보이지 않는 것이 주관한다. 마음이 몸의 주인 노릇을 하기 때문에 음과 양, 겉과 속, 허와 실, 차고 더움을 관찰하는 게 시급하다.

음양의 구분

구분	양(陽)	음(陰)	비고
음양은 생명이다	기(氣), 정신, 남(男), 봄, 여름	혈(血), 육체, 여(女), 가을, 겨울	· 정신은 신경(음), 의식(양)이다. · 남자는 물에 빠지면 등이 뜨고 여자는 배가 뜬다.
	하늘, 태양, 낮	땅, 달, 밤	
	외부, 날숨, 육부	내부, 들숨, 오장	
	북극, 홀수	남극, 짝수	
	현재의식	잠재의식	
	얼굴(코, 귀)	얼굴(입, 눈)	

음양 오행의 관계표

구분	목	화	토	금	수
음	간	장	비장/췌장	폐	신장
양	담낭	소장	위장	대장	방광
긍정적 감정	친절	사랑, 기쁨, 존경	공정, 수용성	정의, 용기	부드러움
부정적 감정	분노	증오, 조급	걱정, 근심	슬픔, 우울	공포
행성	목성	화성	토성	금성	수성
방위	동쪽	남쪽	중심	서쪽	북쪽
에너지의 성질	성장, 발전, 생성	팽창, 발산	안정	수축	보존, 수집
성장 사이클	파종, 싹이 움틈	개화, 열매 성장	열매 성숙, 수확	씨 떨어짐	휴면 중인 씨앗
계절	봄	여름	수확기	가을	겨울
땅 위의 경과	유년	청년	장년	노년	죽음
몸의 소리	고함	웃음	노래	울음	곡소리
맛	신맛	쓴맛	단맛	매운맛	짠맛
보양 기관	신경, 힘줄	혈관, 유관 관계	근육, 살, 근막	피부	뼈, 이빨
오관	눈	혀	입술, 입	코	귀
온도	따뜻하고 습한	뜨거운	온화한	서늘하고 건조한	추운
분비물	눈물	땀	침	점액	소변

체취	악취, 색을 좋아하는	타는 냄새	향기	역겨운 냄새, 살진	썩은 냄새
뻗어가는 장소	손톱	안색	입술	체모	머리카락
색깔	푸른색	붉은색	노랑색, 갈색	흰색	검은색, 진청
소리	스—	하—	후—(후음)	스—	후—(입술 소리)
기능	조절과 결정	온기, 활력, 흥분	통합하고 안정시키고 균형 잡는 능력	힘과 안정	야망과 의지
생체 기능과 관계	신경계	혈관, 호르몬	소화, 림프, 근육계	호흡계	재생 기관 비뇨기계
혈과의 관계	혈액 저장과 거름	내분비선계 혈액 순환	혈액 저장과 정확	산소 공급, 일산화탄소, 독소 제거	골수내 혈액 생산
소화기의 관계	단백질 합성, 제독, 영양 배분	소장내 음식물 흡수와 선택	음식섭취 감독에너지를 맛에 따라 각 기관에 보내기	대장을 통한 배설	감독
기와의 관계	따뜻하게 하는 효과	뜨겁게 하는 효과	균형 잡는 효과	서늘하게 하고 건조시키는 효과	치게 하는 효과
동물령	푸른 용	붉은 꿩	노란 불사조	흰 호랑이	검은 거북이
영적 고향	영적인 혼	영혼	결정	동물 령들	의지
정신적 양상	정신적 명확성	직관	즉물성	감성적 감수성	의지력, 창조

우리가 몰랐던 자연의학 이야기

🌿 카이로프랙틱

    카이로프랙틱은 카이로(chiro) 손을 의미하는 단어와 프랙틱(practic) 치료를 의미하는 그리스에서 생겨난 단어이며 주로 손을 사용하여 삐뚤어진 척추관절을 바로잡음으로써 목디스크, 좌골신경통, 요통 등을 치료하는 방법이다.

    미국에서는 허리와 목에 통증을 느끼는 사람들의 약 30% 이상이 카이로프랙틱 치료를 받을 만큼 보편화된 방법이다. 특별히 우려할 만한 부작용을 유발하지 않으면서 자연스러운 방법으로 통증을 치료하므로 일반 정형외과나 병원 치료에 비해 환자들에게 높은 만족감을 얻는 경우가 많다.*

    카이로프랙틱은 철학, 과학, 예술이 모인 자연의 법칙을 따른 요법이다. 그것은 추골의 변위에 의해서 신경이 압박 되고 있는 추골의 골관절면을 손을 이용해 정상적인 위치가 되도록하여 신경 압박을 제거하고 뇌로부터의 선천적 치유

---

* 제 1회 세계대체의학 학술대회, 1999, 카이로프랙틱의 어제와 오늘 그리고 미래, 김일환, 32쪽

력을 100% 작용시키는 것으로써 병(Disease)을 고치는 요법이다.

카이로프락틱은 척수와 척수신경의 압박을 뇌로부터 각 세포 기관으로 신경 에너지 전달력을 정상으로 되돌린다. 카이로프락틱에서는 손으로 이들 관절에 빠르고 적절한 움직임을 가하여 관절의 운동성을 증가시켜 관절의 유착도 풀고 통증을 감소 시켜 준다.

카이로프락틱은 질병에 대한 치료라기 보다는 우리 몸의 자연치유력이나 면역력을 높여서 통증을 해소시키고 건강한 상태로 되게 하는 전인적인 치료라고 할 수 있다. 약물이나 주사 요법 혹은 수술적인 방법으로 통증 신경의 정상적인 활동을 차단하는 것이 아니라 뇌를 비롯한 신경계의 활동을 활성화시킴으로써 인체가 원래 가지고 있는 통증 억제력을 극대화하는 방법이다.

🌿 스포츠 테이핑 요법

스포츠 테이핑 요법은 1982년 일본의 카세 겐조 박사가 근육 및 관절염의 치료를 위한 연구 과정에서 테이핑 요법을 적용하면서 발전되었고 지금은 자연요법으로 피부를 통해 전신의 건강을 조절하고자 하는 민중의학이다. 관절이나 근육에 대한 상해의 예방, 보호, 치료 또는 기타의 목적으로 접착 테이프나 신축성 있는 테이프를 사용(붙이는)하는 과정을 스포츠 현장에서 행한다. 현재 각종 운동 선수는 물론 일반인들도 각종 통증의 치료를 위해 널리 쓰이고 있으며, 그 테이프는 일반 수퍼마켓에서도 판매할 정도로 대중화 되고 있다.

피부는 감각 신경과 자율 신경이 분포되어 있으며 피부를 통해 근육의 감마 운동반사 역시 영향을 받기 때문에 피부는 인체 내부의 모든 것을 반영하는 창문이라고 할 수 있다.

테이핑을 통해 근육(근육 생리), 척추반사, 생리학, 통증과 디스크, 퇴행성 관절

염, 류마티스성 관절염, 통풍성 관절염, 염좌, 오십견, 척추강 협착증, 척추전방
전위증, 강직성척추염, 어깨의 통증의 완화 등에 효과를 줄 수 있다.

스포츠 테이핑 요법은 부작용이 없고 간단하며, 누구나 쉽게 할 수 있으면서
도 비교적 효과가 빠르다는 장점이 있다. 운동시 관절의 가동 범위 제한, 환부
조직의 교정, 압박 효과, 국소의 부종 예방, 조직 결합에 도움, 피부 상해 예방,
먼지 등의 오물로부터 상처 보호, 인공적인 인대 힘줄의 역할 수행, 통증 감소,
정신적 안정감을 부여한다. 단, 부위에 대한 테이프의 종류와 폭의 선택을 정확
히 해야 하고 피부를 깨끗이 하고 건조시켜야 하며, 필요시 털을 완전히 깎는 게
좋다. 테이핑후 2~3일이 경과해도 통증이 남아있으면 떼어 내고 다시 테이핑하
고, 테이핑 후 떼어냈을 때 피부의 색깔 등에 변화가 생기면 사용을 금지한다.

🍃 청혈 요법

몸이 피곤하고, 저리고, 마비, 통증 등의 감각 이상이 있을 때 그곳을 손으로
두드리고, 당기고, 문지르는 것은 본능적으로 우리 스스로가 몸의 이상을 느끼고
치료하기 위한 행위인데 이런 본능적인 행위로부터 발전한 것이 청혈 요법이다.

청혈 요법은 침, 뜸, 마사지, 부황의 종합적인 치료로 손가락과 손바닥 또는
기구(동전, 숟가락)를 사용해서 압력과 자극을 서서히 가해 생체의 자연 치유력을
증가시켜 회복을 촉진하고, 피를 맑게 하여 말초혈관 및 신경 그리고 순환계에
영향을 줌으로써, 신체의 균형을 이루어 우리 몸의 근본 원인을 치료하는 한방
물리치료법이다.

청혈 요법은 인체의 생리적 균형 및 조화가 이루어지지 않아 모세혈관에 어
혈이 쌓이는데 그로 인해 생성된 노폐물이나 독소를 피부를 자극해 피하로 끌
어내 분해시켜 피부의 가스 교환 및 산소를 보충해 신체를 보호하고 혈액을 맑

게 정화하는 요법이다.

청혈 요법은 피부의 세포 호흡과 배설을 도와 노폐물과 독소를 체외로 배출시키고, 진통 작용으로 통증을 감소 시켜주고, 혈액과 임파액의 흐름을 촉진시켜 인체의 신진대사를 왕성하게 하고, 자율신경계를 자극시켜 소화 작용, 배변 조절, 수면 상태를 개선시키는 역할을 하고, 모세혈관의 정화 작용으로 피하 지방 분해를 촉진시켜 피부 노화와 비만을 방지하고, 젖산 및 CO_2 등을 피부를 통해 배출시켜 인체의 산도(PH) 균형을 유지시켜 피로 회복과 미용에 효과가 있고, 피부 자극으로 인해 인체의 부신피질계인 스테로이드 호르몬의 균형을 유지시켜주고, 피부의 감각 수용기를 자극시켜서 척수의 후각 세포가 장기에 영향을 주어서 반사 효과를 나타나게 한다.

🌿 대장세척 요법

인체의 장(腸)은 인체 내에 있는 각 기관의 상태를 거울처럼 보여주는 중요한 장기이다.

장내에는 100조가 넘는 세균이 살고 있다. 유산균과 유해균이 각 20%이고 중간균이 60%로 마음의 상태와 음식의 섭취에 따라 몸에 영향을 미친다. 장내 미생물은 인체에 직접 영향을 준다. 소화 기관은 영양분 흡수, 배설 이외에도 여러 가지 중요한 일을 하는 중에 독소가 발생하면 장과 간을 이어주는 혈관인 문맥을 통해 간으로 흡수 되어 간뿐만 아니라 인체에 영향을 미친다.

체내 독소의 발생지는 대장이다. 대장은 길이 1.5m, 폭 5cm의 좁은 공간에서 체내로 유입되는 각종 음식물을 걸러내는 일을 한다. 그러나 서구식 위주의 식생활 변화로 인해 장내 주름벽에 기름 때를 형성해 배설 되어야할 각종 노폐물이 달라붙어 일부는 배설 되지만, 일부는 장내에 계속 남아 굳어진다. 이렇게 장내에 축적된 노폐물은 장내 세균에 의해 화학 반응을 일으켜 독가스(메탄, 수소, 페놀은 36가지)를 발생시켜 혈액 속에 흡수 되어 간을 통해 전신으로 순환하면서 인체의 면역 기능을 떨어뜨릴 뿐만 아니라 이 독소로 인해 고혈압, 당뇨, 간기능 저하, 협심증, 동맥경화와 같은 순환기 질환을 일으키는 원인이 되기도 한다.

　장내 벽에 부분적으로 유착된 오래된 노폐물을 장 수액을 이용하여 물리적인 요법으로 제거하는 것인 대장세척은 각종 질병을 예방하는 것은 물론이고 질병 치료에도 큰 도움이 된다.

🍃 홍채 진단법

　동양에서 한의학은 맥을 짚어 보고 병을 알아내듯이 서양에서는 눈을 들여다 보고 온갖 병을 다 찾아내는 "홍채 진단법"이 있다.

　눈에는 흰자위와 검은자위가 있는데, 이 검은자위가 홍채다. 홍채는 영어로 "아이리스(iris)"로 희랍 신화 속 "무지개의 여신"을 뜻한다. 홍채(虹彩)의 "홍(虹)" 자 는 바깥 세상의 햇빛과 영혼의 빛을 연결하는 매개체라는 뜻에서 "무지개"를 뜻 한다.

　19세기 후반 헝가리 "폰 펙슬리" 의사가 창시한 "홍채 진단 요법"은 그 진단 범위가 훨씬 더 광범위 하여 마치 텔레비전 화면을 들여다보듯이 온갖 병이 환하게 보인다는 것이다.

　그에 의하면 12살 때 올빼미에게 공격을 당한 적이 있는데, 그 때 올빼미의 눈 색깔이 순간순간 변하는 사실을 발견했다. 그는 의사가 된 후에 환자의 눈이 수시로 변하는 것을 관찰하고, 이것이 내장의 병과 관계돼 있다고 확신하게 되어 이후 1991년, 홍채 진단법 이론을 체계화해 책으로 펴냈다.

　홍채 전문가인 "버나드 젠센" 의사는 신체 내부와 눈의 상관 관계를 설명하는 홍채 차트를 개발한 인물이다. 이것을 보면 홍채의 어떤 부분이 어떤 장기에 해당하는지를 알 수 있다. 어떤 장기에 병이 있으면, 홍채의 해당 부위에 '미세 염증'이 생겨 홍채 조직의 모양과 색상의 변화로 나타나게 된다. 오늘날 현대 의학에서도 눈을 관찰함으로써 고혈압, 당뇨병, 뇌졸중, 폐결핵, 세균성 심장 내막염 등을 진단하고 있다.

왼쪽 홍채는 몸의 왼쪽을, 오른쪽 홍채는 몸의 오른쪽을 나타낸다. 홍채의 12시 부위는 머리, 6시 부위는 다리, 2시 부위는 갑상선, 8시 부위는 간장을 가리킨다. 따라서 만일 간에 문제가 있으면 8시 부위 홍채의 색깔이 변한다.

🍃 벌침 요법

벌침 요법은 벌침을 통해 체내(體內)에 사입(射入)되는 벌독 특유의 치유력으로 그에 적응증(適應症)이 있는 질환들을 낫게 하는 민간요법(民間療法)으로 벌이 자기를 방어용으로 지니고 있는 독(毒)이 든 침을 우리 인체의 아픈 부위나 또는 경혈(經穴)에 정확히 쏘아 통증을 감소시키는 요법이다.

인체의 질환에 벌독이 특효하다는 사실은 이미 수천 년 전부터 이를 이용해 온 데에서 그 신비한 치효성(治效性)을 찾을 수 있다. 중국과 이집트에서는 기원전 4000여 년 경 벌통과 벌꿀을 약용으로 사용했고, 이슬람 경전인 〈코란〉과 〈파피루스와 바빌로니아 의서〉에 벌독이 치료 목적으로 사용했고, 그리스 히포크라테스는 "벌독"의 특효성을 밝혀냈다.

일반 침술과는 달리 벌침 요법은 꿀벌의 침을 이용하여 벌독액(液)을 우리 인체에 사입(射入)함으로써 병을 치유한다. 시침에 있어서는 치료 처방법(治療處方法)에 따라 환자 체표(體表)에 사입(射入)되어 이내 몸 전체에 전기 저항을 순간적으로 변화시키는 것이다.

벌침은 지각 신경을 흥분시키고 기혈(氣血)의 흐름을 원활히 하면서 혈액의 정화(淨化), 왕성한 산소 공급, 유산(乳酸)의 분해 작용 및 배출 촉진, 염증 해소 및 동통(疼痛)을 완화시키는 작용을 한다. 그리고 포도상구균, 연쇄상구균 등의 화농성균과 비루소균 살균 작용을 하며, 또한 마비된 신경과 각종 기능을 원상으로 회복시켜 우리가 겪고 있는 여러 질환들을 예방하거나 치료한다.

벌침은 일반 침술의 침과 마찬가지로 자침시(刺針時)에 기계적인 자극을 주며, 발침(拔針) 후에도 약간 통증이 남아 있으나 잠시 후에 사라지고 시원한 느낌이 있다. 혈액 중의 적혈구가 증가하여 몸이 차거나 빈혈로 기운이 없고 어지러울 때 치유의 효과가 높으며, 다른 여러 질병의 예방과 치료에도 크게 이로운 작용을 한다.

"뜸"처럼 자침 후 그 부위가 붉게 부어오르거나 체온이 올라가는, 온열적 자극 효과는 거의 같으며, 그로 인해 혈액 순환 및 신진대사(新進代謝)를 더욱 원활하게 한다. 부어올라 뜨거운 상태로서 더욱더 몸의 상태를 원상회복시킨다.

🍃 최면 요법

최면 요법은 고대 이집트나 그리스에서 승려들에 의해 사용됐다는 기록이 있고, 아메리칸 인디언도 최면으로 통증을 치료한 흔적이 있다. 18세기 말 독일 의사 프란츠 메스머는 최면술로 다양한 신경 장애를 고칠 수 있다고 주장했으나, 당시에는 그를 돌팔이로 생각하는 사람들이 많았고, 크게 보편화 되지도 못했다. 19세기 말 마취 기술이 개발되기 직전엔, 최면술이 환자의 마취 수단으로 사용되기도 했다. 20세기에 들어와선 일부 정신과 의사나 심리학자들이 최면술을 사용하고 있다.

최면 요법(최면 치료)이란 환자를 극도의 의식 집중 상태로 유도해, 평소의 의지로는 조절이 불가능한 생리적 변화를 이끌어 내는 것이다. 예를 들어 최면을 통해 맥박이나 체온도 변화시킬 수 있다. 실제로 최면으로 담배를 끊었다거나 몸무게를 줄였다는 사람이 우리 주위에 꽤 많다.

오늘날 최면술은 나름대로의 위상을 가진 하나의 전문 분야로 발전하고 있다. 대체 의학 치료사들은 물론 일부 정통 의사들까지도 각종 신체적, 정서적 장애를 치료하는 데 최면술을 이용하고 있다.

최면술이 어떤 기전으로 작용하는지는 정확하지 않았지만, 뇌의 신경 경로를 활성화시켜 엔돌핀과 같은 천연 아편을 분비시키고, 이것이 면역계를 통해 우리의 행동, 통증에 대한 감각, 기타 다양한 주관적 증상들을 변화시키는 것으로 추정된다.

최면은 전문가에 의해 비교적 쉽게 유도되는데, 사람마다 최면에 대한 감수성이 아주 다르다. 대체로 눈을 위로 치켜 뜰 때 흰자위가 많이 나타나는 사람일수록 최면에 잘 걸린다. 자신이 원하면, 그리고 최면술사를 신뢰하면, 사람들의 90%는 최면에 빠질 수 있다. 그러나 최면에 걸렸을 때 받은 암시가 최면에서 깨어난 후에도 계속될 수 있기 때문에 긍정적 암시는 치료에 도움이 되지만 부정적 암시는 심신에 해가 될 수도 있다.

미국에서는 50여 년 전에 의학협회로부터 치료의 한 방법으로 공인을 받았고, 최근에는 최면술을 연마하는 의료인들의 수도 부쩍 늘고 있으며, 최면 치료를 받으려는 환자의 수도 전 세계적으로 상당히 많아졌다. 불면증, 스트레스, 통증, 천식, 과민성 대장증후군, 메스꺼움과 구토, 입덧, 분만, 공포증, 강박증, 히스테리, 알레르기 반응, 마비 환자, 마취 등에 최면 요법이 이용되고 있다.

🪶 플라보시 효과

1785년 "新의학사전"에 의학 용어로 처음 "플라시보"가 등장할 할 때는 "평범한 치료법 또는 약"이라는 의미로 쓰였다.

환자에게 약 성분이 전혀 들어 있지 않은 가짜 약을 먹였는데도 병이 낫는 것을 "플라시보(placebo) 효과" 또는 "위약효과"라 한다. 의학적으로 긍정적인 믿음이 병을 낫게 하는 이론이다.

사람의 체질에 따라 성별에 따라 나이에 따라 플라시보 효과는 치료를 하는 사람, 치료를 받는 사람, 치료의 종류, 환자의 병에 따라 다르게 나타난다. 실험에 의하면 일반적으로 "병이 나을 것이다"라고 믿는 환자들은 약 30~35%에서 치료 효과가 나타난다.

그러나 제도권의 의사든 비제도권의 자연치유사들이 사용하는 모든 치료법이 어디까지가 가짜 효과이고 어디까지가 진짜 효과인지를 신중해야 한다. 그렇지 않으면 치료를 하는 사람이나 치료를 받는 사람이나 모두 착각 속에서 불분명하고 애매한 것을 서로 주고받는 결과로 의료법의 분쟁에 휘말릴 수 있다.

최근 건강과 관련하여 새로운 요법이 개발되고 있고 자연요법 중에는 먹는 것도 있고, 몸에 부착하는 것도 있고, 덮고 자는 것 외 수없이 많다. 예를 들면 진짜 목걸이와 가짜 목걸이, 진짜 팔찌와 가짜 팔찌의 효과를 분명히 구분해서, 그 중 목걸이나 팔찌의 순수한 효과가 얼마인지를 시술자와 환자는 분명히 알고 있어야 한다.

건강에 좋다는 특수 담요를 덮고 자면 50%의 효과가 있는데, 가짜 담요를 덮어도 50%의 효과가 있다면 그 진짜 담요의 치료 효과는 $0^{(50-50)}$%가 되는 것이다. 이때 50%의 효과는 모두 플라시보 효과라 볼 수 있다.

플라시보 효과는 일반적으로 통증이나 불안감 같은 일부 증상의 호전에 효과가 있을 뿐, 암이나 생활습관병을 기적처럼 완쾌시켜 주는 것이 검증도 이뤄지지 않고 있다는 점을 고려할 때 주의를 요한다.

플라시보 효과는 우리 몸 속에 내재된 스스로 치유할 수 있는 자연치유력의 표현으로, 신(神)이 인간에게 내린 위대한 선물이다. 최근에는 정신, 뇌, 신체의 삼각관계에서 플라시보 효과가 연구되고 있다.

🌿 동종 요법

우리 조상의 건강법 중 "이열치열(以熱治熱)"과 유사한 것이 서양에서는 "동종 요법(同種療法)"이다. 극미량의 우두 바이러스 백신을 접종해 천연두를 퇴치하는 것이나, 알레르기 환자에게 알레르기를 일으키는 물질을 극미량 반복 투여해 면역력이 생기게 하는 것 등이 모두 여기에 해당한다.

동종 요법을 처음 언급한 사람은 그리스 의학의 아버지인 히포크라테스로 "병을 일으키는 식물, 동물, 광물질 등을 극소량 체내에 투입하면 그 질병에 대한 저항력을 증가시킬 수 있다"고 했고, 1790년대 독일 의사 상무엘 하네만은 이를 확대 발전시켜 하나의 실질적 치료법으로 정립시켰다. 그는 "히포크라테스의 가설"을 실험하기 위해, 자기 자신이 다량의 약초인 "키니네"를 복용한 후 놀랍게도 몸에서 열이 나는 것을 확인했다. 오늘날 말라리아 치료약인 '키니네'이다.

동종 요법은 유럽과 인도에서 성행하고 있다. 대부분의 동종 요법 전문가들 역시 의사이며 교수들이다. 영국에서는 제도권 의학으로 인정하여, 의대 졸업 후 전문의 자격 제도도 있다. 영국 왕실에서 동종 요법을 공식적으로 사용하고 있고, 프랑스에서는 일반 약국에 동종 요법 약품이 많이 배치되어 있고, 가정의 의 3분의 1을 동종의 약용식물을 처방하고, 국민의 36%가 그것을 사용하며, 8개 의과 대학에서 동종 요법 연구 과정을 개설하고 있다.

동종 요법은 주로 식물의 꽃, 뿌리, 열매, 씨앗 등 천연물에서 추출한 것으로 알약, 물약, 연고, 과립 등의 형태로 만든다. 동종 요법사는 환자의 생활양식, 마음상태, 식습관, 성격, 가족력 등을 종합적으로 분석하기 때문에 겉으로 보기에 똑같은 증상의 환자라도 전혀 다른 진단이 내려지고, 처방도 전혀 달라진다.

동종 요법은 주로 통증, 알레르기, 천식, 관절염, 간질, 당뇨병, 피부 발진, 감기, 만성피로, 월경전증후군, 정서장애, 소아 질환 등에 많이 사용된다.

🍃 향기 요법

예부터 천연 향으로 치유를 했다. 향기 요법은 우연한 사건에서 비롯됐다. 1920년대 향수 산업에 종사하던 프랑스 화학자 가트포스가 손에 심한 화상을 입고 얼떨결에 옆에 있던 라벤더 오일통에 손을 담그자 놀랍게도 불에 덴 자리와 통증이 급속히 사라졌다. 그는 라벤더 오일에 치료 및 소독 효과가 있는 것으로 확신한 후에 향기 요법이 성행하게 되었다.

최근 건강과 관련하여 인체의 오감(五感)을 자극한 치료 방법이 다양하게 개발되고 있다. 향유(香油)는 생리적, 심리적으로 직접 영향을 준다. 냄새를 맡고 그 자극으로 치료 효과를 노리는 향기 요법도 그 중 하나이다.

식물의 천연향 냄새가 코 점막에 도달하면 이 부위의 말초신경에서 뇌의 "변연계"로 전달된다. 주로 심장박동, 혈압, 호흡, 기억, 스트레스의 수준, 호르몬의 균형에 영향을 준다. 향기 요법은 감염, 면역계 질환(인두염, 후두염, 감기 등), 피부질환(대상포진, 단순성 페르페스), 근골격질환(근육의 통증이나 경련, 관절염의 통증, 산후통), 스트레스 관리(불면증, 불안증, 발기부전) 등에 사용된다. 최근 임상실험에서 향유에는 살균 작용, 항바이러스 작용, 항경련 작용, 이뇨 작용, 혈관의 확장 및 축소 작용이 있다는 것을 밝혔다.

프랑스에서는 감염 질환 치료에 많이 이용된다. 향기 치료는 항생제의 부작용(콩팥 기능 장해, 빈혈, 백혈구 감소증, 철력 감소 등)이 없다.

향기 요법에 사용되는 향유는 식물의 꽃, 뿌리, 잎, 나무껍질이나 과일껍질에서 추출한 휘발성이 강한 물질이다. 향유로 치료할 때는 손수건이나 가제에 몇 방울 떨어뜨리고 냄새를 맡는 방법과, 피부에 문지르는 방법, 탕 속에 넣어 이용하는 것 등이 있다. 드물게는 향유를 먹기도 하지만 먹지 않는 게 좋다.

🌿 인도전통의학

인도는 자연치유 중에서 "아유르베다"는 한의학에서 말하는 "인간은 소우주다"라는 것을 강조하고 "우주의 질서에 순응하는 것이 건강이고, 거역하는 무질서는 병이다"라 주장한다. "아유르베다"는 라이프 스타일을 통해 건강을 조절하는 생활과학으로 자리를 잡았다.

한의학에서는 오행(五行)을, 목(木), 화(火), 토(土), 금(金), 수(水)로 본다. "아유르베다"에서는 에테르(공허), 공기, 불, 물, 흙의 다섯 가지 요소를 중시한다.

동무 이제마는 사람의 체질을 〈사상체질〉인 태양인, 태음인, 소양인, 소음인으로 분류하지만, 〈아유르베다〉에서 바타(공기와 허공), 피타(불과 물), 카파(물과 흙) 등의 세 체질로 구분한다.

세계보건기구(WHO)는 건강을 신체적, 정신적, 사회적인 건강으로 정의해오다 1998년 "영적인 건강"을 추가했는데, 인도에서는 이미 수천년 전부터 '건강과 영'의 상관 관계를 적용해 병의 원인을 신체적, 심리적, 영적인 면에서 찾는 것은 아유르베다의 가장 큰 특징 중 하나다. 특히 맥박, 혀, 얼굴, 눈, 손톱, 입술 등을 매일 관찰하는 게 아유르베다의 진단법을 통해 인체의 육체와 마음과 의식이 조화로운 통일체로서 평형 유지 상태를 보고, 소변·대변·땀이 정상적으로 배설되는지를 본다.

아유르베다의 치료 원칙 중 하나는 몸 속의 독소를 제거하는 것이고 또 다른 원칙은 독소를 중화시키는 것이다. 대부분의 경우 약물 치료, 침술, 척추 지압, 마사지, 구토법, 하제, 관장제, 코 안에 약물 투여, 방혈(放血), 음식 조절, 생활 방식과 규칙성, 요가, 호흡과 명상, 만트라(주문) 등을 병용한다.

인도인은 해 뜨기 전에 일어나 태양 광선을 바라본다. 눈을 뜬 뒤 방광과 창자를 비운다. 식사는 천천히 한다. 육체에 신선한 감각을 주기 위해 매일 목욕을 한다. 아침 또는 저녁에 12가지 호흡 훈련을 해 몸과 마음을 신선하게 한다. 8시 이전에 아침을 먹는다. 식사 전후에 손을 씻는다. 식사 뒤 15분간은 가벼운 산보를 한다. 음식에 대해 느껴 가면서 식사를 하고, 식사 중에는 말을 하지 않는다. 체내의 독소를 감소시키기 위해 일주일에 하루는 단식한다. 밤 10시 이전에 잔다.

🍃 명상

인간의 질병을 치료하기 위한 두 가지 방법은 하나는 의학이고, 다른 하나는 명상이다. 힐링(Healing)과 치유가 넘쳐나는 세상이다. "명상(meditation)"과 "약(medicine)" 같은 어원에서 나왔다. 약은 육체를 치료하는 것을 의미하고, 명상은 영혼을 치료하는 것을 의미한다. 명상(瞑想)은 눈을 감고 고요히 생각하며 내면을 바라보며 아무것도 하지 않는 무위(無爲) 상태로 자신의 모습을 발견하는 전인적인 치유법이다.

모든 사람이 같은 방식으로 병에 걸리지는 않는다. 현대 의학은 인간의 질병을 매우 피상적으로 부분을 치유하지만, 명상은 사람의 깊은 내면에서부터 이해하며 전인적인 치유다.

명상 요법은 긴장을 풀어내기 위하여 자신의 존재를 깨닫는 각성(覺性)이 요구된다. 즉, 삶 속에서 매 순간 순간 몸의 긴장, 관념 등 모든 잡념을 마음에서 비울 때 사물과 나 사이의 장벽을 허무는 회심(會心)의 오르가즘을 느낄 수 있다.

현대인은 마음을 다스리기 위해 종교 이외의 다양한 명상을 선호한다. 명상은 대부분 사람에게는 고상한 이야기이고 세속을 떠난 자와 종교인의 문제가 아니다. 집중하여 깨달음에 도달하는 방법이다.

불교에서 템플스테이에서 나를 찾는 명상을 통해 몸·마음·성품을 닦고, 천주교에서 원래 수도자나 성직자들이 일상 업무를 놓고 일정 기간 조용히 자신을 살피며 수련하는 것을 "피정(避靜)", 요가 명상에서는 신과의 합일(合一), 신심(身心)과 합일, 마음에 집중하고, 기독교는 공동체나 기도원에서 하나님의 뜻과 예수님의 진리를 찾아 묵상 기도를 하고, 기타 모든 종교에서도 명상과 비슷한 수행을 하고 있다.

🍃 부항 요법

부항(吸角) 요법은 근육 내부의 어혈(瘀血)을 표피층으로 끌어당겨 잔재 혈관의 배설 작용에 의하여 혈액을 정화하고 혈액의 힘에 의하여 병을 치료하는 자연 요법이다. 우리 조상은 종지 같은 작은 그릇에 솜을 채우고 불을 붙여 부항 단지를 만들어 썼다.

부항은 용기의 내부 공간을 진공에 가깝게 하며 환부에 붙여서 음압으로 피부면을 흡압하는 방법이다. 흔히 화관법은 부항병 또는 컵에 솜이나 종이를 넣어 점화하는 법과 부항병에 알콜을 묻혀서 흡압하거나 기계적으로 진공 pump를 사용하여 흡압하여 치유하는 법이다.

중국 의학의 경전인 〈황제내경〉에 "자락법은 어혈의 국소적 정혈법이라"했고, 그동안 부항은 자락의 보조수단으로 이용되어 왔으나 최근 일본에서는 흡각 또는 흡옥법이라고 하고, 중국에서는 화관기라고 하여 자침을 하지 않고 일반적으로 혈반을 형성시켜 국소적으로 통증을 멈추게 하고, 소염 및 전신적인 체질 개선을 목적으로 이용하고 있다.

피부 겉 표재부에 음압(音壓)을 발생시켜 가스 교환으로 국소 조직액의 정화와 일혈반의 재흡수 과정에서 자가 면역 등 국소적인 소염 진통과 전신의 체액 조정 효과를 얻는데 많이 쓰인다.

부항 요법은 주로 신진대사 및 혈액의 정화와 증혈 작용을 왕성하게 해주고, 혈액의 칼슘분을 증가시켜 주고, 신경의 조화를 이루어 자각 증상을 완화해 주고, 소화 작용이 활발해지고, 호흡기 질환, 운동신경계 질환, 부인과 질환, 소화기 질환, 순환기 질환, 비뇨생식기 질환, 내분비 질환, 안과 질환, 이비인후과 질환, 류마티스, 관절염, 신경쇠약, 불면증, 히스테리 등에 쓴다.

부항 요법은 하루 한 번씩 하는 것을 원칙으로 한다. 부작용으로 색소, 응고, 자반, 수포, 압통, 기타 자각 증상이 나타날 수 있다.

🍃 자력 요법

우리가 살고 있는 지구는 지자기(地磁氣)로 되어 있다. 예부터 자력(磁力)을 민간의학에 사용했던 흔적이 많다. 기원전 200년 경, 희랍의 유명한 의학자 "갈렌"은 자석을 이용해 치료했다는 기록이 있고, 19세기 프랑스의 화학자 "루이 파스퇴르"가 포도주나 다른 발효 용액을 자석 옆에 놓아두었더니 더 빠른 속도로 발효되는 것을 관찰했다고 기록돼 있다.

자석은 생명체는 물론 물질이나 환경에 여러 가지 영향을 미친다는 보고가 많지만, 한편으론 이에 대한 반론도 만만치 않고, 게르마늄 팔찌를 손목에 차고 다니는 것에 대한 신뢰성에 의문이 많다.

과학의 발달로 자석과 자력, 자장에 대한 연구는 꾸준히 이어져 왔고, 특히 지난 30여년 간 매우 활발히 진행됐다. 미국의 과학자 "알버트 로이 데이비스"의 관찰과 연구는 매우 흥미롭다. 그는 낚시를 하던 어느 날, 우연히 미끼인 지렁이의 행태를 보고 자력에 대한 연구를 본격적으로 시작하게 됐다. 지렁이를 두꺼운 종이로 만든 두 개의 통속에 나눠 넣어 두었는데, 한참 있다 보니 한통에 있는 지렁이들은 얌전히 엉켜 있는 데 반해 다른 통에 들어 있던 지렁이들은 상당히 활발하게 움직일 뿐만 아니라, 여러 마리의 지렁이가 종이 통을 뚫고 밖으로 나와 있었다. 더 자세히 관찰해보니 우연히 지렁이 통 옆에 놓여 있던 커다란 자석이 "N극"은 얌전한 지렁이쪽에, "S극"은 요동을 치는 지렁이 쪽에 있었다는 것을 발견한 후에 계란을 센 자장에 노출시킨 뒤 부화시키는 또 다른 실험을 했다. 그 결과 S극에 노출됐던 계란이 더 빨리 부화됐고, 여기서 나온 병아리는 더 빨리 크게 자라 매우 호전적이고 일찍 죽었다. 여기에서 중요한 사실은 "N극 병아리"는 늦게 부화되고 덩치가 작으며 비교적 얌전하고 더 오래 살더라는 것이다. 이를 토대로 오늘날 과학자들은 "S극"이 생체의 증식과 항진 작용을 하고, "N극"이 위축과 진정 작용을 하는 것은 아닐까 하는 방향으로 연구를 진행하고 있다.

미국에서는 자장을 이용한 질병의 진단과 치료에 광범위하게 응용하고 있다. MRI 진단법이나 근전도 검사에도 자장을 이용하며, 통증 치료를 비롯하여, 관절염, 염증성 질환, 두통, 불면증, 순환기 질환, 스트레스 치료 등에 많이 사용하고 있다.

앞으로 건강과 관련하여 자장의 이용이 질병 치료에 더욱 활발해질 전망이다. 그러나 자장이 인체에 영향을 끼치는 것이 확실한 만큼, 무분별한 사용이 심각한 부작용을 초래할 가능성도 있다는 사실에 유념해야 한다.

🌿 약물탕 요법

우리 조상은 건강과 관련하여 식물이나 한약재를 이용한 온욕법으로 애엽탕 (艾葉湯) 요법을 이용해 왔다. 창포탕(菖蒲湯)은 탕(욕조)에 창포, 길경, 원지를 욕조에 타서 그 물에 온욕을 한다. 이것은 피부병 특히 습진에 효험이 있고 만성 호흡기 질환과 늑간 신경통 등에도 효과가 있다. 습진에는 창포탕의 탕욕 후에 활석 100분의 1을 냉탕에 1분간 몸을 담갔다가 나오면 더욱 효과적이다. 애엽탕(艾葉湯)은 탕(욕조)에 미리 애엽을 넣어두고 뚜껑을 닫아 물을 데운 다음에 그 물에 몸을 담가서 온욕을 한다. 땀이 날 정도로 4~5분간 욕조에 들어가 있다가 20℃ 전후의 냉탕에 들어가 전신을 운동시켜 1분간 있다가 나온다. 체력과 병증에 따라서 2~3회까지 되풀이 할 수 있다. 소엽탕은 탕(욕조)에 소엽과 창출을 온욕조에 타서 탕욕을 한다. 이것은 은진 기타 알러지성 피부염에 효과가 있고 식중독이나 중독성 급성신염 등에 특효를 나타내는 경우가 많다. 각탕(脚湯) 요법은 발을 담글 수 있을 정도로 물을 데운 다음 천일염이나 죽염을 넣고 10분 이상 발을 담가 물이 식을 때마다 번갈아 주무르는 요법이다. 인체에서 발은 전 체중을 떠받는 일로 쉽게 피로하고, 전신 혈액 순환에도 영향을 준다. 이를 해소하는 방법으로 각탕을 한다. 주로 고혈압, 중풍, 불면증, 기타 심신의 위화감이나 피로 회복에 탁월한 효과를 볼 수 있다.

요즘 유행하고 있는 찜질방이나 한증탕은 땀을 내게 해서 병을 고치는 원리인데 한의학뿐만 아니라, 동서고금을 통하여 공통적인 치료의 원리라고 하겠다. 감염병의 초기 증상에서 마황탕, 갈근탕, 계지탕 중의 발산제 한 첩으로 발한과 더불어 풍한사를 발산시켜 병이 낫게 되는 것과 아스피린 한 알에 해열 진통과 더불어 몸이 거뜬해지는 것은 발한으로 인한 다 같은 원리라고 할 수 있다. 천연적인 약물탕 요법으로는 온천 요법 등을 들 수 있는데 약물탕 요법은 일반적인 수치료법의 효과와 더불어 피부를 통하여 약리적인 효과를 기대하는 이중적인 목적이 있다.

🍃 찜질 요법

모래 찜질은 여름철에 질병을 치유하기 위하여 모래 속에 몸을 묻고 땀을 내는 요법이다. 한증과 조금 다른 것은 땀을 냄과 동시에 피부를 직접 발열체에 대어 자극한다는 점이다. 피부 표재면에 약물이나 습열을 침투시키거나 가지 등 자극 요법으로 국소 및 전신적 기혈 순환을 도와 자연치유력을 촉진시키는 방법이다. 국소적으로 진통 소염에 효과가 있을 뿐만 아니라 경락을 조정하여 전신 질환의 치료에도 응용할 수 있다.

한증과 비슷한 원리로 땀을 내면서 노폐물의 배설과 대사 기능을 촉진시켜 질병 치료의 효과를 얻는다. 한증과 다른 점은 모래 땅에 몸을 묻고 햇빛을 받으면 훈증에 의하여 체내의 효소 기능이 활성화 되어 양양학적 측면에서 체력 보강과 면역 체계의 기능을 보강하게 된다. 또, 토사의 흡착 작용에 의하여 피부를 통한 체내 독소의 배설과 해독 작용이 일어나 각종 질병의 치유기전이 촉진된다. 아울러 토사 중의 사철 자기가 직접 피부에 작용하여 진통 작용을 함에 각종 신경통 치료에 효과가 높다.

겨자 찜질은 피부 표재부를 겨자로 자극하여 빨갛게 부어오르게 하여 진통과 염증을 없애는 데 효과를 얻는 방법이고, 토란 찜질은 토란의 흡착력과 생강의 발적성 자극을 이용하여 피부 표재부의 소종, 진통의 효과를 얻는 요법이고, 된장 찜질은 흔히 왜된장이라고 말하는 공장에서 만든 된장의 발효성 자극을 가하여 복부의 장운동을 촉진시켜 정장과 복통 치료 효과를 얻는 요법이다.

🌿 좌훈 요법

예부터 동아시아 전래 건강법인 좌훈 요법은 현대 여성들에게는 낯설지만 실은 오래전부터 여성들이 행해오던 건강법이다. 좌훈은 약재를 끓는 물에 넣고 그 증기나 김을 여성기에 쏘이는 것으로 질병 치료에 탁월한 효과가 있다. 중국 최고의 미인 양귀비도 좌훈을 이용했다도 전해진다.

예부터 여성들은 쑥, 인진쑥, 약초(약쑥, 루틴 성분 약재, 포공영, 익모초) 등을 요강 속에 넣고 증기나 김을 쏘이면 여성기 깊숙한 곳까지 한약재의 김이 스며들어 약효가 바로 흡수되어 여성호르몬의 원활한 분비를 돕고, 다이어트에도 좋고, 특히 중년 갱년기 이후에는 여성 질환, 골다골증 등을 예방할 수 있다.

여성이 좌훈을 하면 강한 살균력으로 여성 질환을 치료하고 말 못할 고민인 치질, 피부가 윤택해 지고, 비만 해소, 불임, 출산 후 성 불만을 해소시켜 준다.

좌훈 치료의 기본 원리는 간단하다. 한의학 이론에 "얼굴에 병이 생기면 치료는 반드시 아래쪽을 하라"는 뜻처럼 하복부 피부 질환, 비만 해소, 불임 등에 효험을 볼 수 있다.

옛 선조들은 여성이 냉대하증이 있거나 치질이 생겼을 때 요강 속에 쑥이나 익모초 등 여러 가지 한약재를 넣고 끓는 물을 부어 쪼그리고 앉아 김을 쏘면 자궁과 질이 최대한 외부에 접근하기 때문에 약성분이 섞인 김이 직접 닿게 된다. 오래전부터 민족의 오랜 요법으로 내려온 좌훈 요법은 비과학적이라고 해 사라졌다가 새로이 효능이 검증되면서 현대에 맞게 새로 개발된 것이다.

중국의 한방의 고전인 〈황제내경〉에서 "여성의 아랫배의 통증과 질병은 모두 한기(寒氣)가 모여 딱딱해진 병이니 마땅히 훈증해야 한다"고 했고, 조선시대 허준이 쓴 〈동의보감〉에도 이와 유사한 치료법이 기록돼 있다.

오늘날 주거 문화의 80%는 아파트로 온돌이 사라진지 오래다. 어렸을 때 시골 아궁이에 불을 지피고 구들장을 달군 후 그 위에서 잠을 자는 여성에게는 여성 질환이 거의 없었다. 참으로 아궁이와 구들장이 그립다.

🍃 발 반사 요법

발은 제2의 신체 축소판이라고 할 정도로 각 기관과 연결된 수천 개의 신경과 혈관들이 거미줄처럼 얽혀 있다. 발 반사 요법은 발바닥을 자극해 신진대사를 촉진하고 피로 회복, 질병 치료 효과까지 얻을 수 있는 자연 요법이다. 발을 자극하면 각 부위에 해당되는 내장 기관에 영향을 미쳐 질병을 예방, 치료할 수 있다.

건강한 발은 선홍색 발, 엄지 발가락 탄력이 있고, 족궁이 잘 발달 되고, 차갑지 않고 따뜻하고 발등에 뼈가 잘 보여야 하고, 굳은살이나 티눈이 없어야하고, 복숭아 뼈가 선명하고 잘 보여야 건강한 발이다. 발은 인체의 체중을 가장 많이 받고 쉽게 피로해 진다. 중력으로 인해 아래 쪽으로 몰리는 혈액을 활발하게 순환시켜 심장으로 보내고, 탁한 혈액은 신장에서 거르는 작용이 원활하게 만들어 준다.

현대인은 일상 생활의 자동화로 인한 운동 부족으로 걷는 일이 부족하여 질병에 걸릴 확률이 많다. 건강 관리 차원에서 발바닥을 자극하는 것은 가장 손쉽게 건강적인 효과를 볼 수 있다. 사람의 몸은 근육이 650개, 뼈는 206개, 관절은 100개이다. 뼈의 약 25%에 해당하는 52개의 뼈가 양발을 형성하고 있고 모세혈관과 자율신경이 신체의 어떤 부분보다 많이 분포 되어 있어 발을 제2의 심장이라고 부른다. 발은 심장으로부터 가장 멀리 있는 부위로 심장의 펌프 작용으로 전신에 혈액이 가고 심장으로 돌아갈 때는 근육의 수축으로 한다. 발에 혈액이 몰려 순환이 나빠지면 각종 질병을 유발할 수 있고 발바닥에 쌓이는 요산이 병의 원인이 되기도 한다. 발에 나타나는 이상 현상은 압박종(굳은살), 티눈(잘못된 보행 습관), 건막류(기형 엄지 발가락), 망치 발가락(추상 족지), 신경종, 사마귀, 함입조(파고들어가는 발톱), 평발, 못(굳은 살), 족저 근막염, 무좀 등이 있다.

발은 청결을 유지하는 게 중요하다. 발 건강법으로는 전신에 피로가 쌓였을 때 누워서 일명 지기상달 운동인 양발과 양손을 흔들어 주면 효과를 볼 수 있다. 발이 부었을 때는 더운물과 찬물에 번갈아 담그고, 수족에 냉증이 있을 때는 각탕을 권한다. 예를 들면 죽염 1숟갈+소주 2잔+물 40℃+손과 발을 10분 이상 담그고 주무른다. 될 수 있으면 발목 위까지 물에 잠기도록 한다. 발 마사지 후에는 미온수 500cc를 꼭 마신다.

발관리 건강법의 특징은 누구라도 할 수 있고 간단하고, 경제적이고, 부작용이 없다. 질병의 예방과 자연 치유력에 의한 건강 회복 효과가 빠르다. 혈액 순환, 스트레스를 감소시키고, 각 기관의 기능 조절, 내분비선의 기능 활성화로 긴장을 해소해 준다.

🌿 귀이 요법

이침(耳針)은 프랑스 폴 노지에(Dr. Paul, Nogier) 박사가 1950년대 환자의 귀에서 일부 흔적이 있음을 발견하고 동양에서 내려온 이침에 대해 태아역위치도를 만들어 자연 치유에 적용했다.

중국의 최고 한의학 경전인 〈황제내경〉에서 "몸에는 12개의 경맥이 흐른다"고 했고, 손사막은 "천금요방(千金要方)"에서 "귀의 염증이나 귀울림(이명증)을 귀 뒤에 쑥뜸으로 개선하다"라고 했고, 이시진이 쓴 〈본초강목〉에서 "열이 자주 나는 사람은 양쪽 귀에 뱀껍질을 넣어 개선하다"고 기록돼 있다.

고대 이집트나 그리스에서는 귀걸이 등을 이용하여 신체의 증상을 치유했고, 고대 페르시아에서는 귀의 일부분에 화상을 입혀 좌골신경통을 치유한 기록도 있다.

현대에 와서 1980년 미국 UCLA의 테리 올슨(Terry Oleson)을 비롯한 여러 자연 치유 요법사들이 이중맹검 방식을 이용하여 귀를 이용한 진단으로 근육 및 골격 질환을 약 75% 정도의 정확도로 밝혀내기도 했다. 현재까지 반응점은 200개가 넘는다. 귀반사건강학은 즉 이침은 누구나 부작용 없이 쉽게 접근할 수 있는 유용한 자연 치유법이다.

중국 최고 한의학 경전인 〈황제내경〉 "영추 구문"에 "귀는 종맥이 모이는 곳이다"라고 했듯이 경락 이론에 근거를 두고 있다.

귀를 이용한 이침은 "인체의 한 부분인 귀에 우리 몸 전체가 반영된다"는 원리에 근거하여 적용한다. 예를 들면 귀의 표면에 인체의 각 기관과 조직에 상응하면서 인체의 생리 현상을 반영하는 특정한 부위가 일정한 규율을 형성하면서 분포되어 있다.

이침의 일반적 효능

· 각종 통증과 염증성 증상 완화	
· 만성 증상의 해소	
· 면역력 강화와 내분비 대사기능의 항진	
· 전염성 증상의 예방 및 치유의 보조	

🌿 기공

기공은 "기(氣)에 공(功)을 들인다"는 뜻이다. 오래전부터 동아시아에서는 신선술, 도인법, 토납법, 내단술 등 전통적 양생법이 수천년 동안 전래돼 왔다. 1950년대 중국에서 몸의 움직임과 호흡 조절, 정신 수양을 겸한 양생법으로 호흡과 함께 관절을 이용한 운동법이다.

기공은 건강 예방과 치유를 목적으로 하는 "건강기공"과 무술 강신(强身)을 목적으로 하는 "무술기공"이 있다. 건강기공은 건강 증진을 위한 "보건기공(保健氣

功)"과 질병 치료를 위한 "치료기공(治療氣功)"으로 나눈다. 건강기공은 비교적 유연한 수련 방식을 택하므로 "연기공(軟氣功)"이라 하고, 무술 기공은 높은 단련 방식을 취하므로 "경기공(硬氣功)"이라 한다.

기공 수련은 과거 3000년 동안 만들어져서 오늘날까지 전해 내려온 공법으로 무려 3000~4000가지가 넘는다. 관절을 정복하는 도인술, 눈알을 좌우상하로 굴리는 목공, 항문을 죄어 올리는 제항공, 혀를 휘휘 놀리는 설공, 잠자리에서 하는 상상공, 마음으로 오장육부를 씻어 내리는 세신공 등 수 없이 많다.

기공 치료는 기공 치료사가 환자의 몸에는 손을 대지 않고 자신의 기를 환자에게 발방(發放)하여 치료하는 "외기요법"과 환자의 몸에 손을 대고 직접적으로 자극을 주는 "수기요법"이 있다.

기공이 인체에 미치는 영향으로는 교감 신경 기능을 감소시키는 이완 반응, 면역 기능을 조절하는 신경 화학 반응, 독성 노폐물을 체외로 배출해 질병에 대한 저항력을 키워 주는 기능, 신진대사의 효율성을 높여 조직 재생력을 강화해 주는 기능, 뇌의 좌우 반구의 편측성을 조정하여 정신적 안정을 도모해 주는 기능, 시상하부 · 송과선 · 뇌척수액의 기능 조절로 통증 완화와 감정 안정을 돕는 기능 등이 있다.

기공의 효과는 주로 소화기 질환, 천식, 관절염, 불면증, 통증, 우울증, 불안증, 심장 질환, 암, 에이즈, 난치병 등에 적용 되고 있다.

동양 전통의 양생법인 기공은 건강 증진과 질병 예방 뿐만 아니라 질병 치료에도 도움이 되며 정신 수양까지 겸한다는 건강기공의 장점 때문에 미국과 유럽을 비롯한 전 세계에 놀라운 속도로 보급 확산 되고 있다.

🌿 스포츠 마사지

우리는 본능적으로 통증을 느끼고 팔다리가 저리는 것을 느낄 때 의학 지식은 없어도 그 아픈 곳을 누르고 주무르는 것은 일종의 자기치유적인 동작이다.

스포츠 마사지는 운동 기능을 증진하고 급성피로 회복, 스포츠 활동의 향상을 도모하는 손으로 하는 술기를 말한다.

스포츠 마사지는 손끝과 발끝으로부터 심장을 향해 행하는 마사지에 의해 혈액과 임파 순환이 좋아져서 체내 조직으로의 영양 물질이나 산소 공급이 왕성해지고 노폐물이 제거 되어 몸의 신진대사가 좋아지고 오장육부 기능이 활발하게 되어 면역력도 강해지고 병을 예방하거나 건강을 증진 시킬 수 있다.

원래 마사지는 프랑스어지만 학자에 따라 서로 다른 견해로 산스크리트의 "makch"에서 유래 되었다는 주장이 있는가 하면 라틴어의 "masch"(가볍게 누르다), 고대 유태어의 "mawcwb"(촉지하다), 아라비아어의 『압하다』, 희랍어의 『반죽하다』, 히브리어의 『문지르다』라는 의미에서 파생된 것이라고 한다.

중국의 한의학 최고 경전인 〈황제내경〉에서 도인법과 안마에 의한 치료법이 설명 되어 있으며, 인도의 〈아유드벳트〉 비문에도 150개 이상의 질환이 그려져 있고, 동시에 치료 체조와 마사지의 방법이 나와 있다. 1841년에 발견된 이집트의 군장(軍葬)의 석관 안에 있던 파피루스지(紙)의 하나에는 분명하게 발바닥의 경찰법, 주먹으로 두들기는 법, 강찰법, 비복근(誹腹筋)의 문지르는 법이 적혀 있다. 그리스는 주로 욕탕에서 몸에다 기름이나 도포제를 바르고 경찰하는 마사지는 이집트에서 고대 문화가 번성한 헤라스(고대 그리스 나라이름)로 들어 왔다. 의학의 아버지인 히포크라테스는 "의사는 특히 마사지에 있어서 많은 경험을 쌓아야 한다"라고 언급하기도 했다.

19세기 말엽에는 생리 순환에 근거를 둔 서양 의학의 이론 및 요수요법(用水療法:매니푸레이션)이 한국으로 전파 되어 주로 신경·근육·순환계통의 장애 치료를 목적으로 한 "의료마사지"로 발달되어 왔다. 현재 우리나라에서는 마사지를 넓은 의미로 해석하여 동서양의 다양한 술기를 채택하고 있는 현실이지만 시각 장애인만 허용 되고 일반인은 의료법에 적용을 받는다.

스포츠 마사지 효과

- 혈액 순환을 돕는다.
- 몸속 노폐물을 제거해 준다.
- 피로가 회복된다.
- 신경 근육을 조절해 준다.
- 체형을 바로 잡아 준다.
- 위와 장의 연동 운동이 활발해짐으로써 소화 기능이 개선 된다.
- 신경계의 진정 효과와 흥분 효과를 개선한다.

🍃 파스 요법

파스 요법은 파스 한 장으로 병을 치유하는 하는 방법으로써 남산 스님이 시연한 후에 알려진 건강법이다.

우리 인체는 어느 부분이든지 질병이 생기면 그 장기 외의 다른 부위도 이상 증상이 나타난다. 질병이 발생한 각 부위의 장기를 다스리고 지배하는 것은 신경이다. 잘게 자른 파스에 의해 그 부위의 신경을 부드럽게 하여주고 그 장기의 혈을 막던 것을 제거하여 자연 치유력을 증진시키는 것이 파스 요법의 원리이다.

동양 의학은 경혈학이라 해도 과언이 아니다. 전통 한의학에서는 오장 육부에 심포(心包)를 넣었다. 오장육부에 병이 생기게 되면 그 장기가 속해 있는 경혈에 압통이나 고결, 과민 반응이 생기게 되어 있다고 본다. 이것을 감지하여 어느 장기에 이상이 있다는 것을 알 수가 있는 것이다. 이 자리가 바로 진찰 자리요, 바로 이 자리에 파스를 붙이면 자연요법이다.

그렇다면 어떤 방법으로 파스를 붙이는가? 시중에 많은 파스가 유통되고 있지만 이 파스요법은 고춧가루 파스인 대일파스와 신신피스 중에서 선택하여 사용해야 한다. 가로 세로 1㎝씩 잘라 치료 부위에 붙여야 한다. 대개 만성 질환 환자는 장시간 붙여야 한다. 그렇기 때문에 저녁에 잠자리에 들어 가기 전에 붙이고 아침에 일어 나면서 떼는 방법이 좋다. 주의할 점은 반드시 12시간 동안 붙이고 12시간 동안은 쉬어야 한다. 12시간이상 계속 붙일 경우에는 피부가 헐어 버리는 경우가 있고 또 다른 증상이 생기는 수가 있으므로 주의해야 한다. 알레르기 증상이 있는 사람은 2~3시간만 붙여도 피부가 상하는 수가 있으므로 사용 시간을 단축하여 하루에 1~2시간 정도만 붙인다.

파스요법은 만성병 환자들에게 장기간 지속적으로 치료를 요한다. 매일 또는 파스를 붙이는 단 몇 분의 시간과 정성만 있다면 좋은 결과를 보게 된다. 이때 피부가 약한 사람은 그 피부가 헐어 버리는 수도 있다. 이럴 경우에는 당황하지 말고 계속하여야 한다. 피부의 변화가 오는 것은 질병의 정도가 심하기 때문에 나타나는 것이다. 일시적으로 피부가 헐더라도 병이 호전됨에 따라서 그 상처도 사라지게 되어 있다. 상처가 완전히 사라질 때 병도 낫게 된다.

🌿 반사 요법

반사요법(reflexology)은 두피, 손바닥, 발바닥, 귀 등의 특정 부위를 손가락 끝으로 누르면, 그 부위와 연관된 신체 특정 기관이나 내분비선이 자극돼 그 기능이 향상된다는 자연요법이다.

오래 전부터 동아시아 권에서는 약 5,000년 전부터 반사요법을 사용했으며, 4,300여년전 이집트 프레스코벽화에도 반사요법이 그림으로 묘사 돼 있다. 고대 인도와 아메리칸 인디언도 비슷한 기법을 사용했다는 기록이 있다.

최근 세계적으로 보급되고 있는 "발 반사요법"을 예로 들면 엄지발가락은 뇌와, 발바닥 중앙부위는 복부 명치와, 발뒤꿈치와 발등은 항문과 직장에 각각 연계돼 있다는 식이다.

흔히 "국소요법(zone therapy)"이라고 불리는 반사요법은 1913년 미국 코네티컷주 이비인후과 의사인 윌리엄 피츠제럴드에 의해 재조명됐다. 그는 수술 전 손바닥이나 발바닥의 특정 부위를 누르면 환자가 통증을 적게 느낀다는 사실을 발견했다. 오랜 관찰을 통해 그는 손과 발의 특정 부위는 신체의 다른 기관들과 기능적으로 연계됐을 것이라는 이론을 제시했다.

오래 전 피츠제럴드가 고대의 반사요법을 현대적으로 되살렸다면, 이를 본격적으로 보급·전파시킨 주인공은 물리치료사이자 마사지사 유니스 잉함이다. 그는 반사요법이 통증을 줄일 뿐만 아니라 여러 가지 신체 증상에도 효과가 있다고 주장했다.

건강과 관련하여 반사요법은 침술이 서양에 소개·보급되는 것과 때를 같이해 급속도로 활성화되었다. 주로 소화기 질환인 설사, 변비, 소화불량, 스트레스 관련 질환인 천식, 편두통피로 증후군, 만성 통증인 관절염, 신경통, 알레르기 질환, 피부 질환, 다발성경화증 등 100여가지 증상과 질병의 치료에 응용되고 있다.

반사요법은 약 30분 이상 소요된다. 발 반사요법의 경우는 발을 더운물에 담근다든가, 마사지를 한다든가, 손가락이나 특별히 제작된 도구로 특정 부위를 자극해 준다. 반사요법은 일반적으로 안전하지만 상처, 종기, 골절, 정맥 혈전, 정맥염, 궤양, 특히 당뇨병이나 동맥경화에 의한 동맥 폐색증의 경우에는 심각한 부작용이 생길 수 있으므로 각별히 주의해야 한다.

반사요법은 혈액 순환을 향상시키고, 근육긴장을 이완시키며, 통증을 완화한다는 데는 이론의 여지가 없지만, 특정 부위가 특정 장기와 연계돼 있다는 주장은 아직 연구 대상으로만 남아 있을 뿐이다.

🍃 킬레이트 요법

킬레이트 요법은 혈액에서 독성 물질과 신진대사 노폐물을 제거하는 자연요법이다. 원래 "킬레(chele)"라는 말은 그리스어의 "집게 발(게의 큰 발)"에서 나왔다. 미네랄 아미노산 복합체는 납, 철 구리, 칼슘, 마그네슘, 아연, 플루토늄, 망간 같은 양전자를 띤 물질과 접촉, 집게발로 집듯 콩팥에서 걸러 몸 밖으로 내보내는 것을 "킬레이트 작용"이라 한다.

그동안 납중독 등 기타 중금속 중독 치료에 효과적으로 이용되고 있으며, 요즘은 동맥경화 등 혈액순환 장애의 치료로 각광받았다. 의사들은 실험용 토끼에 고지방, 고콜레스테롤 음식을 장기간 먹여 동맥 경화를 일으킨 뒤 EDTA를 주사하자 플라크가 녹은 것을 확인했으며, 그 이후 동맥경화 등의 치료에 EDTA를 사용하기 시작했다.

EDTA가 혈액 순환과 관계있는 여러 질환의 치료에 효과가 있다는 연구는 매우 많다. 1989년 발표된 연구결과에 따르면, 약 10회의 킬레이트 치료로 실험대상 88%의 뇌혈관과 말초 혈관 혈액량이 향상됐다. 심장 부정맥이 호전되고, 건망증 환자의 기억력이 향상되고, 혈관질환으로 인한 시력감퇴가 호전되고, 말초 혈관 경색으로 인한 통증 때문에 걷지 못하던 환자가 잘 걸을 수 있게 되고, 암 환자의 사망률이 낮아지고, 뱀이나 거미의 독을 제거해 준다는 논문이 발표되었다.

오늘날 켈리이트 요법 전문의사들은 심장혈관 수술을 대체할 수 있다고 주장하고 있다. 또 체내 산소 대사과정의 최종산물인 산소 유리기(free radical)는 구리 등 금속과 결합하면서 몸에 해를 주는 데 금속을 제거하므로 산소 유리기 때문에 생기는 각종 암, 만성 성인병, 만성 피로 증후군, 퇴행성 변화 등의 예방과 증상 호전에 도움이 된다고 주장한다.

미국 국립보건원(NIH)이나 의사협회(AMA)도 킬레이트 요법은 완전히 입증되지 않았고, 효과도 애매하며, 위험성도 내포하고 있고, 비용도 많이 든다는 이유로

공식적인 수용을 주저하고 있다. 1,000여 명의 전문의사들이 켈레이트 요법을 시해하고 있지만, 납 등 중금속 중독증 외에는 식약청(FDA)의 인정을 아직 받지 못하고 있지만 자연요법으로 연구 중에 있다.

🌿 두개천골 요법

인체의 뇌를 덮고 있는 머리덮개 뼈는 8개다. 뇌와 척수를 에워싸고 흐르는 뇌척수액은 보통 120~150cc 정도다. 척수액의 분비와 흡수는 1분에 6~10회 정도 되풀이된다. 하루에 평균 500cc정도가 혈관에서 새어 나오고, 같은 양이 다시 혈관으로 흡수돼 들어간다. 혈관으로부터 뇌척수액이 스며나올 때는 뇌척수 압력이 올라가고 반대로 혈관안으로 재 흡수될 때는 뇌척수 압력이 내려간다.

두개천골요법으로 증상을 호전시킬 수 있는 질환은 각종 만성통증, 두통, 약 관절통, 정서불안, 중풍 합병증, 간질, 뇌성마비, 이명증, 고혈압, 저혈압, 근육 질환, 축농증, 구토, 스트레스 등이 있다.

숙련된 두 개천골요법 전문가는 바로 이 리듬을 감지할 수 있다. 어느 특정 부위에서 머리뼈나 엉치뼈 관절의 움직임이 제한돼 있다면, 그것에 상응하는 특정 질병의 원인이 되며, 그같은 관절제한을 풀어줌으로써 병증을 치료한다는 이론이다.

인체의 질병의 치료를 위해서는 약물치료, 수술치료, 심리치료, 물리치료 등이 동원된다. 물리치료에는 손으로 만지거나 누르거나 비틀어 주는 등의 수기요법이 있으며, 이 중 특별히 머리뼈와 엉치뼈를 마사지 해줌으로써 병을 호전시키는 치료법이 두개천골요법이다.

뇌신경과 천골 신경이 부교감신경과 밀접한 관계가 있으므로 이 부위를 자극하면 신체생리조절에 영향을 줄 수 있다.

최근 두개천골요법으로 질병을 고쳤다는 사람도 많아 전 세계적으로 급속히 확산보급되고 있는 추세다. 그러나 아직도 많은 의학자들은 완전히 굳어버린 두개골 봉합선을 통해 뇌척수압의 변화를 감지한다는 주장을 일축하고 있으며, 신빙성 있는 객관적 연구결과도 별로 없기 때문에 이 요법의 임상적 응용을 아직 꺼려하고 있는 실정이지만 자연요법으로 손을 이용한 수기요법, 체육관 등에서 시술하고 있다.

🌿 바이오피드백 요법

우리 몸의 신경은 내 의지대로 움직일 수 있느냐 없느냐에 따라 두 가지로 나눈다. 하나는 손으로 물건을 집듯이 마음대로 팔 다리를 움직일 수 있는 감각·운동신경 포함한 체신경이고, 또 다른 하나는 맥박이나 체온처럼 내 뜻과는 상관없이 스스로 움직이는 자율신경과 교감·부교감 신경이 있다.

오래 전부터 동아시아에서는 고도의 의식 집중 수련을 통해 자신의 체온이나 맥박을 조절할 수 있다고 알려져 왔지만, 서양에서는 심장박동, 소화기 운동, 혈압, 뇌파, 근육의 긴장도 등을 자기 마음대로 조절할 수 있다고 믿는 의학자는 거의 없었다.

그러나 1960년대 후반 미국의 브라운과 그린 박사는 명상 전문가가 뇌파를 자기 마음대로 조절할 수 있다고 믿는 의학자는 거의 없었다. 명상 전문가가 뇌파를 자기 마음대로 조절하는 것을 목격하고, 생체에서 나오는 신호를 다시 생체에 입력해 연습하면 통제할 수 없다고 생각했던 신경도 통제할 수 있다고 생각하게 되어 여기서 비롯된 것이 바이오 피드백요법이다.

항문 괄약근은 사람이 마음대로 움직이거나 통제할 수 없는 근육이다. 예를 들면 항문의 괄약근에 작은 전극을 꽂아두면 괄약근의 움직임이 소리나 불빛 등의 신호로 표시된다. 요실금 환자 등이 소리나 불빛 신호등을 보면서 이 근육을 통제하는 훈련을 하다 보며 나중엔 어느 정도 마음대로 근육을 움직일 수 있게 돼 요실금을 치료한다는 원리다.

바이오피드백 요법은 주로 만성 통증, 긴장성 두통, 편두통, 악관절통, 스트레스, 불면증, 불안증, 위산과다증, 소화기궤양, 신경성 장 증후군, 연하 곤란, 이명(耳鳴), 눈꺼풀 떨림, 뇌성 마비, 간질, 천식, 레이노씨 병, 심장 질환, 고혈압, 요실금, 집중력 저하증, 활동 항진 증, 근육 재훈련, 자세 교정, 척추 만곡증 등의 치료에 널리 이용되고 있다.

바이오피드백 요법은 기계의 도움 없이 환자 자신이 언제 어디서나 스스로 증상을 통제할 수 있도록 만들어 주는 자연요법이다. 1주일에 1회 정도씩 12~20회 정도 훈련해야 효과를 볼 수 있다.

🪶 엔엘피 요법

정신요법과 영상법을 복합시킨 일종의 심신요법으로 엔엘피(NLP · NeureLinguiestic Programming) 요법이란게 있다. 번역하면 "신경 · 언어학 프로그램"이다. 이것은 무슨 약이나 기계를 사용하는게 아니라, "생각"과 "행태"와 "프로그램"이라는 세 가지 "개념"이 동원된 치료법이다. N(Neure)은 신경이란 뜻이지만 광범위하게는 뇌 · 생각 · 사고방식 등을 다 포함하며, L(Linguistic)은 언어적 표현 또는 비언어적 영상을 다 포괄한다. 따라서 생각은 행동에 영향을 끼치고, 행동은 생각에 영향을 끼친다는 상관관계를 이용해 생각과 언행을 프로그램함으로써 심신을 원하는 방향으로 이끌어가는 치료법이 곧 NLP요법이다.

우리에게도 "말이 씨가 된다"는 속담이 있는 데 NLP요법과 같은 맥락이다. 즉 어떤 말을 자꾸 되풀이하면 뇌 속에 깊이 입력돼 우리 몸도 그렇게 변한다는 소위 "자기성취적 예언"이 일어나는 것이다. 만성질환을 앓고 있는 많은 사람들은 "나는 이제 틀렸어", "별 뾰쪽한 수가 없어" 하는 식으로 병의 회복에 대한 부정적인 시각을 갖고 있다. 그러나 잘못된 인식이나 부정적 생각은 몸 속에 내재한 자연치유력의 활성화를 제거한다. NLP요법은 환자의 정서적 · 신체적 문제를 바라보는 환자 자신의 시각을 바꾸는데 목적이 있다. NLP요법사는 증상을 설명하는 환자의 단어 하나, 구절 하나를 일일이 분석함은 물론이고, 그 말을 할 때 환자의 표정, 몸짓, 피부색의 변화, 심지어 입술이나 눈의 습기까지 엄밀히 분석한다. 그것을 통해 환자의 사고나 심적연상을 새롭게 디자인하고, 언어사용 · 행동교정 · 영상법 등을 이용해 부정적 인식을 긍정적으로 바꾸어 놓는다. NLP요법은 1970년대 초반 미국 캘리포니아 대학의 언어학 교수인 존 그라인더와 당시 심리학과 학생이었던 리처드 밴들러가 창시, 전세계적으로 급속히 보급 확산되고 있다. 알레르기 질환 · 관절염 · 편두통 · 공포증 · 파킨스병 · 암 · 에이즈 등이 이 방법으로 효과를 보거나 증상이 완화되는 것으로 알려져 있다. 침술 · 한약 · 동조요법 · 식이요법을 병행하면 더 좋은 임상효과가 나타날 수 있다. 일부 전문가들은 환자의 사고와 행동을 교정하는 NLP요법이 미래에는 상당히 각광을 받을 것으로 예측하고 있다.*

🍃 응용운동 요법

응용운동 요법은 신체의 비정상적 자세가 많은 병의 근원이며 호르몬, 혈액, 신경, 임파액 등이 공동으로 근육을 내장과 연계시킨다는 이론이다.

미국 조지 굿하트는 카이로프락틱 의사로 1964년 뼈에 이상이 없는데도 비정상적인 자세를 취하는 사람은 때때로 근육에 기능성 장애가 있다는 사실을 발

---

* 조선일보, Health, 5월 2일 목요일, 전세일

견하고 어느날 한 배달 소년이 자기 사무실에 찾아왔을 때, 등 뒤 "날개 뼈"가 튀어 나와 있는 것을 보고, 이 뼈를 덮고 있는 근육의 부착 부위에 지압을 가했다. 그러자 즉각 반응이 나타나 그 소년의 날개 뼈가 정상 위치로 되돌아가는 것을 확신한 후에 응용 운동 요법(Applied Kinesiol ogy)을 창시했다. 근육에 이상이 있는 환자는 여러 가지 신경자극이나 마사지, 골격교정술 등으로 근육 장해를 복원할 수 있다는 것을 확인한 것이다.

인체의 근육은 장기의 기능과 밀접하게 얽혀 있다. 예를 들면 어깨의 삼각근은 폐와 관계가 있고, 간은 가슴의 흉근과 부신피질 호르몬의 분비는 허리나 다리 근육과 상관 관계가 있다.

응용운동 요법사들은 어떤 근육이 약한 반응을 보일 때 그 원인은 근육 자체가 아니라 그 뒤에 숨어 있는 다른 이상 때문으로 본다. 이 근육의 강약 반응을 관찰함으로써 여러 형태의 알레르기, 결핍증, 중독 상태, 음식에 대한 민감성 등도 진단할 수 있다. 예를 들면 환자의 한 쪽 팔을 앞으로 뻗고 손바닥은 아래쪽을 향하게 한 다음 이 환자의 팔목을 휙 아래로 밀어서 이 때 치료사가 느끼는 저항의 정도를 알 수 있다.

응용운동 요법은 잘못된 자세의 균형을 잡아 주고, 보행 장해를 교정해 주고, 관절 운동을 유연하게 해 주고, 퇴행성 변화의 진행을 조기 예방하며, 내분비계·면역계·소화기계 그리고 기타 장기의 기능을 향상시켜 주는 자연요법이다.

🌿 장세척 요법

장을 비우는 관장은 아주 오래 자연요법으로 시행해 왔다. 고대 이집트의 파라오가 나일강에서 피크닉을 하고 있을 때, 의술의 신 "토트"가 신성한 새 따오기 모습을 하고 나타나, 그 큰 부리에 물을 가득 담은 뒤 자신의 항문에 집어 넣었다. 그

것을 신의 메시지로 받아들인 승려의사들이 파라오에게 관장을 실시했다고 한다.

1920~1930년대 미국에서는 장세척 요법이 매우 성행했다. 미국의 막스 거슨 박사가 개발한 "커피 관장 요법"은 여전히 각종 암을 치유하는 방법으로 널리 사용되고 있다. 미국 자연의학자인 하비 켈로그 박사가 자신이 돌보던 4만여 명의 소화기 질환자에게 장세척을 실시했다. 일반적으로 관장에는 비누 거품이나, 특수 관장용 용액을 사용하기도 했고, 참깨·감초, 심지어는 우유와 당밀의 혼합물 같은 보조제를 사용하기도 했다.

인체의 대장은 콩팥·폐·피부와 함께 우리 몸의 노폐물을 처리하는 4대 중요 기관이다. 장세척기능을 활성화시켜 준다. 대장이 이상적으로 기능을 발휘하기 위해선 고섬유질 음식을 포함한 균형식을 섭취해야 하고, 대장균 등 공생 세균의 분포가 적당해야 하며, 대장 점막이 건강해야 하며, 대장벽 근육의 긴장도가 알맞게 유지돼야 하며, 배설물을 적절한 시간에 배설할 수 있어야 한다.

장세척 요법은 주로 요통, 두통, 심한 구취(口臭), 혀에 하얗게 끼는 백태, 장내의 가스, 헛배부름, 소화불량, 변비, 축농증, 피부 질환, 집중력 저하, 피곤증 등이 있다. 창자 근육의 운동을 활발하게 하며, 간에서 담즙 생산을 활성화 시키며, 간접적으로는 고혈압, 관절염, 우울증, 기생충병, 폐질환에도 효험이 있다. 그러나 지나친 관장은 영양결핍을 초래할 수도 있고, 대장에 궤양, 염증, 종양이 있는 경우나 중증의 치질이 있을 때, 또는 전신이 너무 쇠약한 상태에서는 대장세척 요법을 사용해서는 안 된다.

🍃 세포 요법

세포 요법은 스위스 의사 폴 니이한스(Paul Niehans)가 최초로 시도했다. 1931년 한 여자 환자의 갑상선 수술을 하고 있던 니이한스는 실수로 갑상선 근처에 있는 부갑상선에 손상을 입혔다. 부갑상선은 혈중 칼슘 수치를 조절하는 호르몬을 만들어 내는데, 칼슘 수치가 많이 떨어지면 몸에 경련이 발생한다. 아니나 다를까 환자는 갑자기 몸을 떨기 시작했다. 니이한스는 송아지의 부갑상선을 이식할 계획이었지만, 급한 김에 송아지의 부갑상선을 갈아 식염수에 섞은 뒤 그대로 환자에게 주사했다. 그러자 경련이 멎었고, 그 뒤에도 환자의 부갑상선은 정상적으로 기능했다. 이를 통해 니이한스는 장기나 조직 전체를 이식하는 대신, 세포만을 이식해도 손상된 장기가 치유될 수 있다는 귀중한 사실을 발견한 것이다.

그 후 니이한스는 수천 명에게 세포요법을 시술했다. 위스턴 처칠, 교황 비오 12세, 히로히토 일본천황, 아이젠하워 대통령, 드골 대통령, 선박왕 오나시스, 영국 왕실을 포함한 유럽의 왕족들, 기타 돈 많은 유명 인사들도 있다.

세포 요법(Cell Therapy)은 광범위한 의미에서의 정통의학에서 사용하는 수혈이나 골수 이식을 포함된다. 대체의학 범주에선 인체의 자연적 치유능력을 활성화하고, 노화 과정을 억제하며, 퇴행성 질환을 치료하기 위해 장기(臟器), 태아, 동물의 배아 등에서 추출한 생(生)세포를 주사하는 것을 의미한다.

세포요법은 인간의 장기나 태아 세포뿐 아니라 동물의 배아 세포도 널리 사용되지만 정통의학의 혈구 수혈이나 골수이식은 인간 대 인간의 이식이다. 가장 많이 이용되는 세포는 양(羊)의 세포지만, 인간 세포와 유사한 돼지 세포 이식도 점점 늘고 있다. 세포요법에 사용되는 동물의 조직으로는 성선(性腺), 부갑상선, 부신, 간, 뇌하수체 등이다.

미국에서는 과학적 근거가 결여되어 있다는 이유로 공식적으로 받아들이지는 않고 있지만 세포 요법은 주로 노화 방지, 항암 투병력 저항력, 면역력 증강, 정력, 관절염, 심장병, 갱년기 증상, 생리통, 불임, 기관지염, 간질, 정신병, 동맥경화, 파킨슨병, 간염, 피부 질환 등의 예방과 치료를 위해 유럽에서 널리 자연요법으로 이용되고 있다.

제6장

우리가 몰랐던
인체와 질병

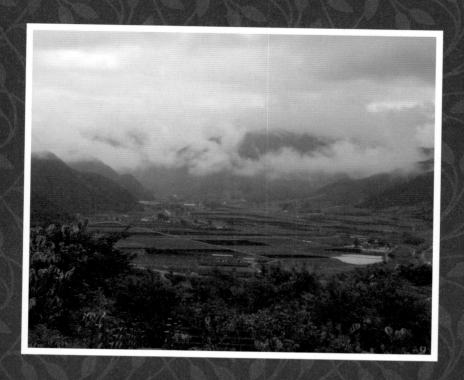

인간 수명 100세 시대?

"인간의 최대 화두는 건강과 행복이다"
"인생관, 가치관, 행복관을 정립하라!"
"오늘 살아 있다는 사실에 감사하라!"

인간의 최대 화두는 건강과 행복이다. 단순히 오래 사는 것보다 삶의 질이 중요하다. 병든 상태에서 오래 산다는 것이 과연 그 만한 가치가 있는 것인가? 인간의 생(生)과 사(死)는 시대를 불문하고 가장 큰 관심사다.

2019년 4월 8일 세계보건기구(WHO)에 따르면, 2016년 태어난 아이의 기대 수명을 기준으로 할 때 82.7세로 우리나라는 세계 장수국 9위이다. 질병이나 부상·사고 없이 아프지 않고 살 수 있는 건강 수명은 여성이 75.1세, 남성은 70.7세로 조사됐다.

사람은 늙음과 죽음을 피할 수 없다. 항상 젊음을 유지하고 건강하게 살고자 하는 것은 나이 든 사람들의 한결같은 바람이다. 오늘날 노화를 최대한 늦추는 연구와 의술, 약물 같은 것이 속속 등장하고 있지만 각자 개인의 건강의 시계는 멈춰있다.

노쇠는 신체 기능이 떨어지고 근육 감소로 일어서거나 걷기 등 일상생활이 힘겨워진 상태다. 나이가 들면 근육은 자연히 감소한다. 근육은 40세 이후에 영양분과 호르몬 불균형, 활성산소 증가, 유전자 변질에 의한 염증과 손상, 줄기세포 기능 저하 등 다양한 요인으로 감소한다. 근감소증이 근육 자체를 넘어 뼈와 신경, 간, 심장, 췌장 등 신체 전체 전반에 걸쳐 영향을 미치지만, 더욱 심해지면 각종 질병과도 연관되고 장애에 이르고 사망 위험을 높인다.

노화가 본격적으로 진행되면 정상적으로 되돌릴 가능성은 1%에 불과해 쉽지 않다. 평소에 몸을 챙기면서 예방이 최선이지만 이미 노쇠 징후가 나타났다면 최우선으로 대처해야 한다.

18세기 산업혁명 이후 해마다 인간의 평균 수명이 3개월씩 증가한 이후 오늘날 의학의 발달로 100세 시대를 살고 있지만, 여전히 건강하지 못한 사람이 늘어나고 성인병에 노출되어 있는 현실이다. 영원히 죽지 않는 불로초를 구하기 위해 각고의 노력을 기울였던 진시황이나 영생을 위해 미이라가 된 이집트의 람세스도 결국 죽었다.

세계동물기구(OIE)에 따르면, 사람의 전염병 중 약 60%, 신종 질병의 75%가 사람과 동물 간에 공통적으로 감염되는 인수공통전염병이다. 예를 들면 1997년 "조류 인플렌자", 2014년 세계를 공포로 몰아넣었던 "에볼라 출혈열", 2015년 우리나라를 크게 위협했던 "메르스"라 할 수 있다.

KBS "생로병사 비밀"에서 노화와 장수의 신비를 추적하고 방송하고 있지만, 전 세계적으로 고령 인구가 빠르게 늘고 있고 의료 환경과 영양 상태가 좋아져 90세 이상이 급증하면서 심혈관 질환과 당뇨, 고혈압 등 만성질환자, 치매환자가 늘어나는 게 문제다.

사람은 태어나기 시작하여 성장은 아동기, 성인기 초까지 지속되다가 성인이 되면 신체 기관이 30세를 기점으로 점차적으로 감퇴하기 시작한다. 각 개인의 기능 감퇴 속도와 그에 따른 결과는 사람에 따라 하늘과 땅 차이다.

🍃 인체의 모든 병은 세포가 변질되고 손상되어 발병한다

나이가 들면서 세포가 변질되고 손상되면서 염증이 생기면서 질병이 발병한다. 고령자가 에너지^(열량) 섭취를 적절히 하지 않으면 기력이 떨어지고 근육이 힘을 잃어가면서 노쇠*에 이른다. 활성산소^(Free Radicals)가 정상적인 세포를 공격한다. 60대가 되면 지방이 축적되고, 뼈가 약해 지고, 근육이 감소하면서 심폐 기능이 떨어지면 노화의 진행의 속도를 늦추려고 하지만 젊음으로 다시는 돌아갈 수는 없다. 지금부터라도 돈으로 건강을 살 수 없다는 것을 깨닫고 날마다 꽃을 가꾸듯이 몸을 살피는 일이 시급한 이유다. 단순히 오래 사는 것이 아니라 건강하고 활기찬 삶을 유지하는 것, 그것이 바로 진정한 의미의 장수가 아닐까? 동의하라!

수명이 길어진다고 좋기만 한 건 아니다. 병치레 기간이 문제다. 평균수명과 기대 수명과 나의 건강 수명과는 상관이 없다. 세계 어느 곳이든 평균수명은 여자가 남자보다 길다.

건강의 도는 없다. 칼로리 섭취를 줄이면 더 건강하게 살 수 있다는 건 상식이 됐다. 최근 들어 열량을 줄이면 수명 연장 효과가 있다는 결과가 각종 실험을 통해 속속 드러나고 있다. 사람을 대상으로 한 실험은 아니지만 미국 템플르대 의대 연구진은 생쥐와 붉은털원숭이를, 스페인 바르셀로나 바이오의학연구소의 아즈나 베니타 박사는 쥐를 대상으로 한 영장류를 통해 칼로리를 제한하면 "생체시계^(Biological clock)**"가 천천히 가 노화속도가 느려지고 수명이 늘어난다는 연구 결과가 잇따르고 있다.

2015년 유엔인구통계에 따르면 전 세계100세 이상 장수인은 43만4000명이

---

* 노쇠는 근육 감소, 뼈 약화, 기력 저하, 우울증 등이 단독 또는 복합적으로 작용해 발생한다. 근육에 단백질이 좋은 것으로 알려져 있지만, 과다한 단백질 섭취는 신장에 부담을 주고 만성콩팥병 환자가 과다 복용하면 요독등을 일으켜 콩팥 손상이 더 빨리 진행된다.

** 몸속의 시간 변화를 감지하는 지표

고, 장수인이 많은 나라는 미국, 일본, 중국 순이었다. 일본은 100세 이상 6만 9785명이다. 일본은 세계 최고 장수국이다. 우리나라 90세 이상은 16만1000명 쯤 이지만, 일본은 200만이 넘고 65세 이상은 3500만을 넘었다.

한국 100세는 1990년에는 459명, 2009년에는 884명, 2010년에는 904명, 2011년에는 927명, 2012년에는 1201명, 2015년에는 3159명, 2016년에는 3486명(여성 3358명, 남성 550명), 2017년에는 3908명, 2028년에는 1만명으로 추정된다.

우리나라 장수촌은 경북 예천 · 봉화 · 영양 · 문경, 전북 순창 · 임실, 전남 구례 · 보성, 충북 괴산, 인천 옹진이다.

🍃 병상 생활이 길어지면 노화 진행 빠르다

40세 이후에는 근육량이 급격히 줄어든다. 특히 60대 이후에는 근육량이 급격히 줄어들어 엉덩이와 허벅지가 눈에 띄게 왜소해 지기도 하지만 문제는 일상 활동에 지장을 주고 낙상(落傷) 위험이 높다. 낙상은 의도하지 않은 채로 평평한 곳에서 넘어지거나 높은 곳에서 아래로 떨어지는 사고다. 2016년 질병관리본부에 따르면 65세 이상에서 17만명이 넘을 정도로 위험하다. 고령자는 넘어지면 다쳐 장기간 거동을 못할 가능성 높고 정상적인 보행이 불가능해 병원 침상에서 누워지내는 기간이 길다. 특히 대퇴부나 골반이 골절되었을 때는 1년 안에 사망하는 경우가 많다.

노화로 인해 소멸되는 양(量) 만큼의 근육 세포가 재빨리 재생되지 않기 때문에 근육을 강화하는 등산이나 운동을 해야 한다. 신체 근육이 줄면 신체 활동 즉 걷기, 서기 등 기본 활동이 자유롭지 못하다. 노쇠가 급격히 진행되면 인체의 균형이 무너지고, 하지 근력 저하, 균형기능 저하, 빨리 걸을 수 없고, 보폭이 좁은 것은 모두 근육 감소에서 시작된다.

근감소증은 근력 약화로 인한 보행 장애 및 일상 활동 장애가 생겨 장기 요양 치료를 받아도 결국 만성 기능 장애로 인한 인체 활동 정지 및 요양 보호소 신세를 지다가 결국 사망한다. 운동은 노쇠 예방과 개선에 도움이 되고 "근육 회춘"을 가져와 신체 능력을 키워주고 각종 질병 예방에 기여한다.

근육이 신체에 미치는 영향

구분	영향	비고
근육	당 흡수하고 지방을 분해한다	
면역세포	면역 물질을 분비 유도한다	
지방세포	지방을 분해한다	
신경	신경세포를 형성한다	
뇌	인지기능을 향상한다	
뼈	조골세포를 생성한다	
혈관	혈관을 생성한다	
간	지방을 감소시킨다	
췌장	인슐린을 증가시킨다	
심장	심장 비대를 억제한다	
대장	암 세포 성장을 억제한다	
유방	암 세포 성장을 억제한다	

조직의 노화 과정

구분	노화 과정	비고
골격, 근육, 관절	25세 이후 근육량 감소 시작, 50세 골격 약화, 85세 근육 감소는 25세의 절반 정도다	
소화기관	50세 이후 소화액 감소, 장 기능 효율 감소 시작, 치아 유실로 씹기와 삼키기 어려워진다	

뇌, 신경	60세 이후 집중력과 기억력 감소, 90세가 되면 뇌 조직률 급격한 감소로 지적 능력 및 신체기능 일부 상실
눈, 귀	50세 이후에 시력 노화, 70세 이후 신장 기능 저하로 이명 가능성
심장, 혈관	40세 이후 동맥벽 탄력이 줄어 혈압 상승, 심장 근육의 탄력 감소, 85세 이후 심장이 장기간 버티기 어렵고 체력 급격히 약화
폐	45세 이후 세포의 손실과 늑골 근육의 약화로 폐의 완전한 확장에 지장, 80세 이후 폐 기능이 청년의 절반 수준으로 가벼운 운동에 숨이 차다
피부, 머리카락, 치아	40세 이후에 피부 탄력이 줄기 시작하고 머리가 희어지고, 50세 이후 피부가 건조하고 치아가 빠지기 시작, 70세 이후에 체온유지 어려움으로 추위에 영향을 받는다.
생식기	여성은 45~55세 폐경으로 임신 불가능, 남성은 40~50세 이후 테스테론 감소 시작, 50세 이후 남성은 전립선 확장과 성욕 감소, 70세 이후 정자 거의 생산이 되지 않는다
비뇨기	출산한 여성은 골반 근육의 감소로 배뇨 장애, 75~80세 이후에 신장 기능 악화로 혈액 해독에 더 많은 시간이 든다

TIP
근육과 관절에 무리는 주는 운동을 자제하고, 등척 · 편심 운동으로 버티는 힘을 키워야 한다. 똑바로 누워서 엉덩이를 들어올려 3!5초 유지한 후 3~5초 동안 천천히 내리기를 반복한다.

인체의 기능

"몸에 대하여 공부하라!"
"몸은 하나가 아닌 통합적 유기체로 움직인다"
"내 몸을 사랑하고 혹사하지 말라!"

구분	기능	비고
내분비계	갑상선은 인체의 기능을 조율하는 호르몬을 생산한다.	
호흡기계	폐로 산소를 흡수하고 이산화탄소를 배출한다.	
근육	수축하고 이완되며 인체를 움직인다.	650개
소화기계	위와 장을 지나면서 영양소를 흡수하고 나머지를 배출한다.	
신장 방광	소변의 생산과 배설을 조절하여 수분과 화학적 균형을 유지해 준다.	
생식기	남자는 고환에서 남성 호르몬과 정자를 생산하고, 여자는 난소에서 여성 호르몬과 난자를 생산한다.	
신경	모든 인체의 계통을 조절한다.	
심장	산소와 영양소를 실은 혈액을 뿜어내 인체의 모든 부분으로 전달한다.	
피부	인체의 내부 장기를 보호하고 체온을 조절한다.	
골격	뼈는 내부 장기를 보호하고 인체를 지지한다.	

질병의 범주

구분	범주	비고
감염성 질환	인체에 미생물이 침입하여 생긴다.	폐렴
자가면역 질환	인체 방어 기제가 건강한 조직을 공격한다.	관절염
대사성 질환	대사를 조절하는 호르몬 생산에 영향을 준다.	당뇨병
퇴행성 질환	인체 조직의 구조물이나 기능을 상실한다.	골관절염
허혈성 질환	혈관이 좁아져 조직 혈액 혈류량이 줄어든다.	동맥질환
유전성 질환	잘못된 유전자가 전달되어 일어난다.	기형
염색체 질환	잘못된 개수나 구조적 결함이 있어 생긴다.	염증
암	암세포가 빠르게 분열하여 종양을 만든다.	상피암

🍃 통증

만성통증은 심각한 질병으로 통증 자체를 잡지 못하면 심각한 건강 문제는 물론 삶의 질도 떨어진다. 어떤 원인의 통증이든 참을 수 없을 정도의 증상이 3개월 이상 지속되면 환자의 통증신경회로 자체가 비정상적으로 변해 치료가 어려워진다.

통증은 조직 손상을 일으키는 질병이나 손상에 대한 신체적 반응이다. 뇌와 척수는 신체 내부에서 "엔돌핀"이라는 진통 성분을 만들어낸다. 병원에서 처방하는 진통제는 일시적으로 통증을 경감시킬 수는 있으나 남용하면 심각한 후유증을 주는 양날의 칼이다. 통증에는 가벼운 마사지에서부터 온찜질까지 다양한 비약물적 치료가 있다. 침구요법은 침에서 엔돌핀을 분비시키거나 통증 부위 근처의 신경을 자극함으로써 통증 신호 전달을 차단하여 효과를 낸다. 인대 손상이나 근육 손상은 물리치료나 초음파 치료를 한다.

면역계 질환

"건강의 열쇠는 자가 면역력"
"자가 면역력은 자기(自己)와 비자기(非自己)와의 싸움!"
"건강하고 싶거든 면역력을 강화하라!"

면역계는 세균, 바이러스, 기생충과 같은 미생물의 감염으로부터 인체를 보호한다. 암으로부터 인체를 보호하고, 세포의 변질과 손상된 조직을 복구하는데 도움을 준다.

자가 면역력은 자기(自己)와 비자기(非自己)와의 싸움이다. 우리 몸은 자연치유력과 외부로부터 몸을 보호하려는 면역시스템을 가지고 있다. 모든 질병은 면역시스템의 균형이 깨지면서 세포의 변질에 의한 혈관이 통하는 모든 곳에 염증을 일으킨다. 이 염증이 피부, 뼈, 관절, 장기 등을 공격하고 부전, 궤양, 종양으로 이어져 결국 사망에 이른다. 면역성은 병원체에 노출됨에 따라 후천적으로 획득하기도 하지만 유전, 나이, 성별, 기온에 따라 달라지기도 하지만 생활방식과 식습관에 영향을 받는다.

정상적인 면역시스템은 '나'와 다른 '외부 물질'을 찾아내고 공격하는 게 정상이다. 그러나 면역계 기능의 이상으로 자기 자신의 조직을 공격하여 특정 장기의 염증과 손상을 가져다 주는 자기 조직에 반응하는 자가면역질환은 나이를 떠나 지속적으로 건강을 해칠 수 있다. 유전적 요인이 중요한 역할을 하는 것처럼 보이지만 원인이 밝혀지지는 않았다.

백혈구는 주로 잠이 깊이 들 때 활동한다. 백혈구는 혈액 속에는 무색의 세포들이 들어 있다. 림프구는 NK 세포, B 세포, T 세포 등에서 항체(抗體)를 만들고, 적(敵)을 잡아먹거나 독소를 분비하여 감염된 항원(抗原)을 공격하고 암(癌)세포 등을 공격한다.

2003년 전 세계 8000여 명을 감염시키고 900여 명을 사망케 한 사스(SARS · 중증급성호흡기증후군), 2009년 12만 명이 넘는 사망자를 낸 신종플루, 에볼라 출혈열, 2015년 5월 메르스(MERS · 중동호흡기증후군) 등 신종 질병에는 면역력이 답이다.

🌿 면역은 자기(自己)와 비자기(非自己)와의 싸움

사람은 생로병사(生老病死) 과정을 거친다. 나이가 들면서 면역력이 떨어지면서 각종 질병에 노출되기 쉽기 때문에 면역력을 강화하는 식습관이나 운동이 중요하다.

면역력이 강한 사람은 질병이 거의 없다. 건강한 사람의 몸에도 매일 암세포가 생긴다. 암으로 발병하지는 않는 이유는 우리 몸의 면역체계에서 "마크로파지"라고 효소가 우리 몸속에서 암세포를 제거하기 때문에 가능하다.

노화 현상은 가속화되고 면역이 떨어지면 질병에 걸릴 확률은 높다. 다행이도 우리의 신체는 활성산소에 의한 손상을 줄이기 위한 스스로의 항산화제를 가지고 있다. 꾸지뽕에는 강력한 항산화제인 비타민 C를 비롯해 비타민 A, B1, B2가 일반뽕잎이나 녹차 보다 많이 함유하고 있다.

신체의 방어 기전인 항산화 효소는 나이가 들면서 감소하기 때문에 면역력을 강화해 주는 가시오갈피, 꾸지뽕, 천년초, 산삼, 인삼, 마늘, 하수오 등을 섭취한다. 가시오갈피 배당체에는 "리그산"이 면역력을 높여 주고, 마늘이 함유하고 있는 "알리신", 천년초와 꾸지뽕에는 황산화제가 다량 함유되어 있다.

면역력을 강화하는 방법은 많다. 세상에서 단 하나뿐인 생명과 건강을 지키기 위해서는 질병을 방패해 주는 면역력에 가장 큰 영향을 미치는 생활습관과 식습관부터 바꾸어야 한다. 면역력을 떨어뜨리는 스트레스를 관리하고 채식 위주의 식습관, 적당한 휴식과 수면, 규칙적인 운동을 해야 한다.

유전자 기초

구분	역할	비고
DNA	모든 것을 알고 있지만 스스로 아무 일도 못하는 물질	
유전자	호르몬 전령에게서 받은 지시대로 끄거나 켜지는 염색체 위에 있는 DNA 염기 서열	
유전자 손상	DNA에 직접 손상이 생긴 돌연변이 현상	
단백질	명령을 받아서 실제로 일하는 일꾼	

1. 건강한 사람의 몸에도 암세포가 있지만 암으로 발병하지는 않는다. 우리 몸의 면역 체계에서 수천 개에 이르는 비정상적인 암세포를 인식하여 항체를 만들어 내고, "마크로파지(masrophage)"라고 하는 면역세포가 체내에서 암세포들이 암으로 발병하지 않도록 암세포를 제거하는 기능을 하기 때문이다.
2. 효소는 바이러스를 싸고 있는 외피 단백질을 분해시켜 바이러스를 파괴하기도 하고, 면역체계를 활성화시켜 바이러스나 질병으로부터 우리 몸을 보호할 수 있도록 도와준다.

암

"평균 수명이 늘어나면서 암에 걸릴 확률도 점차 높아지고 있다"
"암으로부터 자유롭고 싶은가?"
"내 몸을 세밀하게 관찰하라!"

우리나라 국민의 4명 중 1명이 암으로 삶을 마감한다. 하지만 암은 극복할 수 있으며, 대책이 있는 질환이다. 암은 잘못된 생활습관과 식습관으로 인하여 세포의 변질과 손상이 생겨 세포의 고유한 성질이 정상에서 이탈하는 데서 발병한다. 이후 비정상적인 세포가 자라면서 암이 된다. 암을 유발하는 요인은 유전적인 요인, 잘못된 식습관, 흡연, 스트레스, 환경적인 요인 등이 있다. 금연만 해도 기본적으로 70%는 예방할 수 있다.

우리나라 사람이 기대수명(82세)까지 살 때 암에 걸릴 확률은 36.2%다. 국민 3명 중 1명은 암 환자가 된다는 것이다. 암도 당뇨와 같은 만성질환병인가? 복지부에 따르면 정부가 전국 단위 암 통계 작성을 시작한 1999년 이후 암에 걸린 사람 중 2017년 1월 1일까지 생존이 확인된 전 국민 서른 명에 한 명이 암 유병자가 총 174만 명이다. 이 숫자는 당뇨 환자 286만 명 보다 적고 심장질환자보다 많다.

최근 의학의 발달로 암을 관리할 수 있는 시대가 되었다고 하지만 암은 빠른 속도로 불치병의 영역에서 빠져나와 만성질환으로 변화하고 있다. 현대의학에서 항암 치료 목표는 면역기능의 활성화, 재발과 전이방지, 통증 경감 등에 불과하다.

실제로 암 진단 후 5년 넘게 생존하는 사람이 계속 늘어나는 추세다. 2016년 기준으로 남녀 모두에서 1위는 위암, 대장암, 갑상선암, 폐암, 유방암, 간암, 전립선암이 뒤를 이었다.

암(癌)이란 말은 게를 뜻하는 그리스어인 "crab"에서 기원한다. 고대의 그리스 의사인 히포크라테스는 암이 퍼지는 모양을 게의 집게 모양에 비유했다.

암은 세포가 비(非)정상적으로 증식하는 현상으로 체세포의 조절 기전의 손상으로 인하여 세포의 증식이 계속적으로 일어나는 병적 상태이다. 수많은 형태가 있으나 특정 장기에 고형의 종양으로 나타나는 경우가 많고 피부, 폐, 위, 대장, 전립선, 유방, 혈관, 림프관 등에 흔하게 나타난다. 산소가 많고 열이 많은 심장과 세균이 많은 소장에는 암이 없다.

🍃 암은 잘못된 생활습관과 식습관의 싸움이다

암치료의 궁극적 성패는 재발 여부에 달려 있다. 2000년 동안 의사들은 암을 완치하기 위해 눈에 보이는 암덩어리를 제거하는 수술적인 치료를 해 왔다. 악성 종양은 끝없이 증식하는 이상 세포들의 모임이다. 우리 몸에서 백혈구를 제외한 정상 세포들은 이동하지 않지만, 암세포는 원래 있어야 할 곳에서 주위 조직을 뚫고 나와 주변의 다른 장기로 직접 침범하거나, 혈관이나 림프관을 타고 전신으로 퍼져 몸의 여러 곳에 또 다른 암 덩어리를 만들게 된다. 암의 재발을 막는 것은 우리 몸이 가진 정교한 면역시스템이다.

암은 우리 몸을 구성하는 세포의 핵 속에 있는 유전자에 돌연변이가 발생하여 발병한다. 한국인 사망 원인 1위는 암이다. 4명 중 한 명은 암으로 사망한다. 하지만 모든 암이 곧 '사망'을 의미하는 것은 아니다. 암은 예방이 가능하고 조기에 발견만 하면 완치율이 높다. 암은 대책이 있는 질환이다. 암을 유발하는 요인은 유전적 요인, 잘못된 식습관, 흡연, 스트레스, 환경적인 요인 등이 있다. 금연만 해도 기본적으로 70%는 예방할 수 있다.

- 폐암 : 계속되는 마른기침에 피가 섞인 가래가 나온다.
- 간암 : 오른쪽 상복부에 묵직한 통증 및 체중 감소
- 위암 : 상복부 불쾌감과 식욕부진
- 유방암 : 통증이 없는 멍울이 만져지거나 젖꼭지에서 나오는 비정상적인 분비물
- 자궁암 : 질에서 나오는 이상분비물과 월경이 아닌데 하혈
- 대장암 : 검은 점액변이나 배변습관 변화와 잔변감

세포는 끊임없이 발암물질에 노출되어 있다. 암은 간, 폐. 뇌 등 종종 혈관이 풍부한 조직으로 잘 전이된다. 간이 특히 전이가 잘 되는 것은 심장과 장에서 혈액을 받기 때문이다. 암세포가 혈류를 타고 이동하다가 어떤 조직의 모세혈관에 정착한 후 증식을 시작한다.

대부분의 고형암의 초기 병변은 완치를 목적으로 수술을 한다. 암세포를 죽이는 약물인 항암제를 쓰고, 암세포를 고강도 방사선에 의해 죽게 하는 방사선 치료, 호르몬 치료, 생물학적 치료, 삶을 가능하게 하는 지지 요법 등을 병행한다.

암은 세포가 한 자리에 있지 않고 마음대로 돌아다닐 수 있다. 암세포 표면은 항원이 두껍고 끈끈한 피브린(fibrin) 막으로 뒤덮여 있어 항체에 의한 인식을 막아준다. 효소는 서로 단단하게 뭉쳐 있는 피브린 막을 녹여내 암세포의 항원을 표출시켜 면역체계가 암세포를 인지하고 제거하는 데 도움을 준다.

주목나무 껍질에서 탁솔(Taxal), 주목나무 잎에서 탁소테레(Taxotere)를 추출했고, 2008년 미국 워싱턴대학 연구팀이 〈암저널(Cancer Letters)〉에서 개똥쑥이 기존의 암 환자에게 부작용은 최소화하면서 항암 효과가 1,000배 이상 높은 항암제로 기대된다.

세계보건기구(WHO)는 "암 발생의 3분의 1은 올바른 생활 습관 실천으로 예방이 가능하고, 3분의 1은 조기 진단 및 조기 치료로 완치가 가능하며, 조금 늦게 발견된 암환자도 적절한 치료를 하면 완화가 가능하다"고 말한다. 암은 자연식으로 암을 예방할 수 있다. 붉은색은 토마토에 들어 있는 '라이코펜'은 전립선암과 폐암을 억제하고, 녹색채소에 들어 있는 '설포라판'은 방광암, 노란색 콩에 들어 있는 '제니스틴'은 유방암, 청보라색 포도에 들어 있는 '안토시아닌'은 발암물질을 억제하고, 흰색 마늘에 들어 있는 '알리신'은 항암효과가 있다. 이외에 강황의 커큐민, 녹차의 카테킨, 브로콜리의 설포라판 등이 발암 효과가 있다. 여러 가지 색의 채소와 과일에는 풍부한 미네랄, 비타민, 섬유질을 함유하고 있어 노화와 암 예방에 좋다.

암환자는 체내 효소가 부족하기 때문에 정상인보다 효소가 풍부한 음식을 섭취해야 한다. 기존의 항암제에 의한 치료 시에 기능성 효소인 분말이나 산야초로 만든 효소를 음용한다면 단일 치료 시보다 효과를 볼 수 있고 부작용도 줄일 수 있다.

암을 예방하기 위해서는 담배를 끊고, 청결한 생활습관을 몸에 익히고, 불에 굽거나 훈제된 고기를 먹지 않고, 건강한 채소·과일, 암에 좋은 약초를 섭취한다. 그 외에 암에 좋은 꾸지뽕나무, 개똥쑥, 하고초, 겨우살이, 바위솔, 부처손, 주목 등을 먹는다.

경상대학교 건강과학연구원에서 민간에서 항암효과 있다는 약초 60여 종을 6개월 간 한국생명공학연구소 자생식물이용기술사업단에 의뢰해서 4주간 생리식염수만을 먹인 뒤 약초를 투여 후 반응 결과 10종에서 항암효과를 보였고, 이

중 꾸지뽕나무, 겨우살이, 하고초, 와송 등이 탁월한 것으로 밝혀졌다.

🌿 항암 약차(藥茶) 만들기

생수 다섯 되(10리터)에 느릅나무 뿌리 껍질 150g, 조릿대 말린 것 60g, 꾸지뽕나무 60g, 겨우살이 60g, 껍질째 구운 밭마늘 60g, 생강 30g, 대추 30g, 감초 30g을 처음에는 센 불로 해서 물이 끓기 시작하면 불을 줄여 약한 불로 6~12시간쯤 달인다. 물이 반쯤 줄었으면 걸러 찌꺼기는 버리고 통에 담아 냉장고에 보관해 두고 수시로 마신다.

암에 좋은 식품

구분	배당체	식품	오행
녹색	비타민C, 플라보노이드, 미네랄, 엽산, 섬유질, 철분, 칼륨, 칼슘,	쑥, 미나리, 녹차, 냉이, 배추, 시금치, 브로콜리, 샐러리, 피망, 매실, 다래	간
주황색	비타민C, 카로노이드, 미네랄, 엽산, 섬유질, 칼륨, 칼슘,	당근, 감귤, 감, 파프리카, 고구마, 유자, 살구, 호박, 황도 복숭아	위
흰색	비타민C, 항산화, 양파와 유황 화합물	마늘, 양파, 버섯, 무, 감자, 생강, 연근, 토란, 흰깨, 백도 복숭아	폐
빨간색	비타민C, 항산화, 안토시아닌, 카로티노이드, 섬유질, 칼륨	토마토, 석류, 딸기, 수박, 붉은 고추, 붉은 양파, 대추, 앵두	심장
자주색	안토시아닌, 석탄산	블루베리, 포도, 가지, 적양배추, 자두, 아스파라거스, 적근대, 자주감자, 복분자	검정색은 신장

※ 자료 미국 암연구기관(AICR)

🍃 암 예방 약용 식물

- 암세포 성장 인자를 억제하는 버섯류(상황버섯, 차가버섯, 오가피류, 산삼류, 엉겅퀴, 알로에, 칡 등)

- 암 재발에 관여하여 신호를 억제하는 산나물류, 흰민들레, 산마늘, 곰취, 곤드레, 쇠비름, 돌미나리, 울금 등

번호	구분	효능	천연치유
1	꾸지뽕나무	진주 mbc "약초전쟁"에서 위암·간암·폐암·피부암에 70%, 항산화 작용이 있다.	차, 효소, 액상차
2	가시오가피	만병을 치료하는 가시나무, 배당체 세사민(Sesamin)은 위암, 리그산(Lysine)은 면역력을 강화해 준다.	차, 효소, 액상차
3	겨우살이	진주 mbc "약초전쟁"에서 암세포 억제율 80%, 1926년부터 암치료 물질을 추출하여 임상에 사용	차, 육수
4	하고초	진주 mbc "약초전쟁"에서 항암율 75%, 갑상선 종양에 효험	차
5	와송	진주 mbc "약초전쟁"에서 폐암 50%, 간암에는 와송을 생으로 먹는다.	효소, 액상차

6	부처손	진주 mbc "약초전쟁"에서 암세포 억제율 50%, 중국에서는 천금과도 바꿀 수 없는 신비한 약초	차
7	개똥쑥	2008년 미국 워싱턴 대학교 연구팀이 1000배 이상의 항암제 극찬	차
8	주목	잎에 탁소테레(Taxotere), 껍질에서 탁솔(Taxal)추출한 항암제 시판 중	차
9	상황버섯	소화기 암(위암, 대장암, 직장암) 억제율 70%, 위장 질환에 효험	차, 육수
10	차가버섯	면역력을 증강, "베타글루칸"이 항암 물질이 함유돼 있어 악성 종양 발생 억제 및 예방	차, 육수
11	표고버섯	"베타글루칸"이 암 증진 억제 및 예방, 면역력 증강, 생리활성물질도 항암 작용 (타닌, 레소르시놀, 케르세틴이)	볶음, 음식
12	영지버섯	불로초속에 속한 버섯으로 각종 암은 물론 성인병 예방, 원기 회복에 효험	차, 육수

13	녹차	떫은맛을 내는 "카테킨"이 폐암, 유방암, 전립선암, 위암, 피부암 증식 억제 및 예방, 중금속 해독	차
14	곰취	1급 발암물질 억제, 칼슘과 칼륨이 많아 산성 체질 개선	쌈, 장아찌
15	녹황색 채소	색소인 "카로티노이드"가 인체에 흡수되면 비타민A, 세포 독성 제거, 유해 활성산소 제거	쌈, 나물,
16	당근	당근에는 "베타카로틴"이 풍부해 폐암과 유방암 예방	가열 섭취
17	마늘	발암물질 독소 해독, 손상된 DNA 복구, 항산화 작용, 알리신이 항균 작용, 위암 예방	생, 장아찌
18	미나리	"케르세틴"과 "캠퍼롤"은 암 예방과 유방암, 난소암, 위암, 방광암 등 예방, 대장암 세포의 증식 억제	쌈, 샐러드
19	부추	세포의 돌연변이를 일으키는 것을 억제, 이미 발생한 암세포의 성장을 느리게 한다, 알릴화합물과 엽록소가 항암 효과	부침개, 김치

20	브로콜리	브로콜리에는 "미로시네이스"라는 효소는 체내에 흡수되어 조직이 파괴되면서 "설포라판"이 분해되면서 항암물질이 유방암 세포 증식을 억제하고 폐암과 대장암 예방	초고추장
21	신선초	흡연으로 인해 몸에 쌓이는 독성물질을 중화시키고, 항산화 효과를 높여 폐암 에방,	녹즙 복용
22	쑥	독특한 향을 내는 "치네놀"이 위벽과 위장을 보호하여 위암 발생 억제 및 예방, "베타카로"틴은 활성산소 제거, 암세포의 자살을 유도하는 "요모긴" 등이 암 예방	찌개,
23	토마토	토마토 암 예방 효과는 "리코팬" 성분 때문이다. 빨간 색소(잘익을수록 높다)가 암 예방,	조리 식용
24	케일	페놀 및 "플라보이드"가 풍부해 항암 효과, 흡연으로 인한 발암물질을 생성 억제해 암세포 사멸 및 폐암 예방,	
25	양파	유기황화합물과 "플라보노이드" 중에 "케르세틴"이 함유돼 있어 세포 손상을 억제해 암 예방, 혈액 속 콜레스테롤을 없애 동맥경화와 고지혈증 예방	조리
26	산삼	신(神)의 가호를 받은 신비의 영약, 신체 허약, 기력 부족에 효험, 노화 예방에 좋다.	

27	머루	인체에 유익한 항암 효과, 폴리페놀, 레스베라트롤 등 함유	효소
28	도라지	사포닌이 항암 효과, 면역력 증진, 위산 분비 억제, 호흡기 질환(감기, 기관지염, 편도선염, 천식 등)	액상차, 무침
29	포도	"레스베라트롤"이 발암 원인인 유해물질의 독성을 완화해 유전자 변형을 막아 암을 예방, 비정상세포의 증식을 억제하고 유방방, 전립선암, 대장암, 폐암 등 자살을 촉진하는 유전자를 활성화시켜 암세포 증식 억제	효소
30	매운 고추	고추의 매운맛은 "캅사이신"이 몸에서 발암물질들이 활성화 되는 것을 직접 억제, 암 예방, 항산화 작용, 염증억제 작용, 활성산소에 의한 신체 조직 손상 예방, 암세포를 비롯한 종양 억제,	
31	김치	김치의 주재료인 배추는 위암과 대장암을 예방, 양념(마늘, 생강, 무, 파 등)이 저항력을 길러주고 암을과 각종 질병을 예방	60일 후 묵은지
32	콩	콩에는 "제니스틴"은 항산화물질이 많다. 발효되는 과정에서 "제니스테인"으로 변화하며 더 많은 항암 물질을 생성해 암세포 억제시키고 자살을 유도한다.	된장
33	들깨	들깨에는 "리롤렌산"이 암을 일으키는 돌연변이 세포의 발생을 억제하며 증식도 막는다.	잎, 들기름

※ 자료-대한암예방학회, 약초 저술가 정구영

1. 암세포 표면에 항원이 두껍고 끈끈한 피브린(pibrin) 막으로 뒤덮어 있어 항체에 의한 인식을 막아준다. 효소는 서로 단단하게 뭉쳐 있는 피브린 막을 녹여내 암세포의 항원을 표출시켜 면역체계가 암세포를 인지하고 제거하는 데 도움을 준다.

2. 1990년 말, 암세포 확산에 공통으로 관여하는 효소(Akt)가 있다는 사실을 밝혀진 후, 건국대 미생물공학과 안성관 교수와 배승희 박사 연구진은 뮬란(MULAN)이라는 효소가 폐암과 같은 고체상태의 고형암과 골수성 백혈병과 같은 액체상태의 혈액암 모두에서 암세포의 사멸을 촉진한다는 새로운 사실을 밝혀냈다.

자가면역 질환

"대사증후군은 만병의 근원이다"
"면역력을 강화하는 천연식품을 먹어라!"
"가시오갈피, 마늘, 꾸지뽕을 챙겨 먹고 규칙적인 운동을 하라!"

🌿 호르몬과 대사성 질환

대사증후군은 "만병의 근원"이라 불린다. 성인 5명 중 1명꼴로 앓고 있을 정도로 흔한 질환이다.

초기에는 증상이 없지만 한번 발병하면 치유가 어렵고 상태가 지속되면 심혈관질환은 물론 복부비만, 고혈압, 고지혈증, 낮은 콜레스테롤, 혈당 장애 등 5가지 중 3가지 이상이면 대사증후군으로 진단한다.

예방을 위해서는 생활습관, 식단, 운동 개선이 중요하다. 육식위주의 식습관, 가공식품, 탄산음료, 지방 섭취를 줄이고 채소와 과일, 견과류를 적절히 섭취하고 꾸준히 심장에 부담을 주지 않는 걷기 운동을 한다.

호르몬과 대사

구분	기능	비고
뇌하수체	다양한 호르몬이 생산된다.	
갑상선	에너지 대사에 영향을 미치는 호르몬을 생산한다.	
부갑상선	4개로 구성되며, 혈중 칼슘을 조절한다.	
부신	2개로 구성되며, 체내의 스트레스에 대한 호르몬을 생산한다.	
십이지장	다른 소화기관에 영향을 미치는 호르몬을 생산한다.	
시상하부	뇌하수체를 조절하는 여러 유리호르몬을 생산한다.	
심장	운동시에 심장근육은 혈압조절에 관여하는 ANP를 생산한다.	
신장	적혈구에 관여하는 에리스로포이엔틴 호르몬을 생산한다.	
흉선	백혈구와 T세포 생산을 조절하는 호르몬을 생산한다.	
위	소화를 돕기 위한 생성을 촉진하는 가스티린이 위벽에 위치하는 내분비 세포에서 분비한다.	
췌장	혈중 포도당 유지에 관여하는 인슐린과 글루구카곤을 생산하다.	
고환	2개로 남성 호르몬인 테스토스테론을 생산한다. 정자 생산과 2차 성징에 관여한다.	
난소	2개로 프로제스테론과 에스트로겐을 생산하고 월경 주기에 관여하고 2차 성징에 관여한다.	
태반	임신 중에 자궁내에서 형성되고, 태아의 발육에 필수적인 여러 호르몬을 생산한다.	
송과선	수면, 각성 등 생체리듬 조절에 관여하는 멘라토닌 호르몬을 생산한다.	

1. 호르몬은 우리 몸에서 뇌, 소화기관, 난소, 고환, 부신피질 등에서 150여 가지로 생산되어 건강한 몸을 유지하는 데 중요한 역할을 한다. 피, 근육, 뼈와 더불어 우리 몸에서 반드시 필요한 신비한 물질이며, 호르몬의 균형이 깨지면 각종 병으로 진행된다.

2. 몸이 불편하고 이상해서 건강진단을 하면 "별다른 이상이 없고 정상"이라는 소견를 준 건강상태라 한다. 체내에 쌓인 독소로 인해 면역 및 호르몬에 문제가 발생해 신체의 세포가 변질과 손상으로 염증이 진행되고 있기 때문에 염증을 해독해 주는 채소나 발효식품을 먹어야 한다.

당뇨병

"당뇨병에서 지유롭고 싶거든 자연식을 하라!"
"당뇨병 방치하면 큰코 닥친다"
"당뇨에 도움되는 천연식품을 챙겨 먹어라!"

우리나라에서 2018년 당뇨병으로 병원에 간 사람이 300만 명을 넘었다. 대한당뇨학회에 따르면 "자신이 당뇨병인 줄 아직 모르는 '숨은 환자'까지 포함하면 환자수가 500만 명이 넘을 것"이라고 보고 있다.

당뇨병은 혈액 속의 포도당 수치가 일정 수준 이상으로 높아지는 병이다. 인슐린이 몸 속에서 아예 생성되지 않거나, 인슐린이 부족하여 제기능을 못해 포도당을 에너지원으로 이용하지 못하는 상태다.

당뇨병은 미국에서 가장 흔한 질병이고 우리나라도 국민병이 되었다. 건강한 사람은 인슐린은 췌장에서 합성되며, 체세포가 혈액에서 포도당을 흡수하여 에너지원으로 사용하지만, 당뇨병 환자는 사용하지 못하고 체내에 독성이 강한 대사물질을 형성시켜 소변량을 증가시키고 갈증을 일으킨다.

당뇨병 환자 중 0.1%가 평생동안 인슐린 주사를 맞아야 하며 이외에는 식사요법과 약물요법에 의존하고 있지만 천연자연요법을 통해 가능하다.

당뇨병 중에도 어느 일정 생활을 영위하지만 대부분 환자들은 면역체계를 악화시켜 미세혈관 손상에 의한 눈, 신장, 심혈관계, 신경계에 합병증이 발병하여 비참하게 죽는다.

🌿 가공식품·인스턴츠식품과 고단백을 피해야

당뇨병은 제1형과 제2형 당뇨병이 있다. 제1형은 면역계의 기능 이상으로 자기 조직에 반응하는 질환인 자가면역질환으로 인슐린 생성이 부족해 어린 시절과 청소년에 발병한다. 제2형은 증상이 서서히 발생하여 잘 모르고 지내다가 정기 검진에서 우연히 발견된다. 당뇨병의 치료 원칙은 일정하게 혈당을 유지하는 것이다. 평생을 식이요법, 인슐린 주사 요법, 또는 경구 혈당강하제를 복용해야 한다. 당뇨병은 완치되는 병은 아니지만 철저한 생활습관과 자연식, 규칙적인 운동을 하면 생활하는데 지장이 없다. 당뇨병 환자는 혈관 손상에 의한 합병증이 온다. 당뇨병성 망막병증은 시야가 흐려지고 때로는 실명 될 수도 있다. 다리의 혈관에 생기면 발의 산소 공급이 줄어들고 결국 발가락 피부궤양이 생긴다. 당뇨병의 대표적인 증상은 다음(多飮), 다식(多食), 다뇨(多尿)이다. 인슐린이 혈당 호르몬의 이상에서 생기는 병으로 혈액 속에서 사용되지 못하고 소변으로 포도당이 빠져나오는 병이다. 고혈당은 혈류에 포도당이 과다하여 심혈관계 질환, 신경 손상, 순환장애, 시력 상실, 신장질환, 성기능 부진 등의 위험을 증가시키기 때문에 꾸준한 관리가 중요하다. 췌장에서 분비되는 인슐린은 혈당을 적정수준으로 유지시키며 알맞게 연소하고 있는지를 감독한다. 췌장에서 하루에 약 1리터의 알칼리성 소화액을 생산한다. 온몸에 흩어져 있는 약 100만 개의 소도세포(小島細胞)를 이용해서 인슐린을 생산한다.

당뇨병 증상이 있는데도 주의 깊고 효과적인 관리를 하지 않으면 심각한 합병증을 초래할 수 있다. 예방하기 위해서는 유전적인 요소를 파악하고, 내장비만을 피하고, 고혈압, 고지혈증이 없어야 한다. 체내에서 일어나는 화학반응이 건강은 물론 질병의 대사 과정은 호르몬에 의해 조절을 받는다. 당뇨병은 치료가 아닌 철저하게 조절관리를 잘하면 일생 동안 정상적인 사람과 똑같이 살 수 있다.

현재 당뇨병을 완치하는 약은 없다. 자연식(현미와 잡곡)과 운동은 당뇨에 의한 합병증을 최소화하는데 도움을 준다. 대부분 대사 질환은 혈액이나 소변 검사를 통해 쉽게 진단할 수 있다.

당뇨에 좋은 약초는 많다. 천연인슐린이라는 별명을 가진 뚱딴지를 비롯하여 다래나무, 뽕나무, 여주, 으름덩굴, 하눌타리, 닭의장풀, 조릿대, 천문동 등의 약초를 달여 먹고 관리를 철저히 한다면 정상적인 생활을 할 수 있다.

체내에서 일어나는 화학반응이 건강은 물론 질병의 대사 과정은 호르몬에 의해 조절을 받는다. 대부분 대사 질환은 혈액이나 소변 검사를 통해 쉽게 진단할 수 있다.

당뇨 식단

구분	좋은 약용 식물	당지수 낮은 음식	당지수 높은 음식	비고
당뇨병	꾸지뽕, 여주, 뽕나무, 오미자, 하눌타리, 닭의 장풀, 조릿대	해조류(김, 다시마), 콩류, 딸기, 토마토, 오이, 시금치, 단맛이 적은 채소류	탄수화물이 높은 식품, 빵, 백미, 떡, 우동, 튀김, 단 포도, 딸기잼, 단맛이 강한 과일, 설탕, 케익, 카라멜	하루 세끼 칼로리를 지켜라

천연치유

1. 췌장에 좋은 천연식품인 꾸지뽕, 여주, 뽕나무, 오미자, 하눌타리, 닭의 장풀, 조릿대 등을 먹는다.
2. 당이 낮은 해조류(김, 다시마, 미역), 콩류, 딸기, 토마토, 오이, 시금치, 단맛이 적은 채소류를 섭취한다.

"갑상선은 호르몬을 만들어 혈중으로 방출하는 화학공장!"
"갑상선은 에너지 공장으로 칼슘에 관여하고 조절한다"
"갑상선 질환은 서서히 나타나 몸에 영향을 준다"

갑상선과 부갑상선은 혈관에서 여러 가지 물질을 뽑아 조합해서 복잡하고 미묘한 호르몬을 만들고 혈중으로 방출하는 화학공장이다. 두 가지 호르몬은 모두 체내에서 일정한 대사 과정에 관여하고 4개의 부갑상선은 혈중 칼슘조절에 관여한다.

효소가 요오드 화합물을 분해해서 요오드로 바뀌면 다시 티록신이라는 일종의 아미노산과 결합한다. 갑상선과 부갑상선은 호르몬을 생산하고 이를 혈중으로 방출한다. 체내 대사 과정에 관여하고 부갑상선은 혈중 칼슘을 조절한다.

갑상선 질환은 비교적 흔한 질환이지만, 대부분 서서히 증상이 발생하여 질환의 발견과 진단이 수개월에서부터 수년까지 늦어진다.

갑상선 기능항진증은 갑상선 호르몬의 생산과잉으로 인해 여성에서 남성보다 7~10배가 정도 흔히 발병한다. 식욕 증가와 음식 섭취량이 증가함에도 불구하고 체중 감소가 발생한다. 불안증과 불면증을 동반하고 서서히 근육이 점점 쇠약해 간다. 갑상선 기능저하증은 갑상선 호르몬 생성저하로 인한 신진대사에 이상이 생긴다. 심한 피로감에 체중이 증가하고 변비가 생기고 여성에게 월경이 많아진다. 갑상선암은 모든 종류의 암 중 1% 정도만 차지하는 비교적 드문 암으로 갑상선 내에서 일어나는 악성 변화로 암 중에서 가장 완치율이 높다.

갑상선 질환은 수주에 걸쳐 서서히 나타난다. 예를 들면 식욕 증가에도 불구하고 체중이 증가 또는 감소하고, 피로하고, 때로는 불규칙한 심박동이 발생하고, 지속적으로 손이 떨리고, 추위를 타거나 더위를 잘 타고, 불안증에 밤잠을 못 자고, 근육이 쇠약해진다. 여성은 월경이 불규칙해지고 월경량이 많아지고, 암은 목에 무통의 딱딱한 덩어리가 잡힌다.

갑상선 증상

구분	증상	비고
갑상선 기능항진증	호르몬의 생산 과잉으로 인한 체내 변화	
갑상선 기능저하증	호르몬의 생산 저하로 인한 신진대사 이상	
갑상선염	염증으로 인해 일시적 혹은 영구적인 손상	
갑상선 결절	대부분 서서히 커지고 양성이다	
갑상선 암	갑상선에서 일어나는 악성 종양	
부갑상선 기능항진증	부갑상선 호르몬의 과잉생산으로 인한 증상	
부갑상선 기능저하증	부갑상선 호르몬의 저하로 혈중 칼슘치 감소	
다발성 내분비 종양	유전적 질환으로 체내 여러 내분비 선에서 발생하는 종양	

천연치유
1. 봄에 꿀풀 새순을 나물로 먹거나 말린 약재 하고초 차를 마신다.
2. 평소에 해조류 김, 다시마, 미역을 먹는다.

고지혈증

"고지혈증은 침묵의 살인자"
"고지혈증은 혈액 속에 지방으로 시한폭탄이다"
"식습관으로 콜레스테롤을 관리하라!"

　고지혈증은 별다른 증상 없이 찾아오는 "침묵의 살인자"로 혈액 속에 중성지방이나 혈중 콜레스테롤이 높은 상태다. 고지혈증 자체로는 자각 증상이 없지만 치료를 하지 않고 방치하면 혈관에 노폐물이 쌓여 여러 가지 합병증이 생긴다. 흔히 심장질환, 협심증, 심근경색증, 뇌졸중이 올 수 있다.

　2013년 고지혈증으로 진료를 받은 환자는 177만명이나 된다. 주로 50대 이후에 발병한다. 고지혈증은 높을 "고(高)"에 기름 "지(脂)", 고지혈이라는 이름처럼 혈액 속에 지방 성분이 지나치게 많으면 혈관 내벽이 두꺼워지고 혈관이 좁아져 혈압에 영향을 주고 혈관에 혈전이 쌓여 진행된 부위가 갑자기 터져 생명에 위험을 준다. 고혈증을 예방하기 위해서는 콜레스테롤 수치에 영향을 받는다. 고지혈증인 위험인자인 중성지방과 콜레스테롤은 혈액 속의 지방 성분으로, 저밀도콜레스테롤(LDL)* 과 중성지방 중에 어느 하나라도 높거나 둘 다 높으면 고

＊　간에서 지방을 빼내 체내를 돌며 몸속 세포에 콜레스테롤을 보낸다. 남은 것은 혈관 벽에 쌓아두기 때문에 혈관에 지방이 많아져 동맥경화 등이 생긴다. 혈관벽으로 침투해 물렁물렁하고 찐득한 물질을 만들고, 혈관 밖으로 나와 혈액의 흐름을 방해한다. 반면에 고밀도 HDL은 혈관 내의 찌꺼기를 제거한다.

지혈증이다.

한국지질동맥경화학회가 2016년 콜레스테롤 수치가 과도하게 높은 "이상지질혈증" 환자가 1079만 명, 전 인구의 5명 중 1명으로 같은 만성질환인 고혈압, 당뇨병 환자보다 많다. 특별한 증상이 없기 때문에 제대로 관리를 하지 않으면 뇌졸중, 심근경색 등 위험이 따른다.

콜레스테롤을 조절하는 것은 식습관에 답이 있다. 고밀도 콜레스테롤(HDL)이 정상 보다 떨어지고 저밀도 콜레스테롤이 많아지면 관상동맥이 점점 좁아져 혈관을 막거나 혈관이 터져 동맥경화가 진행되기 때문에 죽음을 부르는 혈액 속 지방이라는 별명을 가지고 있다. 콜레스테롤 수치가 올라가면 심장발작 가능성도 높아지고, 너무 많은 LDL이 혈액을 순환하면 점차 동맥 내벽에 쌓여 동맥을 폐쇄하는 죽상동맥경화반의 형성을 촉진한다.

🌿 고지혈증은 혈액 속에 지방으로 시한폭탄이다

죽음을 부르는 혈액 속 지방인 고지혈증이나 맥박이 불규칙한 부정맥, 한국인 단일 질환 사망 원인 1위인 뇌졸중, 갑자기 맞닥뜨리는 죽음의 저승사진인 돌연사. 모든 심혈관 질환의 원인은 고혈압이다. 혈관이 막히고 터지면 위험하다.

지방질은 심장 동맥 안에 퇴적물을 쌓이게 한다. 지방질의 조그만 알맹이는 혈액 속에서 적혈구와 엉겨 걸쭉한 물질로 변할 때 심장은 모세혈관 속으로 밀어내야 하기 때문에 부담을 준다. 심장에게 부담을 주지 않기 위해서는 적절한 체중을 유지하고 부담을 주지 않는 규칙적인 운동을 해야 한다. 또 삶에서 긴장을 풀고 느긋하고 육식 같은 지방질 식품과 담배를 태우지 않아야 한다.

고지혈증 진단을 받으면 일단 식사요법을 실시해야 한다. 그 중 섬유소를 충분히 섭취해야 한다. 심장 질환이 있거나 당뇨병이 있는 경우에는 LDL 콜레스테롤을 최소한 100 이하로 유지하는 것이 중요한 이유다. 기름기가 많거나 열량이 높은 음식과 튀긴 음식, 소시지, 고지방 육가공품, 케이크, 과자를 먹지 않는다. 술, 비만, 흡연을 삼가고, 피를 맑게 하는 채소, 과일, 콩, 두부, 오메가3(호두, 아마씨, 들깨)를 섭취한다.

말린 꾸지뽕잎을 물에 달여 대용차처럼 마신다. 꾸지뽕 열매로 효소를 만들어 원액 1에 찬물 5를 희석해서 장복한다.

고지혈증의 주요 원인은 서구화된 식습관과 비만, 과체중이다. 관상동맥 질환을 앓은 적이 있거나 당뇨병, 경동맥질환, 말초혈관질환, 복부대동맥류 등에서 많다.

잘못된 생활습관과 높은 지방 섭취와 운동 부족으로 인하여 중성 지방은 대부분 증상을 유발하지 않으나 급성췌장염 발생이 증가한다.

구분	정상치	위험 수준
중성지방	150mg/이 이하	200mg/이 이상
LDL 콜레스테롤	130mg/이 이하	130mg/이 이상

천연치유

1. 건강한 사람은 혈액순환이 잘 된다. 혈액순환에 장애를 일으키는 질환은 대부분 혈중 콜레스테롤 수치가 높거나 심장 관상동맥에 이상이 있을 때 발생한다. 효소가 풍부한 발효식품, 채소, 과일은 혈관 내의 혈류를 방해하는 혈전 및 노폐물을 직접 제거해 뇌경색증, 뇌출혈, 고혈압, 동맥경화, 고지혈증 등의 예방 및 치료에 큰 도움을 준다.
2. 체중을 정상으로 유지하고, 스트레스를 감소시키고, 매일 황산화제가 풍부한 블루베리류나 산야초 효소를 음용하거나 잠 들기 직전 적포도주를 한 잔 마신다.
3. 생활습관을 바꾸고 불포화 지방산이 풍부한 견과류, 호두, 아몬드를 먹는다.

심장

"건강의 비밀! 모세혈관에 있다"
"혈관 속 혈액이 맑아야 심장에 부담을 줄인다"
"심장에 부담을 주는 탁한 피를 만드는 음식을 피하라!"

    미국에서 1918년 독감이 대유행한 이후 심혈관 질환은 매년 사망률 1위다. 미국인 6200여만 명이 고혈압, 관상동맥 심질환, 협심증, 뇌졸중 등 최고 한 가지 유형 질환을 가지고 있다. 29초 마다 누군가 심장발작, 53초 마다 뇌졸중을 일으킨다.

    혈관은 크게 동맥, 정맥, 모세혈관* 3종류로 나뉜다. 혈관의 끝에서 끝을 연결하면 지구 둘레를 거의 4번 감을 수 있다. 가장 작은 혈관인 모세 혈관이 혈관 길이의 98%를 차지한다. 동맥은 두껍고 탄성이 있는 근육벽이 있어 심박동 시 생기는 혈압의 파동을 견딜 수 있고, 정맥은 혈액이 거꾸로 흐르는 것을 막기 위해 한쪽 방향의 판막을 가지고 있다. 피부 표면이 있는 표재정맥으로 비정상적인 혈액 역류가 생겨 정맥이 팽창되고 비틀어진다.

    심장은 속 빈 근육질의 펌프로 주로 심근으로 이루어져 쉬지 않고 일을 할 수

---

*   동맥은 굵은 혈관이고, 정맥은 가는 혈관이고, 지름 약 8㎛, 전체 길이 약 10만km, 몸속 골목길로 불린다. 모세혈관은 폐에 그물처럼 허파꽈리 감싸고 있고, 뇌혈관 대신 수용체로 영양분을 전달하고, 음식물을 잘게 분해한 후 온몸으로 옮기고, 신장에서 더 이상 필요 없는 찌꺼기만 걸러내 소변을 내 보낸다.

있다. 심장이 한 번 펌프질하는 것이 심박동이다. 휴식기는 60~80회, 운동 할 때는 200회 이상이다.

심장은 두 종류의 순환로를 통해 혈액을 내보낸다. 주요 순환인 전신 순환에서는 산소, 영양분, 호르몬이 포함된 혈액을 전신의 세포로 운반하고 폐순환에서는 혈액을 폐로 보내 폐에서 산소를 흡수하고 노폐물인 이산화탄소를 제거한다. 이산화탄소 이외의 노폐물들은 간에서 대사되어 결국 신장에서 제거된다.

심장은 1분에 한번 정도의 속도로 인체의 총 혈액량(약 5리터)을 펌프질한다. 동맥을 통해 산소와 영양분을 보내고 정맥을 통해 노폐물이 돌아온다.

관상동맥 질환은 심근에 혈액을 공급하는 관상동맥이 좁아져 생기는 병이고, 협심증은 운동 중에 생기지만 휴식으로 없어지는 흉통이고, 심근경색증은 관상동맥이 막혀 심근의 특정 부분에 혈액 공급이 되지 않는 것이고, 급성 심부전은 심장 펌프 기능이 갑작스럽게 악화된 상태이고, 만성 심부전은 만성적으로 심장의 펌프 기능이 저하되어 혈액순환에 장애가 생겨 조직에 수분이 축적되는 상태이고, 부정맥은 심장의 비정상적인 심박수 및 율동이고, 심장 판막 질환은 심장의 혈류 장애를 초래하는 심장 판막 이상이다.

🍃 건강의 비밀! 모세혈관이 건강해야

심장은 9만 6000km에 달하는 혈관에 피를 보내기 위해 쉬지 않고 움직이는 펌프다. 폐동맥은 피를 폐 속으로 보내주고 대동맥은 피를 온몸으로 밀어 보내고 상하대정맥은 피가 온몸에서 심장으로 들어가게 한다. 사람의 신체 근육 중에서 아기를 낳을 때 활동하는 여자의 자궁근육을 제외하고는 가장 튼튼한 근육이다.

좌실이 한번 수축하면서 혈액을 온몸으로 내 보내는 데는 대략 0.3초가 걸린다. 그리고 나서 0.5초 가량 휴식을 취한다. 잠을 잘 때는 모세혈관이 활동을 중지하기 때문에 피를 보내지 않아도 된다.

알다시피 너무 많은 사람들이 심혈관계 질환 때문에 제명을 누리지 못하고 이 세상을 떠난다. 여전히 한국인 사망 원인 1위가 암이고, 2·3위가 뇌혈관·심혈관 질환이다. 심장에 지방성 침전물이 관상동맥에 쌓이기 시작해서 결국에는 동맥 하나를 막아버릴 수 있다. 동맥이 하나 막혀 버리면 그 동맥으로부터 영양공급을 받던 심장근육의 일부가 죽고 만다.

140이란 수치는 내가 수축할 때 작용하는 압력을 측정하는 수치이고, 90은 박동과 박동 사이에 내가 쉬고 있을 압력이다. 큰 수치 보다는 작은 수치가 중요하다. 이 수치가 높아질수록 그 만큼 내 휴식이 줄어든다. 사실 심장은 적절한 휴식을 취하지 못하면 활동하다가 지쳐서 죽어 버린다.

정상적인 혈압을 유지하기 위해서는 비만, 금연, 식이요법은 필수다. 심장에 도움이 되는 운동은 규칙적이며 과격하지 않는 운동이다. 육식 위주의 식습관은 지방질의 조그만 알갱이는 혈액 속에서 적혈구와 엉겨 걸쭉한 물질로 변하면 모세혈관에 밀어 넣을 수 없다.

사람들은 대부분 나이가 들면서 동맥의 부드러운 내벽이 점차 두꺼워지고 탄력성을 일부 상실하고 지방 침착물^(죽상반)에 축적되어 혈관의 흐름을 방해한다. 더 무서운 것은 동맥에 혈전이 생겨 혈관의 통로를 메울 경우에 심장 및 뇌로 향하는 혈류를 차단해 심장발작이나 뇌졸중을 일으킨다.

언어 장애는 일시적으로 막혔다가 뚫리기도 하지만, 손발에 힘이 빠지고 얼굴 한쪽 표정이 부자연스러워지는 증상으로 곧 사라지기 때문에 방심하여 뇌졸중으로 이어진다.

우리 몸은 일산화질소의 생성을 증진시키고 세포에 영양을 공급하는 데 요구되는 사소한 생활습관을 바꾸어야 한다. 포화지방산을 줄이고 5가지 이상의 과일과 채소를 먹고, 평소에 근육관리를 해야 하는 이유는 40세 이후에는 해마다 1%씩 근육이 감소하고, 80세가 되면 최대 근육량의 50% 수준이 되기 때문이다.

심장은 규칙적인 것을 좋아한다. 혈액 응고와 관련이 있는 트롬빈과 혈전 용해와 관련이 있는 프라스민은 혈전을 분해하는 효소를 음용한다. 과격한 운동을 피하고, 탁한 피를 만드는 음식을 피하고, 평소에 피를 맑게 하는 달맞이꽃, 포도, 머루, 명자나무, 채소, 미나리 등을 섭취한다.

천연치유

1. 우리 몸에서 만들어진 기체인 일산화질소(NO · nitric oxide)가 혈관을 이완시켜 혈압을 내리고 심장을 보호해 준다.
2. 1998년 루이스 이그나로는 우리 몸에서 만들어진 기체 일산화질소(NO : nitric oxide)가 혈관을 이완시켜 혈압을 내리고 심장을 보호하며 심혈관계에 가장 중요한 생리작용을 하는 물질이라는 사실을 밝혀내 노벨생리의학상을 수상했다.
3. 허브라이프에서 판매하는 "루이스나이트웍스"를 잠 들기 직전 한 스푼을 물에 타서 마신다.

"심장에 부담을 주는 스트레스나 과격한 운동을 삼가라!"
"활성산소를 줄여라!"
"피를 맑게 하는 효소가 풍부한 천연식품을 챙겨먹거라!"

1998년 "루이스 이그나로"는 우리 몸에서 만들어진 기체인 일산화질소(NO, nitric oxide)가 혈관을 이완시켜 혈압을 내리고 심장을 보호하며 심혈관계에 가장 중요한 생리작용을 하는 물질이라는 사실을 밝혀내 노벨생리의학상을 수상했다.

2007년 영국의 의학잡지인 〈란셋〉에 의하면 전 세계 60억 인구 중에서 10억 명이 고혈압을 앓고 있고, 실제 뇌졸중 환자의 80% 이상이 고혈압 환자였다. 고혈압은 "침묵의 살인자"이다. 고혈압은 자각 증상을 전혀 느낄 수 없기 때문에 평소 혈압을 재어 체크하고 적절히 대처해야 한다. 외향 징후가 나타나지 않더라도 여전히 내피를 손상시키고 있으며, 뇌졸중을 일으킬 위험이 7배에 달한다. 미국인 중에서 고혈압으로 병원을 찾는 사람이 해마다 5,000만 명 정도 된다. 고혈압은 자각 증상을 전혀 느낄 수 없기 때문에 혈압을 재어 체크하고 적절히 대처해야 한다. 고혈압은 평소에 외향 징후가 나타나지 않더라도 여전히 혈관 내피를 손상시키고 있으며, 뇌졸중을 일으킬 위험이 7배가 높기 때문에 위험한 질환이다.

미국인 5,000만 명이 고혈압을 지니고 있고, 우리나라는 고혈압을 가진 사람들이 혈압 저하 약물을 평생 복용하고 있지만 뇌졸중, 심혈관계 질환의 부작용에는 관심이 없는 듯하다.

최근 미국심장협회(AHA)와 미국 심장학회(ACC)가 고혈압 진단 기준을 수축기혈압 140mmHg, 이완기혈압 90mmHg에서 130mmHg 이상으로 강화하면서, 고혈압 환자들의 걱정이 크다. 미국의 진단 기준을 우리나라에 그대로 반영한다면 6750만명의 새로운 고혈압 환자가 발생한다. 전 국민의 고혈압화?로 제약회사만 돈벌고 환자는 평생 병원을 다니며 약 처방을 받아야 한다.

1900년대 독일은 수축기혈압 160mmHg, 이완기혈압 120mmHg 이상이었고, 한국은 1960년까지 수축기혈압 180mmHg, 이완기혈압 120mmHg이였다. 일본은 수축기혈압 145mmHg, 이완기혈압 120mmHg으로 올리고 있다.

동맥 혈압은 각 장기로 혈액의 공급과 산소를 적절하게 공급할 수 있도록 조절해야 한다. 혈압이 너무낮으면 신체의 조직에 혈액이 충분히 도달될 수 없고, 너무 높으면 혈관과 장기가 손상된다.

혈압은 호르몬에 의해 조절된다. 혈압이 떨어지면 콩팥에서 레닌이 분비되어 동맥을 수축시켜 혈압을 올리는 "안지오텐신"이 생성되도록 한다.

정상적인 혈압을 유지하기란 쉽지 않다. 고혈압은 완치될 수 없지만 조절될 수 있다. 평소에 혈관질환 위험인자를 줄이는 게 중요하다. 높은 혈압은 동맥과 심장에 부담을 주어 결국 신장에 손상을 주어 만성 신부전을 초래한다. 스트레스, 과다 체중이 위험 요인이다. 미국은 성인의 20%가 고혈압 환자이다.

🖐 심장에 부담을 주는 스트레스나 과격한 운동을 삼가라!

심장에 부담을 주는 스트레스나 과격한 운동을 삼가고, 혈관에 부담을 주는 것을 피하고, 평소에 피를 맑게 하는 채소를 먹어라! 심장은 4개의 펌프 중에서 하나는 피를 폐 속으로 보내주고, 다른 하나는 피를 온몸으로 밀어 보낸다. 심장은 매일 지구의 두 바퀴 반에 해당하는 총 9만6,000km에 달하는 혈관에 피를 펌프질해 보낸다. 심장에서 나온 피는 몸 전체를 한 바퀴 도는 데는 놀랍게도 약 1분밖에 걸리지 않는다.

평소에 포화지방을 과다 섭취하면 나쁜 콜레스테롤(LDL) 수치가 상승한다. 동맥벽에 지방 침착물이 쌓여 내피 손상을 가져오기 때문이다. 삼겹살, 튀김, 케이크, 아이스크림 등을 좋아하는 식습관은 동맥을 손상시키는 심혈관 시한폭탄을 설치한 것과 같다.

고혈압이란 혈관 속의 혈류량이 많거나, 혈관이 좁아져 압력이 높아진 상태다. 정상 혈압은 120/80이다. 120란 수치는 수축할 때 작용하는 압력을 측정하는 것이고, 80은 박동과 박동 사이에 쉬고 있을 때의 압력을 말한다. 쉬고 있을 때의 수치가 중요한 이유는 이 수치가 높으면 높을수록 심장의 휴식이 줄어들기 때문에 심장은 지쳐가는 것이다. 고혈압이 장기간 지속되면 혈관이 손상되고 탄력을 잃고 두터워지고 심한 경우 침전물이 떨어져 혈관을 막기 때문에 위험하다. 반면 저혈압은 말 그대로 혈압이 낮은 상태를 가리킨다. 혈액 감소, 심장질환, 우울증 치료제 복용, 과다한 약물 복용으로 부작용이 나타난다. 저혈압 환자에게 몸에 혈액이 충분히 공급되지 않으면 어지럼증이 나타나 심하면 쓰러지기도 한다. 골절상, 두통, 호흡곤란, 피로, 무기력증, 수족냉증 등을 겪을 수 있다. 최대한 스트레스를 줄이고 생활습관을 개선해야 한다.

국립보건원(NIH)과 질병통제센터(CDC)에 의하면 미국인 6,200만 명이 고혈압, 관상동맥 심질환, 부족한 혈류로 인한 통증인 협심증, 뇌졸중 등 최소 한 가지 유형의 심혈관계 질환을 지니고 있다.

1940년대 한 실험에 의하면, 시금치 잎에서 추출한 비타민 B 복합체의 하나인 엽산은 프리 라디칼(free radical, 활성산소)의 활성을 감소시키는 효소를 포함해 특정 효소들이 체내에서 중요한 기능을 수행하게 하고, 심혈관계 질환의 위험인자인 혈중 수치를 저하시킨다.

심장을 보다 안전한 수준이 되도록 혈압을 끌어내리기 위해서는 적절한 체중을 조절하고 정상 혈압을 유지하는 것이다. 담배를 끊고 과격하지 않는 운동을 꾸준히 하고, 혈전이 생기지 않는 피를 맑게 하고 효소가 풍부한 채소, 과일, 미나리, 은행, 연꽃, 전통차를 섭취한다.

천연치유

꾸지뽕나무, 뽕나무, 오미자, 혈관을 맑게 하는 미나리, 양파를 먹는다.

관절염

관절이 불편하면 일상이 괴롭다. 걸을 때마다 통증 때문에 삶의 질이 떨어진다. 건강보험평가원에 따르면 퇴행성 관절염 환자가 2012년 327만7000명에서 368만 명으로 5년새 12.3%나 증가했다. 이중 여성은 남성에 비해 3배가 많아 관절염에 더욱 취약한 것으로 나타났다.

관절은 둘 이상의 뼈들이 만나는 곳에 형성된다. 대부분의 관절들은 자유롭게 움직이는 윤활관절로 관절을 둘러싼 막에서 분비되는 활액에 의해 매끄러워진다. 윤활관절의 뼈들은 섬유 피막을 이루는 인대들로 결합된다. 연골은 매끄러운 표면을 유지하며 뼈의 운동을 부드럽게 한다. 관절 연골은 콜라겐으로 이루어진 단단한 기질 속에 위치하고 있는 세포(연골세포)들로 구성되어 있는데, 콜라겐 기질이 매끄럽고 유연성 표면을 형성한다.

관절은 뼈가 만나는 곳에 형성된 구조로 우리 몸을 유연하게 한다. 연골이라고 하는 매끄러운 조직은 뼈의 말단을 덮고 있어 운동 중에 생기는 마찰을 방지해 주고, 관절을 둘러 싸고 있는 섬유성 인대는 관절에 힘을 더해 관절을 지지 해준다.

관절염의 주요 증상은 통증이다. 연골이 닳아 없어진 상태에서 뼈와 뼈가 부딪히며 극심한 통증을 일으킨다. 관절은 관절염, 상해, 감염, 노화 또는 질병으로 인해 뼈와 연골과 인대가 퇴화하여 손상될 수 있다.

관절염은 관절의 통증, 염증과 뻣뻣한 상태이다. 종창과 통증을 유발하는 일련의 염증성 및 퇴행성 질환을 포함한다. 가장 흔한 유형은 무릎 관절, 고관절, 수지 관절을 침범하고 대개 중년이나 노인들에서 생기는 골관절염이다. 류마티스 관절염은 관절을 포함하여 심낭, 폐와 눈 같은 다른 조직들에 염증을 유발하는 질환이다.

강직성 척추염은 처음에는 척추 및 척추와 골반 사이의 관절을 침범하는 만성 관절염으로 결국 척추를 서로 붙게 한다. 통풍은 특이한 결정들이 관절에 침착되어 종창과 통증을 유발하는 관절염이다. 요산 결정이 관절 안, 특히 엄지발가락의 기저부에 침착되는 관절염, 여성 보다 남성에서 20배나 흔하다. 과체중과 음주가 위험 요인이다. 세포와 단백질의 분해 산물인 요산이 과도하게 피 속에 증가하여 관절에 요산결정이 침착되어 발생한다. 신장에 결석이 생길 수도 있다. 증상들은 보통 갑자기 나타난다.

감염성 관절염은 균이 상처나 혈액을 통해 관절에 침입하여 발생한다. 40세 이상에서 가장 흔한 류마티스 관절염은 관절통과 관절의 종창, 경직이나 변형을 유발할 수 있는 만성 질환이다. 여성이 남성보다 3배 많다. 관절을 덮고 있는 활막에 염증이 생겨 이완된 관절이 경직되고 붓는다. 염증이 지속되면 뼈의 양쪽 말단과 연골을 손상시키며 건과 관절을 지지하는 인대들도 마모되고 느슨해져 관절의 변형이 발생한다.

류마티스 관절염 증상들은 골수가 새로운 적혈구를 생산하지 못해서 생기는 빈혈에 일부 기인한다. 치료는 관절염 종류에 따라 다르다. 진통제, 비스테로이드 소염제는 증상을 완화시킨다.

골관절염은 뼈의 양쪽 말단 부위에서 보호작용을 하는 연골들이 마모된 상태로 병이 진행함에 따라 관절 주위의 뼈가 두꺼워지고 골돌기체로 불리는 뼈의 증식이 생긴다. 관절을 싸고 있는 활막 조직에 염증이 생기면 체액이 관절 안에 축적되어 통증 종창과 관절의 경직을 유발하고 운동성을 감소시킨다. 주로 무릎 관절이나 고관절과 같이 체중 부하가 많은 관절에서 가장 많이 발생한다.

반복적인 격렬한 운동과 미세한 손상에 의해 관절들은 마모가 흔히 발생한다. 발레리나는 발에 압력을 가하고 이 때문에 발목에 골관절염이 잘 생긴다. 운동 선수들에게 흔하다.

규칙적인 수영은 관절의 유동성과 체력을 유지하기 위한 이상적인 운동이다. 관절에 혈류를 증가시키는 온찜질, 부기를 가려앉히는 냉찜질은 통증을 경감시킨다.

사람은 식물과 달리 움직이며 삶을 영위한다. 인체의 근육은 650개이고 뼈는 206개이다. 뼈와 뼈 사이에 100개의 관절이 있다. 사람은 걸어 다닐 때도, 앉거나 설 때도, 음식물을 먹을 때도 관절을 사용한다. 근육과 뼈가 얼마나 중요하고 서로 관여하고 있다는 사실을 잊고 살아갈 때가 많다.

관절은 다양한 조직으로 이루어진 복잡한 기관이다. 뼈의 끝에는 연골이 있고 관절을 싸고 있는 관절막에는 얇은 활막이 있고, 영양 공급과 충격 흡수를 하는 활액을 분비한다.

평소에 다리를 꼰다든가, 장기간 쪼그려 앉아 있고, 과다한 체중은 관절에 영향을 준다. 주말이면 건강을 위해 무리한 등산을 하다가 근육이나 인대가 파열되는 경우가 종종 발생한다. 산을 오를 때보다는 내려올 때 하중을 몸무게의 2배 이상 받는다.

건강한 사람은 자세가 바르다. 건강하지 못한 사람은 자세가 바르지 못하고 관절이 부드럽지 않다. 지나치게 높은 하이힐과 한 자세로 장시간 컴퓨터를 하는 등 잘못된 생활습관이 관절을 망가뜨리기도 하지만, 퇴행성관절염은 노인이 아니어도 걸릴 수 있다.

🍃 관절염은 불치병이 아니고 예방할 수 있다

관절염은 불치병이 아니다. 관절염에 걸린다고 해서 사망에 이르지는 않지만, 통증으로 인한 삶의 질은 떨어질 수밖에 없다. 특히 통풍은 근육 속에 과산화지질이 쌓여 관절에 결절이 생기면서 신경이나 혈액의 흐름을 방해하여 오는 통풍은 극심한 통증을 준다.

나이가 들면 척추에 골다공증이 생기면서 몸이 앞으로 기울어지면서 관절염이 생길 가능성이 높다. 관절염은 류머티즘, 퇴행성, 세균성, 타박상 등이 있지만, 통상적으로 관절 내에서 생기는 염증을 일컫는다. 원인과 현상도 다양하지만 염증 반응과 관절 내의 혈액막에 염증이 주원인이다. 평소에 무릎을 보호하고 관절에 좋은 오가피, 복분자는 여성의 빈혈을 예방하는 칼슘, 인, 철, 엽산, 아연과 같은 무기질을 함유되어 있기 때문에 철분을 보충해주고 뼈를 튼튼하게 한다.

관절 건강을 위해서는 염증 조절이나 뼈를 튼튼하게 하는 영양소가 풍부한 음식을 섭취해야 한다. 유황 성분이 녹아있는 온천수에 몸을 담근다. 관절에는 급격하게 정지를 해야 하는 테니스보다는 부드럽게 움직이는 요가, 태극권, 등척성 운동이 좋다. 관절염에 좋은 약초는 지치를 비롯하여 뼈에 좋다는 홍화, 골담초, 쇠무릎, 호랑가시나무 등을 섭취한다.

관절염 통증이 심할 때 긴급 처방으로 히말루론산이나 스테로이드 주사중기*는 염증을 완화해 일시적으로 효과도 있고 연골이 감소하는 부작용이 있다. 가

---

* 자주 주사하면 피부 연골 부피가 줄거나, 피부 지방이 녹고, 피부가 변색되는 등 부작용이 있다. 의사는 1년 최대 3~4회까지만 권장한다.

장 좋은 방법은 체중 감량을 유지하면 통증 30%를 줄일 수 있다.

무릎 관절염 치료와 효과

구분	효과	한계	권장
인공관절 수술	관절 교체로 인한 통증 제거	인공관절에 수명 제한	말기
스테로이드 주사	염증 완화	연골 감소에 따른 부작용	제한 없음
히말루론산 주사	움직임 부드럽게 함	일시적	초기 중기
미세천공술	연골 재생	손상2cm²이하만 가능	초기
줄기세포 연골재생술	연골 재생	3개월간 목발 사용	초기 중기
근위경골 접골술	체중 무릎 감소	뼈가 약하면 불가능	중기 말기

＊인공관절 수명은 평균 15년 정도이다.

천연치유

1. 관절염은 류머티즘, 퇴행성, 세균성, 타박상 등이 있지만, 통상적으로 관절 안에서 생기는 염증을 일컫는다. 원인과 현상도 다양하지만 염증 반응과 관절 내의 혈액막 염이 주원인이다. 효소를 섭취하면 관절염으로 인한 통증과 붓는 증상을 줄여주며 열을 내려준다.
2. • 염증 제거에 뛰어난 효능을 가진 소나무에서 추출한 식이유황(MSM),
   • 인대를 구성하는 콜라겐 재료인 식이유황이 함유되어 있는 식이유황, 마늘, 양파, 양배추, 솔잎, 강황 등을 먹는다.

골다공증

"평소에 뼈를 강화해 주는 천연식품을 먹어라!"
"하루 2번 15분 이상 일광욕으로 비타민D를 보충하라!"
"칼슘이 풍부한 우유, 멸치, 해조류를 섭취하라!"

인체의 뼈 서실 정도에 따라 골감소증과 골다공증으로 나뉜다. 골감소증은 골다공증의 전단계로 골밀도 검사 시 뼈의 강도를 나타내는 T점수가 12.49~1일 때, −2.5 이하 때는 골다공증으로 정의한다.

골다공증은 뼈의 골밀도가 감소해 뼈가 약해지는 질환으로 "소리 없는 뼈도둑"이다. 골다공증은 증상이 없기 때문에 병에 대한 심각성에 대해 환자가 인지를 못한다.

뼈는 단단하고 탄력성 있는 단백질에 칼슘과 인이 침착되어 이루어져 있다. 골다공증은 골 조직의 소실로 뼈가 부서지기 쉬운 병이다. 나이가 들어감에 따라 뼈는 점점 얇아지고 가벼워져, 70세에 이르면 40세에 비하여 1/3 정도로 가벼워진다. 골밀도의 손실은 뼈의 자연적인 파괴가 재생보다 빨리 일어난다.

흔히 뼈를 생명이 없고 변하지 않는 것으로 알고 생각하지만, 실제로 뼈는 계속적으로 흡수되고 재생되며, 신경과 혈관의 공급을 받는 살아 있는 조직이다. 뼈는 영양학적 요인, 내분비적 요인에 의해 서 영향을 받으며 특정 질환에 약해질 수 있다.

건강보험심사평가원에 의하면 2016년 전체 골다공증 환자가 85만5000여명
이나 된다. 50세 이상에서 남자보다는 여성이 15배나 많은 이유는 폐경으로 인
한 호르몬 결핍으로 파골세포 억제 기능이 크게 저하되기 때문이다. 골감소증
환자까지 포함하면 50세 이상 여성 중 80% 이상이 골다공증을 앓고 있을 정도
로 발병률이 높다. 뼈의 재생은 성호르몬인 여성은 에스트로겐, 남성은 테스토
스테론이 감소함에 따라 골감소증을 거쳐 결국에는 골다골증이 된다.

뼈가 부러지거나 금이 간 상태를 골절이라 한다. 대부분 골절은 운동 경기나
낙상 중에 생길 수 있는 직접적인 충격이나 비트는 동작에 의해 유발된다.

여성은 노화로 골밀도와 균형 감각이 떨어진 상태에서 관절을 감싸는 근육량
까지 적으면 크게 다칠 수 있는 골다공증이 문제다. 폐경으로 호르몬 균형이 깨
지면 뼈 성분을 제대로 만들지 못해 골다공증으로 취약해져 작은 충격에도 쉽
게 뼈가 손상된다. 뼈를 보호하기 위해서는 적절한 운동으로 근육을 강화해야
한다. 노인 낙상(落傷)의 3~15%는 골절로 이어진다. 낙상으로 인하여 척추가 부
러지거나 골반이 부러지는 경우는 5년내 72%는 사망한다.

🍃 평소에 뼈를 강화해 주는 천연식품을 먹어라!

뼈가 튼튼해야 온몸이 튼튼하다. 홍화씨는 뼈를 강하게 하는 데 최고다. 신약
에서 인산 고 김일훈은 홍화씨를 산삼, 죽염과 함께 3대 신약(神藥)으로 백금(白金)
이 3백60분지 1이 있어 골절과 장수의 신약으로 극찬할 정도로 뼈에 좋다. 식물
에서 철, 구리, 니켈, 수은 같은 금속 물질을 추출하듯이 홍화씨에는 미량의 인
과 규소 속에 녹아 있는 것을 유기물분석에 의해 밝혀졌듯이 부러진 뼈를 잇는
접착제 역할을 한다.

여성은 골다공증 원인으로 비타민D 섭취부족, 조기 폐경, 류머티스 관절염, 파골세포 기능을 떨어뜨리는 호르몬제 복용 등이 골밀도를 낮추는 요인이고, 남성은 운동 부족, 흡연, 음주가 위험인자이다.

평소에 충분한 하루 2번 15분 이상 일광욕으로 비타민D를 보충하고 비타민D가 풍부한 버섯과 칼슘이 풍부한 멸치와 해조류를 섭취한다.

천연치유

고로쇠나무, 다래나무, 자작나무에서 채취한 수액은 알칼리성이라서 산성체질을 개선시켜 몸속 노폐물을 배출시킨다. 또한 미네랄, 비타민C, 아미모산, 마스네슘, 칼슘, 칼륨이 풍부하여 골다공증, 위장병, 당뇨병, 심장병에 좋다.

호흡기계 질환

　우리 몸의 생명을 유지하기 위해 호흡기계의 역할은 순환기와 함께 폐에서 세포로 산소를 운반하고, 이산화탄소를 거둬들여 다시 폐를 통해 내보내야 한다. 체내에서 산소와 이산화탄소의 교환은 끊임없이 일어난다. 혈중 이산화탄소가 세포로부터 이동하여 제거되지 못하면 신경 세포들은 이산화탄소 수준을 정상으로 낮추기 위해 호흡수를 증가시킨다.

　호흡이란 공기, 혈액 및 신체조직 사이에서 산소와 이산화탄소를 교환하는 것을 말한다. 몸 속에 살아있는 세포들은 생존하기 위해 지속적으로 산소가 공급되어야 하고 일차적인 노폐물인 이산화탄소를 배출해야 한다. 폐 안에는 '허파꽈리'라는 기낭에서 3억 개의 폐포를 다 펼쳐 놓으면 무려 70m²나 되고, 하루에 1만 리터에 달하는 공기와 교환을 한다.

　폐는 나이가 들면서 수분 부족으로 쪼그라든다. 폐는 표면적이 매우 넓어 체표 면적의 40배가 넘고, 모든 혈액이 1분에 한번씩 폐를 통과하기 때문에 혈액의 산소와 이산화탄소 교환은 매우 생명을 유지하는데 결정적이다. 건강한 폐는 매 분마다 12~15회에 걸쳐 약 500ml의 공기를 흡입한다.

📝 인체의 폐는 몸통으로 생명통이다

　가장 좋은 호흡은 숨쉬는 것을 느끼지 못할 때이다. 숨을 쉬고 있다는 것을 느끼는 것은 운동하는 동안과 같이 호흡이 힘든 때이다. 폐에 들어온 공기 중 산소는 혈관 주위를 통과하면서 적혈구의 헤모글로빈 분자와 결합한다. 공기는 입, 코, 목, 기도를 통해 폐로 들어오고 나간다. 폐의 공기정화 과정은 코 안에 있는 털에서부터 시작된다. 코털이 큰 먼지 입자들을 걸러내고 코와 목, 기관지의 통로에서 분비되는 끈적끈적한 점액이 파리잡이 끈끈이 구실을 하면서 미세한 먼지 입자들을 잡아낸다. 인두벽에는 편도와 아데노이드에서 폐로 들어가는 감염균을 파괴하는데 도움을 준다. 공중에 떠있는 먼지들은 기도의 점액이나 섬모라고 불리는 작은 털에 의해 제거되고 기도나 폐를 자극하는 이물질이나 점액들은 재채기나 기침에 의해 제거된다. 그리고 섬모상피세포(纖毛上皮細胞)가 1분에 1,500번이나 움직이며 정화작업을 마무리한다.

　우리나라 성인 남성 흡연율은 2000년은 27%에서 2013년 42.1%다. 필로폰(히로뽕)이 뇌에 도달하는 시간이 17초인데 반하여 담배의 니코틴은 5~7초다. 담배 1개비당 흡입 횟수는 평균 10번, 하루 한 갑이면 200번, 일년이면 7만 3000번이다. 더욱 건강에 치명적인 것은 담배를 피우게 되면 니코틴은 물론 일산화탄소, 1급 발암 물질인 벤조피렌과 비소, 포름알데이드, 나프틸아민, 아세톤, 시안화수소(청산가리), 카드뮴 등 여러 가지 유독성 물질을 들이마시게 된다. 폐암, 뇌졸중, 심혈관 질환에 걸릴 가능성이 매우 높다.

　건강의 첫걸음은 제대로 숨쉬기이다. 폐는 담배나 먼지, 감염, 알레르기 등 여러 요인에 의해 손상을 받을 수 있다. 환경오염으로 인하여 단순한 기침과 폐

기능이 떨어져 감기, 기관지염, 천식, 폐결핵, 폐렴과 생명을 위협하는 폐암에 노출되어 있다.

필자는 원치 않은 교통사고를 당해 늑골이 5개 파열되어 아산병원 중환자실과 일반실에 있을 때 숨을 내뿜는 훈련을 매일 같이 했었다. 자연호흡을 한다는 것은 행복이다. 숨이 거친 상태에서는 잠도 잘 수 없고, 악기 연주도 못하고, 노래도 할 수 없고, 음식도 맛있게 먹을 수 없다는 것을 알았다.

숲 속에서는 음이온과 피톤치드가 많이 나오기 때문에 폐가 건강해진다. 평소에 물을 충분히 마시고 폐에 좋은 무, 배, 더덕, 도라지, 수세미오이, 마가목 열매 등을 섭취한다.

감기

"감기약은 간에 심각한 손상을 준다"
"평소에 면역을 강화해 주는 천연 식품을 챙겨 먹어라"
"감기는 스스로 낫는 것이 최고의 치료법이다"

우리 몸에 병을 일으키는 원인이 되는 물질을 "병원체"라 한다. 세균. 박테리아, 곰팡이, 바이러스 등 다양하다. 이중 전염성이 있어 수많은 사람을 아프게 하는 병원체는 스스로 먹이 활동을 하고 번식하는 세균과 숙주(宿住 · 감염시킬 생물)에서 활동을 시작하는 바이러스다.

해마다 전국적으로 독감(인플렌자)이 기승을 부려 매년 독감 예방 접종 백신을 맞는 것은 바이러스나 변종 바이러스의 공격에 대비하는 것이다. 알다시피 바이러스는 몸 밖에 있을 때 죽은 상태나 다름없지만 생물을 만나면 그 세포 안으로 재빨리 침투해서 산다.

🍃 간의 손상을 주는 감기약을 먹지 말라!

1918년 전 세계를 휩쓴 "스페인 독감"과 2009년 유행한 "신종 플루"는 HINI에서 유형에서 변이한 바이러스이고, 1968년 유행한 "홍콩 독감"은 H3N2 유형 인 플렌자다.

아직까지 아쉽게도 감기 바이러스 치료약은 따로 없다. 감기 원인이 되는 바이러스 종류만도 200가지가 넘고 계속 변이하기 때문이다. 흔히 시중에 나와 있는 감기 약은 바이러스 치료제가 아닌 감기 증상만을 완화, 진정시켜 주는 해열·소염진통제다.

우리 몸에 노폐물을 밖으로 제거하려는 노력이기 때문에 감기 약을 한 알도 먹어서는 안 된다. 감기 증상 중 기침은 자극성 물질 또는 기도를 막고 있는 물질을 호흡기계로부터 배출시키는 반사 작용이다. 가래가 있으면 "가래 기침"이라 하고, 가래가 없으면 "마른 기침"이라 한다.

먼지나 과도한 점액 등의 물질이 폐나 기도를 자극하고 기침을 하는 동안, 공기, 습기, 이물질 등이 소리를 내면서 강하게 배출된다. 이 반사 작용은 기도로부터 자극적인 물질들을 제거하고 기도의 손상을 막는데 도움을 준다.

감기는 몸의 면역력이 떨어질 때 바이러스에 잘 감염되며, 보통은 증상이 나타난 후 회복까지 사람의 면역력에 따라 10~14일 정도 걸린다. 특히 면역력이 약한 어린이나 노인, 만성질환자는 주의해야 한다. 감기를 방치하면 부비동염(코 주변 얼굴 뼛속에 있는 공간인 부비동 내 점막에 염증이 생기는 것), 편도염, 기관지염, 폐렴까지 진행된다. 인후염과 편도선염은 흔히 감기와 같이 바이러스 감염으로 생기며 인후통을 동반하는 흔한 질병이다.

기침은 독감, 감기와 같은 바이러스성 감염의 결과로 인후와 기관에 염증이 생겨 발생할 수도 있다. 심한 기침은 세균에 의한 폐렴, 급성 기관지염에서 생긴다.

대부분의 기침은 치료를 하지 않아도 며칠이 지나면 사라진다. 그러나 기침이 2주 동안 지속되면 심각하게 봐야 한다.

필자의 지인은 감기에 걸려 1주일 간격으로 의원을 바꾸어 처방받고 복용한 후에 4주 후 췌장암 걸린 경우도 있다. 이 세상에 감기를 낫는 약물은 없다. 단 소염과 진통제를 투여해 증상만을 완화해 줄 뿐이다.

모든 감기는 코를 통해 몸에 들어온다. 면역력이 강한 사람은 즉시 며칠 안에 대처를 하지만, 면역력이 약한 사람은 짧게는 1주 이상 2주일까지 간다. 신체의 체온을 높일 수 있는 생강과 비타민C가 풍부한 귤과 유자로 청을 만들어 먹거나 효소를 담가 음용하면 좋다.

천연치유

1. 평소에 면역에 도움을 주는 마늘, 가시오갈피 액상차, 꾸지뽕 차, 산나물을 먹는다.
2. 매년 독감 백신을 맞아야 하는 이유는 새로운 바이러스나 변종 바이러스의 공격에 대비하는 것이다.

비염

"미세먼지, 황사가 심할 때는 외출을 삼가라!"
"평소에 폐에 좋은 천연식품인 무, 더덕, 도라지를 먹는다"
"일주일에 한 번이라도 숲 속에서 삼림욕을 하라!"

비염은 코점막 세포에 염증이 생기는 병이다. 알레르기 비염을 일으키는 주요 실내 원인인 집먼지 진드기는 주로 카펫, 매트리스, 베개, 이불, 천소파, 직물류 등에 서식한다.

알레르기 반응을 유발하는 항원은 알레르겐(allergen)으로 꽃가루, 집먼지진드기, 동물 털, 약물, 음식물, 화학물질 등이 있다. 알레르기(allergy) 비염은 쉴 새없이 흐르는 콧물, 코와 귀의 가려움증, 연달아 나오는 재채기는 다른 사람의 눈치도 보이고 일의 능률도 떨어뜨린다.

통 비염은 집먼지진드기, 꽃가루, 반려동물, 곰팡이 등과 같은 원인물질에 반응해 나타나는 알레르기성 비염과 특정 항원이 아닌 감염, 호르몬 등으로 나타나는 비(非)알레르기성 비염으로 나뉜다.

부모 중 한 쪽이 알레르기 질환이 있을 때는 40%, 양쪽이 알레르기 질환이 있을 때는 70% 확률로 나타난다. 알레르기 비염 환자 20~30% 환자는 천식을 동반한다. 국민건강보험공단에 따르면 2010년 555만7000명에서 2015년 634만

1000명으로 약 14%나 증가했다.

계절성 비염은 봄(3~5월)과 가을(8~10월)에 악화되며 봄에는 버드나무, 삼나무, 오리나무 등 꽃가루가 주 원인이다. 우리가 자주 먹는 땅콩도 전신적인 알레르기 반응을 일으킨다.

병원에서는 항히스타민제와 코에 뿌리는 국소용 스테로이드를 처방한다.

천연치유

비염은 환경개선과 면역력을 높이는 약초로 치료할 수 있다.

알레르기

"몸이 간지러우면 평안이 없다"
"알레르기는 외부 물질에 대한 면역계의 이상 반응!"
"알레르기로부터 자유롭고 싶으면 면역력을 키워라!"

알레르기는 외부 물질에 대한 면역계의 이상 반응이다. 꽃가루, 미세먼지, 음식물, 특정 약물 등은 건강한 사람에게는 아무런 증상도 유발하지 않지만 비염, 폐 질환, 피부 질환 환자와 민감한 사람들에게는 알레르기 반응을 일으킨다. 대부분의 알레르기는 경미하고 단지 불쾌한 정도이며, 스스로 자가 치료나 약물로 쉽게 치료된다. 그러나 나이와 체질에 따라 치명적일 수도 있다.

건강하지 못한 사람은 알레르기원에 대한 항체를 형성하지 못하고 반응을 유발하는 화학물질인 히스타민을 분비하여 간지럽고, 두드러기, 혈관 부종이 생기기도 한다. 가려움증을 동반하는 발진 급성 두드러기는 전형적으로 수 시간 동안 지속되지만, 만성 두드러기는 수 개월까지 지속할 수도 있고 재발이 많다. 혈관 부종은 얼굴 주변에 종창이 발생하는 질환이다. 또한 식물의 알레르기, 곤충, 벌레, 버섯 등에 의해서도 알레르기가 생긴다.

봄과 여름에 꽃, 꽃가루, 잔디, 나무, 잡초, 집먼지, 진드기, 동물털, 깃털, 곰팡이 포자 등의 원인으로 발생하는 알레르기 비염은 코와 인후의 점막에 염증이 생긴다. 주로 면역력이 약하고 천식이 있는 환자에게서 코의 가려움, 잦은 재치기, 코막힘과 콧물, 눈이 가렵고 눈물이 난다.

일단 병원에 가면 소디움 크로모글라이케이트를 함유한 비강 분무제나 스테로이드 약물을 처방하지만 증상만을 완화해 준다.

알레르기를 유발하는 식용 색소나 방부제가 함유된 음식이나 땅콩, 해산물, 계란, 딸기를 먹지 않는다. 면역계가 항생제 같은 특정 약물에 대해 비정상적인 반응을 보일 때 발생하기도 하기 때문에 약을 남용하지 않는 게 좋다.

자연계에는 숲속에서 피톤치드라는 향과 맑은 공기가 폐를 정화해 준다. 천연식품인 무와 배, 약초인 도라지와 더덕, 약용나무인 마가목 열매로 효소를 담가 먹으면 효과를 볼 수 있다.

천연계의 산야초, 약초, 식물, 나무의 일정 부위를 채취하여 짓찧어 즙을 내어 환부에 바르기도 하고, 알레르기를 해독하는 약초를 물에 달여 욕조에 넣고 목욕하는 방법도 있다.

미량의 독이 있는 산야초를 오래 손질하면 피부가 가렵고 염증을 일으킬 수 있는데, 이때 표고에 소주를 넣고 끓인 물로 환부를 씻거나 식초 한 숟가락을 물에 타서 씻으면 사라진다.

천연치유

1. 자연계에는 숲속에서 피톤치드라는 향과 맑은 공기가 폐를 정화해 준다.
2. 천연식품인 무와 배, 약초인 도라지와 더덕, 약용나무인 마가목 열매로 효소를 담가 먹는다.
3. 고삼 뿌리를 삶을 물로 수시로 목욕을 한다.
4. 평소에 인스턴츠 식품이나 음료수를 피하고, 편백나무 수액을 피부에 뿌린다.
5. 민들레 차를 마시거나, 천년초를 짓찧어 환부에 바른다.

기관지염

"사람은 호흡으로 산다"
"평소 자연스럽게 숨을 쉬는 것은 기적이다"
"폐는 내 몸의 몸통, 건강의 척도다"

폐는 가벼운 진공상태로 되어 있어 숨을 들이마시면 늘어나고 반대로 숨을 내쉬면 줄어든다. 폐에 이상이 생겨 흉벽에 구멍이 뚫리면 진공상태가 깨지면서 회복될 때까지 축 늘어져서 아무런 활동도 못한다. 폐는 근육이 없기 때문에 호흡을 할 때는 수동적인 역할을 할 뿐이다.

폐는 미세한 공기 주머니들이 포도송이처럼 다닥다닥 붙어 폐포(肺胞)를 이룬다. 이 폐포를 쫙 다 펴 놓으면 테니스코트 절반을 덮을 수 있다. 폐포 하나하나는 모두 거미줄 같은 모세혈관으로 덮혀 심장으로부터 공급되는 혈액이 모세혈관 끝까지 스며든다. 적혈구는 모세혈관 벽의 가늘고 엷은 막을 통해서 싣고 온 탄산가스를 폐포 속으로 퍼뜨리고 대신 산소를 받아 가지고 나간다.

폐는 1분에 누워 있을 때는 약 9리터, 걸어갈 때는 27리터, 달릴 때는 55리터의 공기가 필요하다. 평상시에 1분에 16회 정도 호흡을 할 때 한번에 0.5리터의 공기를 들이마신다.

폐에 이상을 일으키는 원인들은 헤아릴 수 없을 정도로 많다. 미세먼지, 환경

오염 물질은 물론 각가지 박테리아와 바이러스들을 들이마신다. 이러한 균들은 코와 목에서 분비되는 리소자임이라는 강력한 살균물질에 의해 죽는다. 특히 아황산가스나 1급 발암 물질인 벤조피렌, 납, 이산화질소와 같은 독한 물질을 해독해야 한다. 폐는 하루 중 대부분 쓰레기 같이 더러운 공기를 들이마시고 폐포벽은 점전 신축성을 잃게 되어 결국에는 숨을 들이마실 수는 있으나 내 쉴 수 없게 되어 죽는다.

　폐는 공기를 흡입하는 동안 흉강은 확장되고, 흉강내 압력은 감소한다. 신체 다른 부위의 압력이 흉강보다 높으므로 정맥 혈액이 심장으로 유입된다. 근육은 우리가 움직일 때 수축과 이완을 하는데 그동안 근육내에 있는 정맥을 수축시켜 혈액을 심장으로 되돌려 보낸다. 한 방향으로 열리는 정맥판막이 역류를 막아준다.

천연치유

기관지염에는 맑은 공기가 최고, 일주일에 한두 번 꼭 숲속에서 폐의 독소를 정화해야 한다.

혈액과 림프계 질환

혈액 질환

"건강의 핵심은 혈액순환이다"
"암보다 무서운 게 혈전을 생기지 않게 하라!"
"혈관의 95%는 모세혈관, 건강의 핵심은 모세혈관의 소통이다"

폐순환에서는 혈액을 산화시키기 위해 혈액을 폐로 보낸다. 전신순환에서는 산화된 혈액을 몸에 공급한다. 동맥들은 심장으로부터 혈액을 운반하며 더 작은 혈관인 세동맥으로 나뉘어지고, 세동맥은 다시 모세 혈관으로 나뉜다. 모세 혈관에서 영양분과 노폐물 교환이 이루어진다.

혈류는 12만km에 달하는 대규모 수송망으로 과립구(顆粒球), 임파구, 단핵구, 백혈구, 혈소판, 혈장(血漿)으로 되어 있다. 완전한 혈액량과 혈압을 유지하기 위해서는 액체성분을 향상 적절한 수준으로 유지를 해야 한다. 산소와 영양분을 온 몸에 공급한다. 모세혈관을 통과하기 위하여 1~2초 동안 너무 가늘어서 일렬로 늘어서서 억지로 비집고 나가야 한다. 적혈구 중 120만개가 120일 동안 심장에서 신체 각 부위를 무려 7만 5000여 회 돌고 죽는다. 같은 순간에 늑골과 두개골, 척추에 있는 골수에서 같은 수의 새로운 적혈구가 생긴다. 이 뼈들은 일생 동안 약 500kg에 달하는 적혈구를 만들어 낸다. 1초마다 1천만 개의 적혈구가 죽는다.

결국 혈류의 건강은 모세혈관이 얼마나 건강한가에 달려 있다. 혈액 속에는 섬유소가 없다. 그대신 섬유소를 만들어 낼 수 있는 기본적인 원료와 섬유소를 만드는 화학적인 전환 과정에 필요한 효소를 가지고 있다.

100만이 넘는 외부침입자들에 대항해서 싸우는 항체라는 무기를 가지고 있다. 내 동맥 속에 칼슘 성분이 침투하면 딱딱하게 굳는 동맥경화, 당분 함량이 지나치게 많으면 당뇨병, 그 반대일 때는 저혈당증, 적혈구 수가 너무 적거나 부족하면 빈혈이 생긴다. 백혈구가 너무 많은 백혈병, 혈액응고장치에 고장이 생기면 혈우병에 걸린다.

혈관은 체내의 운반시스템으로 계속해서 몸 안을 돌면서 산소와 영양소를 포함한 여러 물질을 조직에 공급해 주고, 노폐물을 조직에서 제거해 주는 기능을 한다. 림프계는 혈액 순환과 거의 평행으로 주행하면서 조직에서 여분의 체액을 모아 혈액으로 되돌려 주는 역할을 한다. 혈액과 림프계는 체내의 면역 계통을 구성한다.

혈액은 휴식 시에는 대략 1분에 한 번 정도, 심한 운동 중에는 20초 한 번 정도 걸린다. 우리가 섭취한 음식들은 포도당으로 분해된 후 혈액 속으로 용해되어 체내 구석구석 모든 세포에 전달된다. 이 포도당에서 에너지를 얻기 위해서 세포는 포도당을 "연소"시켜야 하는데, 이 과정에서는 꼭 산소가 필요하다.

혈액의 가장 주된 기능은 산소와 여러 세포, 단백질, 호르몬 등 여러 가지 물질을 조직과 기관에 운반해 준다. 산소는 폐에서 신체를 구성하는 세포들에 운반되며 이산화탄소는 역으로 세포에서 폐로 운반된다. 혈액은 내부나 외부로의 출혈을 막기 위한 응고 시스템을 갖추고 있다.

적혈구 안에는 수 십만 개의 헤모글로빈이 들어 있으며, 이 헤모글로빈은 각각 네 개의 단백질(두 개의 알파 글로빈과 두 개의 베타 글로빈)과 네 개의 철분을 함유한 "헴"으로 구성된다.

🌱 암보다 무서운 게 혈전 질환이다

암보다 무서운 게 혈전 질환이다. 뇌경색 · 뇌출혈 등 혈관 질환에 걸리면 온 가족이 정신적 · 경제적 부담을 주면서 평생 치료를 받아야 하고 사회 생활의 막을 내리고 남에게 의지하는 몸이 된다.

혈관*은 50% 이상 막히기 전에는 아무 증상이 없어서 많은 사람들이 혈관 건강에 무심한 경우가 많다. 건강을 유지하고 오래 살려면 혈관이 튼튼해야 하는 이유는 심근경색, 뇌졸중, 치매 등 중대한 질병을 유발하고 생명을 좌지우지하기 때문이다.

심장은 일생동안 잠시도 쉬지 않고 활동하는 중요한 장기다. 심장은 전신에 혈액을 내보내는 일을 하는데 우리 모든 조직은 혈액으로부터 산소와 영양을 공급받아야 그 대사기능을 유지할 수 있다. 심장의 장애가 근본적으로 해소되기 위해서는 혈액이 맑고 깨끗해져야 하며 산소결합력이 강한 적혈구가 많이 만들어져야 심장 자체도 튼튼해지고 전신의 혈관도 탄력을 받게 된다.

혈관은 오랜 시간에 걸쳐 조금씩 막히기 때문에 평소 피를 맑게 하는 채소류, 효소와 올바른 생활습관으로 관리하는 것이 최선이다. 인스턴츠 식품이나 트랜스지방이 많은 경화유(쇼트닝)로 튀겨낸 음식은 안 먹는 게 좋다.

우리 몸은 혈액순환이 잘 되어야 건강한 생명을 유지할 수 있다. 심장은 혈액을 통해 몸의 각 기관으로 산소와 영양분을 공급한다. 또한 병균으로부터 몸을 보호할 수 있는 백혈구와 항체도 혈액을 통해 운반된다. 혈액은 우리 몸의 조직과 세포에 포도당이 공급되면 혈액 중에 존재하는 당의 농도가 낮아진다. 혈액순환이 개선되면 뇌기능의 증대가 가능하고 항상 피부가 윤택하다.

건강한 사람은 혈액이 맑다. 혈액순환에 장애를 일으키는 질환은 혈중 콜레

---

* 혈액을 통해 산소와 영양소를 온몸 곳곳에 공급하고, 세포의 대사과정에서 생기는 노폐물들을 운반시켜 밖으로 배출한다. 혈액이 끈적해져 혈전(피떡)이 생기면서 혈관이 막히거나 터지면 혈관은 제 역할을 하지 못한다.

스테롤 수치가 높을 때와 심장 관상 동맥에 이상이 있을 때 나타난다.

혈액순환이 잘 안 되는 직접적인 이유는 혈관 속에 혈액덩어리인 혈전(血栓)이 생길 때이다. 혈액이 뭉쳐져서 생긴 덩어리인 혈전은 온몸을 돌아다니면서 언제, 어떤 문제를 유발할 지 모르는 "혈관 속 시한 폭탄"이다. 스트레스·안 좋은 식습관·흡연 등의 영향을 받아 몸의 균형이 깨지면 혈전이 과도하게 생성된다. 혈관 질환은 혈관 노화를 억제하면 피할 수 있다. 평소에 피를 맑게 하는 녹황색 채소나 효소를 통해 혈관을 정화할 수 있다. 혈관은 16세가 지나면서 노화가 시작되고, 노화가 되면 탄력을 잃고 딱딱해 진다. 가슴을 쥐어짜는 통증이나 일시적인 언어장애는 혈관이 보내는 경고다. 심장병에는 허혈성 심장질환인 협심증과 심근경색증이 있고, 부정맥, 판막질환, 심부전 등이 있다.

암 환자, 60세 이상, 출산 후 여성, 수술 후 움직이기 힘든 사람, 흡연자, 비만자, 수분 섭취가 부족한 사람은 혈전증의 고위험군에 속한다.

현재 의약품으로 시판하고 있는 혈전용해제인 트롬빈과 플라스민은 효소의 일종이다. 인체 내에서 만들어 내는 효소는 한계가 있다. 체외에서 투여한 효소를 통해 혈류를 방해하는 혈전 및 노폐물, 독소 등을 제거할 수 있다. 담배의 니코틴은 혈관 내벽을 파괴하고, 스트레스는 혈압을 상승시키고, 기름진 음식은 혈액 내 나쁜 지질(기름)을 많이 만들어 혈관을 좁아지게 하기 때문에 위험 요인들은 멀리하고 식습관을 개선해야 한다.

효소는 뇌경색, 뇌출혈, 고혈압, 고지혈증 등의 예방과 치료에 큰 도움을 준다. 효소를 복용하면 부작용이 없고, 출혈이 없고, 면역력을 저하시키지 않기 때문에 다른 치료와 병행할 수 있는 장점이 있다.

천연치유

1. 모세혈관의 혈류는 자유롭게 하는 채소를 먹는다.
2. 인스턴츠 식품이나 트랜스지방이 많은 경화유(쇼트링)로 튀겨낸 음식과 삼겹살을 먹지 않는다.

동맥경화

"동맥경화는 심뇌혈관질환의 새로운 적(敵)"
"내 몸의 동맥경화는 시한폭탄!"
"스트레스 관리와 콜레스테롤을 낮춰라! "

　20세기 중반까지 심장 질환은 미국과 북유럽에서 가장 중요한 사망 원인이었다. 육식 위주의 고지방 식습관, 과다 체중, 운동 부족, 흡연, 허리 주위에 지방이 몰려 있는 비만, 고혈압 등이 동맥이 좁아지는 동맥경화증을 일으킨다.

　동맥경화증은 동맥벽에 지방질이 축적되어 혈관이 좁아지는 병이다. 나이가 많아질수록 더욱 증가되어 신체 어느 부위에도 영향을 미칠 수 있다. 뇌졸중, 심근경색, 다리 순환 장애의 주요 원인이 된다. 동맥벽의 근육층이 두꺼워지면서 동맥은 더욱더 좁아진다. 혈소판은 침전물의 표면에 뭉쳐서 피떡(혈액 응고)이 형성되어 동맥을 완전히 막아서 장기의 산소 부족을 초래한다.

　초미세먼지는 폐에서 걸러지지 않고 혈액으로 스며들어 심장에 직접 영향을 주어 혈관을 타고 콜레스테롤과 뭉쳐 혈관에 쌓여 동맥경화의 원인이 된다. 해독을 하지 않고 그대로 방치하면 심근경색, 허혈성심질환, 부정맥, 뇌졸중 등 심뇌혈관질환을 악화시키는 것을 물론 치매, 우울증 발병에도 영향을 미친다.

　콜레스테롤의 혈액 내 이동은 지방과지단백이라는 지방을 운반하는 단백질의 결합 형태에 의해 이루어진다. 고콜레스테롤혈증은 대부분 가족력이 있는데, 그 중 1/10에서는 체내 지질 대사에 문제가 있어 가족성 고지혈증을 가지고 있다. 콜레스테롤 수치를 떨어뜨리는 약을 복용하면 위험하다.

동맥경화증의 발생 원인은 혈액내의 콜레스테롤의 수치에 의해 크게 영향을 받는다. 당뇨병 환자는 식사와 무관하게 고콜레스테롤혈증*을 일으킨다.

동맥경화증은 혈류가 줄어들기 전까지 증상이 없기 때문에 병이 진행 하거나 장기에 손상을 주기 전에 질환을 찾아 내는 것이 중요하다.

가장 좋은 치료 방법은 동맥경화증의 진행을 예방하는 것이다. 채소 위주의 식습관, 금연, 규칙적인 운동, 표준 체중을 유지하는 것이다.

여성은 폐경 후에 에스트로겐을 복용하면 고(高)콜레스테롤증에 대한 합병증을 어느 정도 예방할 수 있다.

천연치유

1. 평소에 포화지방을 과다 섭취하면 나쁜 콜레스테롤(LDL)의 수치가 상승한다. 동맥벽에 지방 침착물이 쌓여 내피 손상을 가져오기 때문이다. 삼겹살, 튀김, 케이크, 아이스크림 등을 좋아하는 식습관은 동맥을 손상시키는 심혈관 시한폭탄을 설치한 것과 같다.
2. 미세먼지가 심할 때는 혈행을 개선해 주는 양파, 산나물, 채소를 많이 먹는다.
3. 물을 충분히 마셔 혈류를 원활하게 해야 한다.

---

* 동맥경화증과 관계되어 관상동맥 질환, 뇌졸중의 위험도를 증가시킨다.

소화기계 질환

    소화기계는 신체가 음식물을 흡수할 수 있도록 섭취한 음식물을 작은 영양소로 분해하며, 또한 소화되고 남은 노폐물을 배설하는 기능을 한다. 소화는 입에서부터 시작되며 여기서는 음식물을 타액으로 반죽하고 용해하며, 씹는 동작으로 큰 음식물 조각들을 부순다. 대부분의 음식물 분자들은 세포막을 통과하기에는 너무 크기 때문에 흡수가 되기 위해서는 단백질인 효소와 산을 포함한 액체를 분비하여 가능한 작은 단위로 반액에 미즙으로 분해되어야 한다.

    소화 과정은 음식물 중 유용한 영양소들이 혈류로 흡수되고 노폐물은 항문으로 배설하게 한다. 흡수된 영양소들은 에너지를 생산하고, 성장하고, 조직을 교체하는 데에 사용된다.

천연치유

음식물을 소화하기 위해 위(胃)에서 염산과 펩신이 중요한 역할을 한다. 염산은 한 번 식사를 할 때마다 500~700ml가 분비되며, 펩신이 활성화되도록 강산성 상태(pH 1~2) 상태를 유지시키고 살균작용을 한다. 펩신은 단백질을 펩톤으로 분해하는 효소다.

위장과 장

"위장은 마음에 가장 민감하게 반응한다"
"양생(養生)의 으뜸은 치아(齒牙)와 소화력이다"
"아침과 점심을 먹고 저녁은 먹지 않으면 위장에 탈이 없다"

예부터 양생(養生)의 으뜸은 치아(齒牙)에 있다는 말이 있다. 소화는 입과 위에서 시작된다. 입은 음식물을 갈고, 위는 그것을 휘저어 섞는다. 이렇게 해서 크림수프 정도로 반죽이 된 음식물은 수문장인 밸브를 통해 장으로 분출되어 들어간다. 위는 단백질에 작용해서 폴리펩타이드로 분해한다. 최종 마무리 작업은 장에서 탄수화물, 지방질, 그 밖의 음식물도 처리한다.

위의 내면(內面)에는 3500만 개의 선(腺)이 있어서 하루에 약 3리터의 위액, 주로 염산을 분비한다. 산(酸)은 다른 분비물인 펩신이라는 효소의 활동을 촉진시키며, 이 펩신이 단백질을 소화시키기 시작한다. 위액이 십이지장 속으로 많이 흘러 들어가면 벽을 갈아 먹는 궤양이 발병한다. 십이지장은 세크레틴을 분비하는데 이것이 혈류 속으로 들어가서 췌장을 자극하여 알칼라성 소화액을 분비하게 한다. 소장이 한끼 식사를 처리하는 데는 3~8시간 걸린다. 그 다음 남은 묵은 죽을 대장(大腸)으로 보낸다. 대장은 거기서 수분을 뽑아 혈액 속으로 되돌려 보낸다. 물은 10분 후면 장에 도착하지만, 돼지고기는 4시간쯤 걸려야 도착

한다.

🌿 과도한 스트레스는 위산의 분비를 촉진하여 궤양의 원인이 된다

긴장된 생활과 스트레스는 위산의 분비를 촉진하여 궤양을 일으킨다. 커피, 니코틴, 알콜 등이 위산 분비를 촉진시킨다. 위나 장에서 꾸르륵 소리가 나는 것은 관(管) 속으로 공기방울이 지나가는 소리다. 메탄과 수소의 가스는 대부분 가스로 방출해 버린다.

25cm 길이의 십이지장, 1.5m의 대장의 위부분은 거의 세균의 침입을 받지 않는 이유는 강력한 위산이 세균을 죽이기 때문이다. 그러나 아랫 부분은 50조가 넘는 세균 및 조(兆) 마리가 우글거리는 세균배양소이다.

장에서 가장 중요한 것은 벽에 수백만 개나 돋아 있는 미세한 손가락처럼 생긴 융모(絨毛)*는 내용물 중에서 가공된 식품을 뽑아내 단백질과 탄수화물을 혈류를 통해서, 지방질은 임파계를 통해서 온몸으로 순환시킨다.

장염은 안쪽 벽에 생긴 염증은 바이러스, 박테리아, 화학약품 등에 의해서 생겨 경련, 메스꺼움, 설사 등의 증상을 보인다.

사람은 먹어야 산다. 입안에서 일차로 잘게 부서진 음식물은 식도를 지나 위(胃)에서 염산이나 펩신 분해 효소에 의해 소장으로 이동되어 전신에 공급된다. 염산은 한 번 식사를 할 때마다 500~700ml가 분비된다. 펩신은 단백질을 펩톤으로 분해하는 효소인데, 펩신이 활성화되도록 강산성(pH 1~2) 상태를 유지시키고 살균작용을 한다. 평소에 음식물을 천천히 씹는 습관을 들이고, 섬유소가 풍부한 거친 음식을 먹고, 입안에서 들어간 음식은 최소 20번 정도 씹는 습관이

---

* 융모는 소장안쪽에 손가락 모양으로 돌출되어 있으며, 돌출된 융모의 미세한 구멍을 통해 혈액으로 흡수시킨다.

중요하다.

50대는 20~30대보다 위산 분비가 30% 정도 적다. 60세 이상의 절반 정도는 위산이 결핍돼 있어 소장에 세균이 과다증식해 설사, 소화불량, 복부팽만 등이 잘 생긴다.

우리가 먹은 음식의 영양분은 대부분 소장에서 흡수되며, 여분의 물은 대장에서 흡수된다. 소장의 안쪽 벽은 주름이 많고 그 표면에는 융털이라는 작은 돌기가 1mm 마다 20~40개 정도 있는데 그 주변에 그물처럼 둘러싸인 모세혈관을 통해 영양분 등을 흡수하여 간과 심장을 거쳐 온몸으로 운반된다.

소화란 음식물이 체내로 흡수될 수 있도록 잘게 부수는 과정인데, 효소 없이는 불가능하다. 음식물의 소화는 입 안에서 가장 먼저 일어난다. 음식을 씹고 또 씹고 침과 섞이고 침 속에서 일차 효소로 분해되고 위(胃)에서 염산이나 아밀레이스에 의해 녹말이 분해된 후 다시 엿당과 포도당으로 분해된다. 음식물을 먹은 뒤 속이 더부룩하고 쓰리고 답답한 기능성 소화불량증이 있을 때는 잘못된 식습관을 바꾸어야 한다. 일단 과식을 피하고 스트레스가 심할 때는 충분한 휴식을 취한다.

평소에 스트레스를 받으면 대뇌피질에서 비상사태로 인식하고 스트레스 호르몬이 분비되어 온몸으로 전달된다. 위에도 영양을 미쳐 운동기능이 일시적으로 정지되어 소화불량과 궤양을 일으킨다. 전 세계인의 50%, 한국인의 70%가 감염되어 있는 위 속의 위험한 세균인 헬리코박터 파일로리균은 점액질을 뚫고 위벽에 달라붙어 유해물질을 만들면서 염증을 유발해 위 · 십이지장궤양은 물론 위암을 일으키는 주요 원인이다.

위벽이 손상을 입게 되는 원인으로는 맵고 뜨거운 자극적인 음식물과 음주, 갑작스런 자극으로 인한 경우, 자가면역에 의해 항체가 위산과 펩신이라는 분해 효소를 분비하는 세포들이 과도하게 붙는 경우, 방사능 치료나 약물 등의 과도한 복용으로 인해 손상을 입은 경우, 헬리코박터 미생물에 의해 감염되었을 때 등이다.

위궤양은 한번 걸리면 쉽게 떨쳐낼 수 없는 병이다. 맵고 짜고 자극적인 음식은 피한다. 식이섬유가 풍부한 식단과 미네랄과 효소가 풍부한 함초나 위 점막을 보호해주는 양배추와 매실, 산사, 삽주를 섭취한다.

천연치유

1. 한국인은 맵고 짜고 뜨거운 음식을 좋아해 특성상 뗄려야 뗄 수 없는 증상이 수시로 속이 쓰리고 불편한 증상이다. 식습관을 바꿔야 증상을 개선할 수 있지만 쉽지 않다. 이럴 때 도움이 되는 식품이 알로에와 양배추다.

2. 음식의 영양분은 대부분 소장에서 흡수되며 여분의 수분은 대장에서 흡수된다. 소장의 안쪽 벽은 주름이 많고 그 표면에는 융털이라는 작은 돌기가 1mm 마다 20~40개 정도 있는데 그 주변에 그물처럼 둘러싸인 모세혈관을 통해 포도당, 아미노산, 무기염류, 수용성 비타민 등을 흡수해 간과 심장을 거쳐 온몸으로 운반된다.

간

"간은 인체의 화학공장이다"
"간을 피곤하게 하지 않고 간에 유익한 삶을 하라!"
"예부터 신간(腎肝)이 편하냐는 현재 간이 건강을 말한다"

간은 "침묵의 장기"로 간이 50%까지 손상 되어도 뚜렷한 증상을 느낄 수 없다. 간은 몸 속에서 가장 큰 기관으로 무게는 1.4kg나 된다. 하루 50여 가지 이상의 일을 하는 화학 공장이다. 1000여 종의 효소를 생산해내고, 모든 질병을 보호해주는 항체(抗體)를 만들고, 인체에 필요하지 않는 잉여 물질을 요소(尿素)로 바꾸어 신장으로 보내 배설시킨다.

간의 부신(副腎)은 염분을 보존하는 호르몬을 생산한다. 독성 물질인 니코친, 카페인 등을 6~10초 사이에 해독한다. 1초 마다 1천만 개의 적혈구가 죽으며 새로운 적혈구를 만드는데 두고두고 이용하도록 한다. 그중의 일부를 이용해서 황록색의 소화액인 담즙을 하루에 1.14리터씩 만든다. 담즙은 산성소화액으로 식사할 때 분비되어서 지방분을 소화될 수 있는 수용성의 작은 입자로 분해한다.

간은 85%가 파괴되어도 재생력을 가지고 있다. 간은 과묵한 기관으로 알려져 있으나 문제가 생기면 피로를 느끼거나 식욕을 잃거나 복부가 부풀어 오르거나 색소가 혈류에 너무 많이 유입되어 황달이 생긴다.

간, 담낭, 췌장은 모두 음식물의 분자들을 분해하는 소화액을 분비하여 소화를 담당한다. 간은 녹색빛 소화액인 담즙을 만들고 담즙은 주머니 모양의 담낭(쓸개)에 저장된다. 췌장은 췌장액으로 알려진 강력한 소화액을 만든다. 음식물이 위장에서 십이지장으로 들어오면 십이지장에서 담낭과 췌당의 소화액 분비를 자극하는 호르몬을 분비한다.

🌿 간을 피곤하게 하지 말라!

간은 "인체의 화학 공장"으로 500여 가지 넘는 일을 하고 몸의 필요에 따라 분자들을 단순화, 또는 더 복잡한 형태로 전환시킨다. 예를 들면, 영양소 성질을 바꾼 다음 저장하거나 몸 밖으로 배출한다. 알코올과 같은 독소를 간에서 덜 해로운 물질로 분해되어 배출된다.

황달은 피부와 눈의 흰자위가 노랗게 변색되고, 급성 간염은 다양한 원인에 의해 갑자기 발생하여 짧은 기간 지속되는 간의 염증 상태이고, 만성 간염은 여러 가지 원인으로 인해 6개월 이상 지속되는 간의 염증 상태이고, 알코올성 간질환은 과도한 알코올 섭취에 의한 단기간 또는 진행성의 간손상이고, 간경변증은 간의 회복 불가능한 반흔화로 여러 가지 간질환의 후기 나타난다. 간 기능부전은 갑자기 혹은 간질환 말기에 나타나는 간기능의 심한 장애이고, 간암은 신체의 다른 부분에서 간으로 퍼진 악성종양이다.

나이가 들면 새로 만들어지는 세포보다 없어지는 세포가 더 많아 장기가 서서히 쪼그라든다. 20~30대의 간은 2~3kg이지만 70대가 되면 1kg밖에 되지 않는다. 간의 해독기능이 현저히 떨어진다.

사람은 먹어야 산다. 무엇을 어떻게 먹느냐는 건강과 직결된다. 매일 섭취한 음식이 소화흡수가 잘 안 되면 결과적으로 소화가 되지 않은 음식물이 장에서 유해균에 의해 부패된다. 그로 인해 수소, 암모니아 등의 유해 가스가 발생하면 가스를 간(肝)에서 해독하기 위해 간의 피로를 가중되기 때문에 효소가 풍부한 음식을 먹어야 한다.

건강진단을 받을 때 간수치 부분에 표시된 GOT, GPT, r-GPT의 값은 단백질의 근원이 되는 아미노산에 작용하는 효소를 가리킨다. GOT나 GPT는 혈액 중에 함유된 혈중 효소로 심장 또는 간장을 비롯한 모든 장기에 포함되어 있다.

술은 위와 소장에서 흡수된 후 간에서 효소에 의해 분해되어 무해한 탄산가스와 물로 변한다. 사람마다 술을 분해하는 효소의 양이 다르기 때문에 과음은 간에 매우 좋지 않다. 습관적으로 술을 계속 마시면 간의 해독 능력이 떨어져 간세포에 중성지방이 쌓이는 지방간이 된다. 또한 알코올성 간염으로 진행될 가능성이 높기 때문에 술을 마실 때는 단백질이 풍부한 안주와 함께 천천히 마시고 술을 마신 날로부터 적어도 이틀은 금주를 하는 게 바람직하다.

위장에서 흡수된 술은 알코올의 형태로 간으로 운반된다. '아세트알데히드(acetaldehyde)'가 충분히 분해되지 않고 남아 있는 상태에서는 독성이 강해서 두통이나 구역질 등의 숙취 증상이 나타난다. 이때 효소가 무해한 초산으로 변하여 피로물질을 제거해주어야 한다.

건강한 간을 유지하기 위해서는 평소에 규칙적인 운동과 적절한 칼로리 섭취와 저지방 식이가 필요하고, 정상 체중과 복부비만이 되지 않도록 적절한 체중 관리를 해야 한다. 그리고 간질병, 간염, 지방간의 진행을 막는 간에 좋은 민들레, 푸른 채소나 헛개나무, 개오동나무, 벌나무 등을 섭취한다.

천연치유

위장으로 흡수된 술은 알코올의 형태로 간으로 운반된다. "아세트알데히드(acetaldehyde)"가 충분히 분해되지 않고 남아 있는 상태에서는 독성이 강해서 두통이나 구역질 등의 숙취 증상을 보이는데, 효소가 무해한 초산으로 변하여 피로물질을 제거해 준다.

췌장

"담즙은 산성 소화액, 인슐린은 알칼리성 소화액으로 소화공장이다"
"췌장에서 만들어지는 효소는 한정돼 있어 육식을 피하라!"
"암 중에서 췌장 암은 치유율이 가장 낮다"

우리 몸에서 췌장은 두 가지 기능을 한다. 첫째로 소화의 대부분을 담당하고 있다. 췌장에서 체관을 통해 분비된 각종 소화 효소에 의해 에너지 생산을 위한 지방, 단백질, 전분을 분해시켜 장으로 흡수된다. 이외에도 호르몬을 생산, 분비하는 랑게르한스섬이라고 하는 세포가 췌장 내에 위치하여 인슐린과 글루카곤 호르몬을 분비하여 당대사에 관여한다.

대사를 하기 위해서는 에너지 생성과 신체를 유지하기 위해서는 체내의 모든 세포에서는 지속적으로 화학적 반응과 변환이 끊임 없이 일어나야 한다.

췌장에서 생산하는 효소들이 없으면 음식을 먹어도 산더미 같이 쌓이고 영양 실조에 빠진다. 인슐린은 포도당을 적정수준으로 유지시키며 그것이 알맞게 연소하고 있는지를 감독한다.

산을 중화시키기 위해 하루에 약 1리터의 알칼리성 소화액을 생산한다. 트립신은 단백질을 아미노산으로 분해하고, 아미노산은 혈류를 타고 온몸을 돌면서 조직을 만드는 일을 한다. 아밀리제는 전분을 당분으로 변환시키고, 리파제는 지방질을 지방산과 글리세린을 분해한다.

온몸에 흩어져 있는 약 100만 개의 소도세포(小島細胞)를 이용해서 인슐린을 생산한다.

급성 췌장염은 대사성 효소에 의한 손상으로 갑작스런 췌장에 염증이 생긴 것이고, 만성 췌장염은 췌장의 장기간 진행성 염증으로 기능의 소실을 유발하는 것이고, 췌장암은 췌장의 악성 종양이다.

천연치유

평소에 천연식품인 산야초 효소와 채소를 먹는다.

크론씨병

"모든 병은 염증으로부터 시작된다"
"위장, 소장, 대장에 유익균을 배양하라!"
"소화기에 좋은 상황버섯을 먹는다"

크론병은 입에서 항문까지 이어지는 소화기관에 염증이 발생한 병이다. 크론병이 생기는 원인은 정확히 밝혀지지 않았다. 다만 의학계는 면역체계가 소화기관에 존재하는 세균에 과하게 반응해 발생한다고 추정한다. 흔히 15~30세에 많이 발병하여 일생동안 건강을 악화시키면서 장기간 이환되는 병이다. 대표적인 증상은 복통과 설사, 혈변, 식욕 감퇴, 미열, 체중 감소 등이다. 항문 주위에 농양이 생기는 합병증이 생길 수 있다. 증상만을 두고 보면 크론병은 대장염과 비슷하지만 엄연히 다르고 재발하는 병이다.

크론씨의 주 증상이 비위, 소장, 대장에 주로 발생하는 소화기계통의 염증으로 설사를 동반하고 식사를 제대로 할 수 없기 때문에 체중이 급격히 줄고 사회활동을 할 수 없고 삶의 질이 급격히 떨어진다. 크론병은 증상 정도에 따라 항염증제, 스테로이드, 면역억제제 등을 처방한다. 통상 1~3개월간 약물을 복용하고 치료가 되는 것으로 알고 있지만 완치되긴 어려운 병이다.

1940년 항생제의 출현과 1960~1970년대의 여러 가지 백신의 개발, 영양과 환경 등의 개선으로 감염질병에 의한 사망률은 현저히 줄고 있지만 감염성 질병으로 해방되지 않고 있다.

감염성 질병은 대부분 열을 동반하며 가벼운 감기로부터 장염, 급성 폐렴, 뇌염, 장티푸스, 이질, 관절염 등이 있다. 환절기에는 위장병, 대장염, 설사, 이질에 발생하고, 출산 직후에 나쁜 피를 제거하지 않으면 죽은 피가 모여서 자궁병, 신방광염, 대장염 등을 일으킨다.

예방하기 위해서는 기름가 많은 음식, 패스트푸드를 줄이고 채식 위주의 식습관으로 바꾸고, 염증에 효험이 있는 마가목, 지치, 도라지, 더덕으로 효소를 담가 장복한다.

필자의 후배 딸이 29세로 크론병으로 식사를 2개월째 하지 못하고 사경을 헤매고 있을 때 수시로 느릅나무 뿌리를 달인 물과 마가목 효소를 상복하게 하고 들기름찰밥을 먹게 한 결과 더 이상 악화되지 않고 설사가 멎고 호전되었다.

천연치유

1. 평소에 느릅나무 뿌리를 달인 물과 마가목 효소를 상복하게 하고 들기름을 탄 찰밥을 먹는다.
2. 장내에 살고 있는 미생물이 좋아하는 식이섬유가 풍부한 채소와 해조류를 먹는다.
3. 미생물이 싫어하는 육식을 아예 하지 않는다.

신장

"신장은 우리 몸의 주인!"
"밤에 신장은 쉬게 해야 건강을 유지할 수 있다"
"신장은 우리 몸에서 원활한 통행과 배출을 담당한다."

　노폐물 처리 기관은 창자가 아니라 신장이다. 인체의 피는 끊임없이 나를 지나갈 때 피를 정화하고 여과해서 치명적일 수 있는 노폐물을 피에서 제거한다. 적혈구의 생산을 촉진시키고, 혈액 속에 들어 있는 칼륨, 염화나트륨(소금), 기타 물질들을 감시한다. 생사에 관계 되는 수분의 양도 조절한다. 혈액이 지나치게 산성화되거나 혹은 지나치게 알칼리화 하지 않도록 감시한다.

　신장은 비록 무게는 140g 정도 밖에 안되지만 여과작용을 하는 네프론(세뇨관)을 100만 개 이상 가지고 있다. 세뇨관들 속에서 혈액의 99%가 재흡수된다. 필수 비타민, 아미노산, 포도당 그리고 여러 가지 호르몬 등은 다시 혈류로 돌아온다. 그러나 이들 중 어느 것이라도 필요 이상으로 많아지면 그 초과분은 오줌으로 나간다.

　신장이 처리해야 할 노폐물은 단백질이 소화되고 남는 최종 산물인 요소(尿素)이다. 너무 적으면 간에 피해를 주고, 너무 많으면 요독증이 생겨 쇼크, 혼수상태를 거쳐 목숨을 잃게 된다.

🍃 밤에 잠을 자야 신장이 건강하다

신장을 건강하게 만들기 위해서는 밤에는 쉬어야 한다. 왜냐하면 신장은 밤에는 낮의 3분의 1밖에 활동하지 않기 때문이다. 밤에 쉬지 않고 활동을 하면 신장이 100% 가동하기 때문에 다음날 피곤하다. 신장은 다른 장기에 비해 80% 정도가 망가지고 난 후에야 병원을 찾는 경우가 대부분이다. 한 번 망가진 신장은 회복되기 힘들다. 신장결석은 오줌이 지나치게 농축되었을 때 생긴다. 칼슘, 염분, 요산이 지나치게 농축된 나머지 결정체로 변하는 현상이다. 신장(콩팥) 90%가 기능이 정지된다 해도 자각증상을 느낄 수 없다. 오줌 속에 단백질이 있다는 것은 여과조직들이 혈액 속의 단백질을 유실시키고 있음을 뜻한다.

신장에는 세 부분 즉, 여과 장치인 피질, 수변을 모으는 원추형 도관인 수질, 수질을 모으는 공간인 신우가 있다. 신장은 호르몬을 분비하는데, 그 중 하나는 혈압을 조절하고 적혈구 생성을 자극하고 매일 몸 전체의 혈액이 300회 이상 신장을 통과하는데, 그 분량이 약 1700리터에 달한다. 신장은 모세혈관으로 이루어진 사구체*와 길고 가는 관의 무리로 이루어진 세뇨관이 이루는 소형 여과 장치인 약 백만 개의 신원을 갖고 있다. 신장은 노폐물과 과다한 수분을 제거함으로써 채내의 화학적 균형을 유지한다. 신우신염은 일반적으로 세균 감염에 기인한 한쪽 또는 양쪽 신장의 감염이고, 사구체신염은 신장의 미세한 여과 기관인 사구체의 감염이고, 신증후군은 소변을 통해 단백질이 손실되고 신체 조직이 붓는 신장 손상에 기인한 일련의 증상이고, 신장 결석은 신장에서 형성되는 여러 크기의 결정 침착물이고, 신장 낭종은 신장의 바깥쪽 부분인 피질 내에 수분이 차서 부풀어 올라 생기는 질환이고, 신부전은 양쪽 신장의 정상적 기능을 상실한 것으로 급성 신부전과 만성 신부전이 있고, 신장암은 신장에서 원발성으로 생겼거나 신체 다른 부위에서 신장으로 전이된 악성 종양이다.

---

* 사구체의 구멍은 혈약 내의 분자 가운데 일부만을 모양과 크기에 따라 통과시킨다.

우리 몸에서 원활한 통행과 배출의 역할을 신장이 담당한다. 신장은 신체 구석구석에 노폐물을 혈액으로 운반하여 걸러낸다. 하루에 약 7,500리터가 신장사구체에서 걸러지기 때문에 매일 충분한 양의 물을 마셔야 한다. 신장은 전신에 영양을 공급하고, 노폐물을 처리한다. 그리고 체온을 일정하게 유지하여 주고, 적혈구의 생산을 촉진시키고, 혈액 속에 들어 있는 칼륨, 염화나트륨 기타 물질들을 감시하고 생명과 직결되는 수분의 양을 조절한다. 주먹만 한 크기의 신장이 하루에 걸러내는 혈액량은 200리터 정도이다. 이는 생수 1리터 200통에 달하는 양이다. 신장 안에는 소변을 걸러내는 데에 핵심적인 역할을 하는 사구체에 문제가 생기면 소변으로 나오지 말아야 할 혈액이나 단백질이 빠져나오면서 사구체가 손상되고 굳어진다. 평소 오줌 속에 단백질이 없는가를 살펴야 한다. 극소량을 제외하고는 있어서는 안 된다. 단백질이 오줌 속에 있다는 것은 여과 조직들을 통해 혈액 속의 단백질이 유실되고 있기 때문이다. 고혈압이 있으면 신장도 쉽게 망가진다. 나이가 들면 신장 기능이 감소하기 때문에 조금만 짜게 먹어도 몸이 쉽게 붓고 혈압이 올라간다. 건강검진을 할 때 단백뇨가 하루에 150mg을 넘지 않아야 하고, 사구체 여과율이 1분당 90ml 이상이어야 한다. 신장 질환은 초기에 적극적으로 치료하지 않으면 돌이킬 수 없는 상태에 이른다. 어느 날 갑자기 살이 빠지면서 피곤하고 몸이 붓고 소변 색깔이 콜라색으로 변한다든가, 거품이 생기는 등의 이상 증상이 보인다면 신장질환을 의심해야 한다. 평소에 신장을 건강하게 하기 위해서는 밤에는 충분하게 휴식을 하고 식이요법과 저염식이 중요하고, 정상적인 혈압과 혈당을 유지하는 게 중요하다. 신장의 사구체에 도움을 주는 산수유를 비롯하여 새삼, 자리공, 호장근, 옥수수수염 등을 섭취한다.

천연치유

1. 밤에는 충분하게 휴식을 취한다.
2. 산수유+택사+산약+질경이를 적당량 말린 약재를 배합하여 환을 만들어 하루 3번 30일씩 복용한다.

"통풍은 음식이 몸 안에 쌓이는 황제병!"
"요산이 체내에 과다하게 쌓이지 않게 하라!"
"통풍은 고혈압, 당뇨, 동맥경화, 심부전(心不全), 신부전(腎不全), 심근경색,
뇌경색, 심장병, 신장병 등을 유발하는 무서운 병이다"

통풍(痛風)은 "바람만 불어도 아프다"란 말에서 유래하듯이 극심한 통증을 유발한다. 대표적인 증상은 발가락에 생기는 관절통이다. 격통(激痛)이 발작 이상으로 무서운 혈관 장애로 활동적인 남성에게 많다. 통풍은 낫기는 어려워도 조절하기 쉬운 병이다.

요산*이 체내에 과다하게 쌓였을 때 나타난다. 요산치(尿酸値)가 8mg을 넘으면 위험하다. 통풍(요산성 관절염)은 대사성 질환으로 혈중(血中)의 요산(尿酸)이 일정량을 초과하면 요산이 관절 속과 같은 곳에서 결정(結晶)을 만들고 염증이 생겨 발병하게 된다.

서양에서는 통풍을 과음과 과식 탓에 "황제병"으로 불린다. 통풍은 엄지발가락의 뿌리 부분에 무어라 표현할 길이 없는 심한 통증이 생기면서 붓는다.

40대 이후가 되면 음식물을 통한 중성지질이나 콜레스테롤의 섭취가 많아지

---

* 고기나 생선에 많이 들어 있는 "퓨린"이라는 아미노산이 소변을 통해 찌꺼기 형태로 나오는 물질. 정상적으로 배설하지 못한 요산 찌꺼기가 결정으로 변해 관절이나 신장, 혈관 등에 쌓이게 되면 백혈구가 이를 세균으로 착각해 공격하는데 이 과정에서 몸에 나타나는 염증 반응이다.

면 여러 가지 환경적인 요인에 따른 과산화반응에 의하여 과산화지질의 함량이 증가한다. 몸 안에서 생긴 과산화지질은 혈액 속이나 세포 속에 남아 있다가 단백질과 결합하면 갈색의 불용성 물질로 변하여 노화의 원인이 된다.

과산화지질은 노화를 촉진한다. 관절뿐 아니라 혈관과 신장 등에 요산이 쌓이면서 고혈압, 당뇨, 동맥경화, 심부전(心不全), 신부전(腎不全), 심근경색, 뇌경색, 심장병, 신장병 등을 유발할 수 있다.

치료는 약물로 한다. 요산 이뇨제나 요산 합성억제제를 복용하면 요산치가 내려가지만, 정확한 시간에 맞춰 평생 복용해야 한다. 발작에 앞서 환자가 대책을 세워야 하고, 요산을 억제하는 녹황색 채소, 콩, 식물성 기름, 참깨, 효소를 먹고, 지방질이 많은 식품을 먹지 않는다.

완치가 힘든 만큼 예방이 중요하다. 표준 체중을 유지하고 비만을 조심하고, 평소에 음료, 맥주를 마시고 충분한 물을 마시지 않고 땀을 많이 흘리면 운동을 하면 요산이나 그 밖의 것이 체내에 모여 통풍의 원인이 된다.

기름을 장시간 튀김에 사용하면 과산화지질이 생긴다. 치킨, 생선, 감자 등을 기름에 튀긴 것을 삼가고 단백질, 비타민 Ａ Ｂ Ｃ Ｅ, 셀렌, 카로틴, 요오드가 풍부한 식품을 섭취한다. 피를 맑게 하는 개복숭아 효소, 다래 효소, 돌배 효소, 보리수나무열매 효소 1에 찬물 5를 희석하여 공복에 장복한다.

천연치유

1. 치킨, 생선, 감자 등 기름에 튀긴 것과 맥주를 먹지 않는다.
2. 피를 맑게 하는 개복숭아 효소, 다래 효소, 돌배 효소, 보리수나무열매 효소를 장복한다.

방광

"건강의 척도는 대변과 소변을 시원하게 보는 것이다"
"신장과 방광은 사촌, 평소에 물을 충분히 마셔라!"

방광의 용량은 사람에 따라 달라서 180cc인 사람이 있는가 하면 720cc나 되는 사람도 있다. 콩팥이 혈액에서 걸러낸 노폐물인 오줌을 2개의 가느다란 수뇨관(輸尿管)을 통해 찔끔찔끔 부어 넣는다. 배설 횟수는 여러 가지 요인에 따라 다르다. 근심, 걱정, 두려움은 혈압을 올라가게 하고, 정신적인 스트레스가 콩팥의 활동과 오줌 생산을 촉진한다.

오줌이 계속 탁하거나, 악취를 풍기거나, 색깔이 이상할 때, 피가 섞여 나올 때는 진단을 받아야 한다. 자기도 모르게 오줌이 나오는 전립선증(前立腺症)이나 요실금증(尿失禁症)은 노인들에게 나타난다. 오줌의 세기를 보고 건강 상태를 알 수 있다.

방광결석은 오줌에 침전된 광물질이 이런 저런 이유로 응결(凝結) 되서 생기고, 방광염은 세균이 염증을 일으키는 병이다. 남성보다 여성이 많은 이유는 남성의 요도는 전체 길이가 20~30cm인 반면, 여성의 요도는 길이가 겨우 2.5~5cm 불과해 세균이 외부로부터 도달하기가 쉽기 때문이다.

남성이 성적 흥분을 느낄 때 저장된 정액은 방광 척수의 맨 아래쪽 부근에서 명령이 전달되면 방광 목 부분의 괄약근 판막이 꽉 닫혀서 오줌이 빠져 나가지 못하도록 한다. 그리고 파도와 같은 근육수축이 일어나 정충의 저장고인 두 개의 정낭에서 찻숟가락 하나 정도의 정액 중 20%를 공급하며 그 나머지를 공급한다. 그 혼합액은 요도^(요관)를 통해 사출된다.

천연치유

　　평소에 방광에 좋은 천연 식품인 산수유 열매, 새삼 열매, 옥수수수염을 물에 우려 차로 마신다.

전립선과 요실금

"전립선염과 요실금은 삶의 질을 떨어뜨린다"
"하루에 평균 10회 이상 화장실에 가면 전립선염과 요실금을 의심하라!"
"노화 현상 중 소변불통은 큰 문제다"

소변을 참지 못해 하루에도 수십 번씩 화장실을 찾는 사람이 늘고 있다. 요로계 장애는 매우 흔한 질병이다. 요실금은 본인 의지와는 무관하게 소변이 새는 질환이다. 소변을 자주 보는 것, 소변이 새는 것, 혈뇨, 소변을 볼 때나 보고 난 후의 통증 등은 일상 생활에 장애를 준다.

방광염은 방광의 염증으로 소변을 볼 때 아프고 자주 보는 것이고, 요실금은 방광에 대한 수의적 소실이 있고 그 중에서도 운동, 기침, 재채기 시 불수의 적인 소변 유출인 긴장성 요실금도 있다. 50세 이상에서 소변을 볼 때 방광을 완전히 또는 전혀 비우지 못하는 요저류병도 있다. 방광 내에서 점차적으로 화학적 침전물로 형성되는 다양한 크기의 덩어리가 형성되는 방광 결석도 있다.

전립선 비대증 환자가 급증하고 있다. 건강보험심사평가원에 따르면 2017년 112만 8989명으로 나타났다.

전립선염은 밤 크기 정도의 단단하고 둥근 기관이다. 전립선염은 전립선 염증이며 감염으로 인해 생기지만, 50세 이후에는 어느 정도 커지면 전립선 비대

우리가 몰랐던 인체와 질병 **355**

증이라 한다. 전립선암은 전립선 조직에서 40세 이전에는 드물고, 65세 이후에 점점 생긴다.

전립선 비대증은 방광과 요로에 불안정을 일으켜 다양한 배뇨장애를 유발한다. 방광속 소변 정체로 방광염이나 요로감염, 방광결석이 생길 위험이 크다. 40대 이후부터 비대가 서서히 진행돼 70세 이상에 이르러선 대분분 남성에게 나타난다.

하루 평균 10회 이상 화장실에 가면 요실금을 의심해볼 수 있다. 요실금을 방치할 경우 증상은 계속 악화된다. 심한 경우 신장 기능에 문제가 발생하는 합병증은 물론 우울증과 대인기피증을 유발할 수 있다. 삶의 질에 직접적으로 영향을 미치는 질병인 만큼 초기에 치료를 해야 한다.

천연치유

평소에 산수유 열매 차를 상복한다.

정력

발기부전은 발기를 지속적으로 유지하지 못하는 상태이고, 조루증은 최소한의 자극으로 삽입 후 즉시 또는 삽입 전에 정액이 배출되는 경우이고, 살면서 정력을 유지하는 게 쉽지가 않다. 최근 성기능 장애는 많은 사람에게 심각하고도 말 못할 고민 가운데 하나가 되고 있다. 현실에서 드러내놓지 못하고 고민하고, 즐기는 것이 방중술이다.

중국의 《소녀 방중경》은 황제내경, 소녀경, 옥방비결, 양생요집 등 불노장생을 꾀하려는 선인들의 가르침을 고대로부터 비전을 모아서 방중술을 설명하고 성의 법전으로 쓰였다.

《선경》에서 사정을 억제하는 비법은 상대방에게 정기를 주어도 정액은 방출되지 않고 다시 체내로 돌아와 뇌 속으로 환원된다. 비법은 욕실로 가서 그것을 찬물로 씻는 것이다. 이러한 급냉법은 그것을 바싹 오므라들게 하여 처음과 같은 기분으로 성기능을 유지할 수 있다.

약초 중에서 삼지구엽초는 중국 고서 명나라 때 《삼재도회(三才圖會)》에 숫양 한 마리가 삼지구엽초를 먹고 암양 100마리와 교배했다고 기록되어 있을 정도로 정력 강화에 좋은 것으로 알려져 있다. 노인이 삼지구엽초를 상복하고 정력을 참지 못해 지팡이를 내렸다 하여 '방창초', 뿌리에 음낭처럼 생긴 것이 매달려 있어서 숫양이 즐겨먹는 풀이라 하여 '음양곽(淫羊藿)'이라고 부른다. 또한 전통의학에서 구기자를 매일 상복하면 병약자가 건강해지고 정력이 증강되고 불로장수(不老長壽)의 선약(仙藥)으로 기록되어 있을 정도로 늙지 않게 한다 하여 '각로(却老)'라고 부른다. 야관문을 통째로 채취하여 용기에 넣고 소주를 부어 밀봉, 3개월 후에 취침 전에 소주 잔으로 한두 잔을 마셔도 효과를 볼 수 있다.

최근 미국 캘리포니아대학 연구진은 6개월간 매일 석류즙을 먹인 남성은 발기부전 증상이 절반 정도 완화될 뿐 아니라, 전립선암을 예방하고 진행을 늦춘다는 사실을 발견했다.

정력 강화에는 평소에 산을 자주 다니고 하체를 단련하고 산야초의 씨앗, 발효식품, 흑색을 띠는 검정깨, 검은콩, 통밀, 수수 등을 먹는다. 정력에 좋은 약초는 야관문을 비롯하여 산수유, 하수오, 삼지구엽초, 구기자 등을 섭취한다.

천연치유

1. 흑색을 띠는 검정깨, 검은콩을 먹는다.
2. 평소에 천연식품인 정력에 좋은 삼지구엽초, 구기자, 산수유, 하수오로 술을 담가 마신다.

뇌졸중

"뇌졸증으로부터 자유롭고 싶으면 위험인자를 줄여라!?"
"뇌졸증은 사회생활의 막을 내리는 무서운 병이다"
"뇌졸증에 걸리면 가족에게 피해를 준다. "

　　필자는 병의 우선 순위를 1위 뇌졸중, 2위 치매, 3위 암, 4위 당뇨, 5위 신장질환으로 본다. 뇌졸중은 사전에 예방이 가능한 질환이다. 와인을 많이 마시는 프랑스인은 다른 나라 사람들에 비해 심장병 발병률이 낮다. 사람은 나이가 들면서 동맥의 부드러운 내벽이 두꺼워지고 탄력을 잃기 때문에 동맥에 혈전이 생기고 지방이 축적된다. 그렇기 때문에 어느 날 갑자기 혈전이 혈관을 막을 경우 심장 및 뇌로 향하는 혈류를 차단해 심장발작이나 뇌졸중을 일으킬 수 있다.

　　뇌졸중은 말 그대로 "뇌가 졸지에 중지"하는 병이다. 뇌에 산소와 혈액공급이 차단되어 생기는 뇌의 부분적 손상을 입은 상태이다. 흔히 "중풍"이라 불린다. 대개 경고가 없이 뇌졸중은 뇌혈관이 막히거나 터져서 발병한다. 뇌졸중은 크게 두 가지로 나뉜다. 혈관이 터져 생기는 "뇌출혈"과 혈관이 막히는 폐색성 질환인 "뇌경색"으로 구분한다. 뇌경색은 동맥경화로 손상된 뇌혈관에 피떡(혈전)이 생겨 혈관이 좁아지는 "뇌혈전증", 심장이나 목 등 대동맥에서 생긴 혈류를 타고 흘러가 뇌혈관을 막는 "뇌색전증"으로 나눌 수 있다. 일과성 허혈성 발작은 뇌에 혈액 공급이 줄어들어 기능 일부가 일시적으로 상실되는 것이고, 뇌졸중은 뇌에 혈액공급이 차단되어 생기는 병이다. 생활습관, 고지방 식이가 원인이다. 뇌졸중은 경고 증상은 거의 없고 뇌혈관이 막히거나 터져서 발병한다.

우리나라 뇌졸중 발병율은 세계 1위다. 한국 3대 사망 원인 중 하나다. 너무 많은 사람이 심혈관계 질환 때문에 제명을 누리지 못하고 이 세상을 떠난다. 뇌졸중 환자의 1/3은 뇌색전이 원인이며, 뇌로 혈액을 공급하는 혈관이 터져 생기는 뇌출혈은 전체 뇌졸중의 1/5 가량이다. 최근에는 뇌출혈보다는 흡연, 육류 위주의 고지방 식이, 동맥경화, 고지혈증, 고혈압, 부정맥, 당뇨병 등의 약물 남용으로 뇌세포 주변이 괴사하는 뇌경색이 많다.

손발에 힘이 빠지고 얼굴 한쪽 표정이 부자연스러워지는 증상을 방치하면 뇌졸중(중풍)으로 이어질 수 있다. 외부로부터 투여된 요소는 혈관 내 혈류를 방해하는 혈전이 생기지 않도록 한다. 트롬빈과 셀룰로프라스민이 혈전을 분해하는 효소다. 뇌와 연결되어 있는 뒷목 부위에 있는 "브레인스 베리어(brains barrier)" 막을 통과할 수 있는 영양소는 한정되어 있다. 이 막은 불특정 단백질이나 거대 분자가 들어가지 못하도록 막고, 체내 효소가 뇌에서 필요로 하는 한정된 영양소를 작은 단위로 분해하는 역할을 한다.

🍃 평소 위험인자를 피하라!

뇌졸중이 심각하면 호흡과 혈압을 조절하는 뇌 영역이 손상을 받아 혼수상태를 유발할 수 있으며 그 결과는 치명적일 수 있다.

물리 치료나 언어 치료 등 재활 치료가 필수적이다. 1/3은 약간의 장애가 남아 일부는 장기간 간호가 필요하다. 뇌졸중은 사회생활의 막을 내리고 남에게 의지하는 몸으로 살다가, 재활운동을 해도 정상으로 회복은 힘들고, 장애 수준으로 산다. 환자 5명 중 1명은 1개월 이내에 사망한다.

　미국 국립보건원과 질병통계센터에 의하면 1900년 이래 미국에서 심혈관계 질환은 독감이 대유행한 1918년을 제외하고는 매년 사망률 1위를 기록하고 있다. 미국인은 관상동맥 심질환, 협심증, 뇌졸중 등 최소 한 가지 유형의 심혈관계 질환을 지니고 있다. 미국은 29초 마다 미국인 1명이 심장 발작과 같은 관상동맥에 문제를 일으키고, 53초 마다 누군가가 뇌졸중을 일으키고 3분 마다 사망한다.

　어떻게 심장 발작 증상을 미리 알 수 있을까? 예를 들면 흉부 중앙이 답답하거나 통증이 몇 분 이상 지속되었다가 가라앉기를 반복하는 경우, 숨이 차고 현기증을 동반하는 흉부 통증이 있는 경우에는 반드시 조기에 병원을 찾아 치료를 받아야 한다.

　평소에 동맥에 혈전이 생기지 않도록 피를 맑게 하는 양파, 미나리, 나물, 버섯, 채소, 과일, 효소, 식초, 청과 뇌와 혈류를 맑게 하는 솔순, 가시오갈피, 꾸지뽕, 방풍, 천마, 달맞이꽃 등을 섭취한다.

천연치유

1. 평소에 혈관에 혈전이 생기지 않게 피를 맑게 하는 양파, 미나리, 나물, 버섯, 채소를 먹는다.
2. 천연식품인 효소와 식초를 음용한다.

치매

"치매로부터 자유롭고 싶은가?"
"치매는 가족을 알아보지 못하는 이산가족이다"
"뇌에 좋은 오메가3(아마씨, 호두)를 챙겨 먹는다"

인간의 생명은 생로병사의 과정으로 노화는 숙명적이고 죽음은 필연적이다. 평균 수명이 길어지면서 치매 염려증을 안고 산다. 뇌 기능이 떨어지면서 뇌세포의 감소와 뇌조직의 위축으로 야기된 뇌질환으로 정신 기능이 악화된 상태다. 대표적인 병 "알츠하이머"는 뇌에 "베타 아밀로이드"라는 독성 물질이 해마에 쌓여 생기는 병이다. 65세 이상 연령층 가운데 약 10%를 차지한다.

뇌세포를 덜 늙게 하려면 평소 긍정적인 생각을 많이 해야 하고, 기억 장애, 혼란, 일반적인 지적 기능의 저하가 나타나 환자는 문제가 있다는 것을 깨닫지 못하고 정상적인 생활을 할 수 없다.

뇌에 단백질이 축적되어 치매가 생긴다. 식물의 후라이보노이드 과일의 껍질, 씨앗, 귤, 레몬, 감귤류 등 함유되어 있는 색소가 치매 방지에 효과적이다.

치매는 진행성 질환으로 환자 중 10% 가량은 원인 질환의 자연 치료가 가능하다. 건망증과 비슷한 뇌조직의 퇴행에 의한 진행성 정신 기능 악화인 알츠하이머, 미세한 움직임을 조절하는 뇌 부위인 기저핵에 있는 세포들이 퇴행함에 따라 손떨림과 운동 장애가 생기는 진행성 뇌 질환인 파킨슨, 뇌 소혈관에 혈전이 생기는 조직 손상으로 인해 정신적인 기능이 악화되는 다발성 경직성 치매 등이 있다.

🍃 누구든 치매로부터 자유로울 수 없다

사람은 생로병사의 과정을 거친다. 나이가 먹으면서 인체 내의 효소가 점점 줄어 노화의 증후들이 나타난다. 의학의 발전 등으로 기대 수명이 늘어났지만 마냥 좋은 것만은 아니다. 치매, 만성 질환 등으로 고생하면서 오래 사는 것을 바라는 사람은 없지만 현실은 그렇지 않는 게 문제다. 100세 시대를 맞이하여 요양원이 급속히 늘고 있다. 이따금 건망증 환자처럼 잊은 일이 자주 있었는가? 식물인간이나 치매 환자는 사람으로서 구실을 할 수 없다.

세포란 인체의 생명현상을 이해하는 최소 단위이다. 세상에서 가장 작고도 인체의 신비를 간직하고 있는 세포는 물과 단백질, 핵산, 다당류라는 생체 고분자, 지질 그 외에 유기 소분자, 무기 이온류 등으로 만들어져 있다. 세포에서 물을 뺀 나머지는 대부분 단백질로 생명활동에 필요한 화학 반응의 촉매 효소로 사용된다.

전 세계에서 치매와 뇌졸중의 발병률이 가장 적은 나라는 인도다. 인도 사람들은 카레의 원료가 되는 강황을 평소에 섭취하기 때문인 것으로 알려져 있다. 강황은 기혈(氣血)과 혈액순환을 돕고, 어혈을 제거하기 때문에 종기와 용종에 좋고, 통증을 완화하기 때문에 관절염에 좋고, 담즙분비 촉진으로 소화에 좋고, 간(肝)의 기능을 개선해주기도 하지만, 뇌 세포에 좋은 것으로 알려져 있다.

알츠하이머병은 기억이나 언어의 추리 능력을 손상시켜 삶의 질을 현저하게 떨어뜨린다. 평소에 알츠하이머병을 예방하기 위해서는 비타민 C·E와 기타 항산화제, 효소를 꾸준히 섭취해야 한다.

나이가 들면 우리 몸의 장기, 신경, 세포, 뼈, 근육이 노화돼 기능이 떨어진다. 나이가 들면 세포수가 감소하고, 세포나 장기 속의 수분이 줄어 들어 장기가 서서히 위축된다. 근육은 40대 이후 해마다 1%씩 감소하기 시작하여 80세가 되면 최대 근육량의 50% 수준까지 떨어진다.

장수 시대에 발병률이 상승하고 있는 치매는 노후의 가장 두려운 질병으로 꼽히고 있다. 2012년 100세 이상 중에서 치매 환자가 34%로 살아도 사는 게 아니다. 2013년 보건복지부 전국 치매유병률조사에 따르면 2025년에는 치매 환자가 현재 약 54만 명에서 100만 명으로 늘어날 것으로 예상하고 있다.

뇌질환인 치매는 기억력 감퇴뿐 아니라 학습 · 계산 능력, 판단력, 사고력 등도 함께 떨어진다. 치매에는 뇌에 독성 단백질(아밀로이드)이 쌓여 뇌세포가 파괴되는 "알츠하이머(Alzheimer's disease)"와 뇌혈관이 손상돼 나타나는 "혈관성치매"가 있다. 파킨슨병(Parkinson's disease)은 치매 다음으로 흔한 퇴행성 뇌질환으로 도파민 신경세포가 손상돼 경직 · 떨림 같은 운동장애가 나타난다.

미국에서 65세 이상 노인을 대상으로 조사한 결과 매일 3~4잔의 적포도주를 음용하는 사람은 마시지 않는 사람에 비해 노인성 치매(알츠하이머) 발병률이 1/4에 그쳤다. 평소에 세포의 노화를 늦추기 위해서는 맑은 공기와 오염이 안 된 물을 섭취하고 피를 맑게 하는 채소나 발효식품을 섭취해야 한다. 강황, 키위, 블루베리, 함초를 먹는다.

치매 자가 진단표

☐ 자기가 놓아둔 자리의 물건을 찾지 못한다.

☐ 같은 질문을 반복한다.

☐ 약속을 잊어버린다.

☐ 물건이나 사람의 이름을 대지 못하고 머뭇거린다.

☐ 길을 잃거나 헤맨 적이 있다.	
☐ 계산 능력이 떨어진다.	
☐ 집안의 정리를 하지 못한다.	
☐ 혼자서는 대중교통 수단을 이용하여 목적지까지 가기 힘들다.	
☐ 옷이 더러워져도 갈아입지 않으려고 한다.	
☐ 오늘이 몇 일이고 무슨 요일인지 잘 모른다.	

천연치유

1. 와인을 많이 마시는 프랑스인은 다른 나라 사람들에 비해 심장병 발병률이 낮다. 미국에서 65세 이상 노인을 대상으로 조사한 결과 매일 3~4잔의 적포도주를 마시는 사람은 그렇지 않은 사람에 비해 노인성 치매(알츠하이머) 발병률이 1/4에 그쳤다.
2. 뇌세포 보호와 신경전달 물질을 조절해 주는 알로에를 먹는다.

정신 질환

"올바른 정신을 유지하고 싶은가?"
"우울증, 불면증은 사촌이다"
"내 몸 스스로 자연으로 치유할 수 있다"

신체 질환의 경우 치료를 받는데 주저하는 경우는 거의 없지만 정신 질환이 있다는 사실을 받아들이기 힘든 경우가 허다하다. 하지만 현대인은 스트레스와 인간 관계에 의한 우울증과 불안은 흔한 질병이다.

삶을 통해 정신 질환은 스트레스에 대한 자연스러운 반응으로 걱정하고 불안한 것들이 계속 되면 치료를 요한다. 누구나 평생에 한 번은 절망감 속에 빠져 극단적인 선택을 할 수 있는 우울증을 겪게 되고 불면증으로 이어진다. 20세기 후반부터 흔한 우울증은 슬픈 느낌이 들고 전반적으로 삶에 흥미가 없거나, 기가 없는 상태가 지속된다. 그 외 명백한 원인 없이 극심한 불안이 생기는 불안 장애, 특정한 물체, 활동, 상황이 심하게 무섭고 피하고자 하는 느낌을 주는 공포감, 개인적 경험에 대한 계속되는 심한 감정 반응인 외상 후 스트레스 장애, 불안을 일으키는 통제할 수 없는 생각과 불안을 줄이기 위한 강박적인 행동을 하는 강박증, 잠이 들거나 계속 자기가 어려운 증상으로 심한 피로를 동반하는 불면증, 현실 감각을 잃고 사회 생활을 정상적으로 유지할 수 없는 심각한 정신 질환인 정신분열증, 피해 망상인 질투 망상, 하나 혹은 그 이상의 망상이 계속되는 망상 장애, 습관적인 사고와 행동 양식이 지속적으로 생활에 문제를 일으키는 인격 장애, 강박적으로 약물을 사용하고 이를 중단한 경우에 금단 증상이 생기는 약물 의존병, 술을 마시지 못하고 살 수 없는 알코올 중독 등 수없이 많다.

천연치유

1. 평소에 스트레칭하고, 30분 이상 걷고, 천연식품인 채소 중심을 먹는다.
2. 자연과 교감하는 훈련을 통해 스스로 치유할 수 있다.

불면증

"잠을 자는 시간은 병든 내 몸을 고치는 시간이다"
"잠은 신체의 고유한 리듬으로 고무줄이 아니다"
"동물처럼 해가 지면 자는 습관을 들여라!"

인간이 어둠 속에서 잠을 자는 이유는 생체 리듬* 때문이다. 사람은 생체 리듬대로 살아야 건강하다. 생체 리듬은 수면, 혈압, 체온 등의 신진대사가 영향을 받는다. 생체 시계는 빛, 소리, 음식, 기온에 영향을 받는다. CLK(clock)라고 단백질은 낮 동안 뇌의 SCN(뇌 시상하부의 시신경교차상핵)**에 축적된다. PER(period)P가 축적되면 CLK를 만드는 유전자가 비활성화되어 우리는 잠들게 되는 것이다.

밤에는 생체 활동에 필요한 단백질을 세포 내에 축적하고 백혈구 활동으로 세포의 변질과 손상을 치유하고, 낮에는 온갖 병에 노출되는 시간이고 밤에 축적한 것으로 병의 요소들을 분해해 쓰는 활동을 매일 반복한다. 우리는 어두운 밤에 태양 주기 생체 리듬과는 달리 밤에 잠을 자지 않고 항상 너무 밝은 빛에 노출돼 지내기 때문에 수면장애, 우울증, 각종 질병 등에서 자유롭지 못하다.

잠 못드는 한국인이 늘고 있다. 잠은 신체의 고유한 리듬이다. 깊은 수면은 질

---

* 하루 태양 주기에 따라 일정 행동과 변화가 일어나는데, 이를 24시간 주기 생체 리듬이라 한다.
** 우리를 깨어 있도록 하는 유전자들을 활성화함과 동시에 PER(period)라는 또 단백질을 생성한다.

병을 치료하고 충전의 시간이다. 수면의 어려움을 겪는 수면장애 환자가 빠르게 늘고 있다. 가톨릭의대 성빈센트병원 수면의학센터에서 2008~2009년 남녀 2357명을 조사한 것을 전체 국민에 대비한 수치에서 15세 이상 한국인 450만 명이 일주일에 세 차례 넘게 불면증에 시달린다는 조사 결과는 충격적이다.

현대인들은 급한 일이 생기면 습관적으로 잠자는 시간부터 줄이려고 한다. 잠은 고무줄이 아니다. 하루 활동을 마치고 편안한 숙면은 보약이다. 부교감신경이 작동하여 잠잘 때 신경계통은 휴식상태에 들어간다. 전신의 골격은 이완되어 있고, 신경활동도 저하되고, 소화기계통의 활동도 낮고, 심장의 박동과 호흡도 약해진다. 잠을 자고 나면 졸음이 없어지고 피로가 회복되어 몸이 가뿐해지는 것은 호르몬과 기(氣)를 충전했기 때문이다.

🍃 잠은 신체의 고유한 리듬이다

매달 15일은 수면의 날이다. 제대로 잠을 자지 못하면 집중력과 기억력을 비롯해 신체 기능이 저하되고 감정 조절에도 어려움을 얻게 된다. 불면증이 지속될 경우 우울증, 불안증 등 정신건강에 문제가 생긴다. 미국에서는 수면을 돕는 의약품이 한 해 300억달러(약 33조8000억원)어치 팔린다.

사실 잠을 제대로 자지 않으면 손해가 이만저만이 아니다. 잠자리 시간에 대한 개인차는 심하다. 수면 전 빛을 쏘이면 수면 유도 호르몬인 멜라토닌 분비가 전하되기 때문에 불을 켜고 자면 다음 날 피곤하다. 멜라토닌은 잠을 잘 때 뇌 속의 송과선에서 분비되어 노화를 막고 면역체계를 강화해 주는 역할을 한다. 잠을 자지 않으면 스트레스 호르몬인 코티솔이 분비된다.

하루 3~4시간만을 자더라도 정상적인 활동을 하는 사람이 있는가 하면 하루 10~12시간 정도 자지 못하면 일생생활에 지장이 있는 사람도 있다. 불면증은 잠을 자지 못한다는 것으로 수면시간이 평균에 비해 깊은 잠을 자지 못하고 양적으로 질적으로 수면이 부족한 상태를 말한다.

불면증의 원인은 다양하다. 잠자리가 바뀌면 잠을 자지 못한 사람이 있는가 하면, 너무 피로하면 오히려 눈이 말똥말똥해져서 잠을 못 이루는 사람도 있고, 몸의 병으로 인하여 자지 못하는 경우도 있다. 예를 들면 환경적 요소(소음, 기온, 채광), 신체 증상(아픔, 가려움), 뇌의 장애(뇌일혈), 정신병(우울증, 조울증, 정신분열증), 신경질(불면공포증), 금단(禁斷) 등이 있다.

불면증 치료에 흔히 수면제나 안정제를 사용하지만 내성이 생기고 금단 증상도 유발할 수 있기 때문에 단기간 사용하는 것이 좋다.

수면은 때때로 의식주보다 삶에 깊은 영향을 미친다. 인생은 3분의 1이 잠이다. 잠이 짧아질수록 수명도 짧아진다. 의학적으로 잠은 병든 몸을 치유하는 시간이다. 잠을 잘 자는 사람은 건강한 사람이다. 잠을 잘 자기 위해서는 규칙적인 습관과 수면의 환경을 만들어 주는 것이 중요하다. 잠들기 3시간 전부터는 음식을 먹지 않고, 저녁에 지나친 카페인 을 섭취하지 않는다.

낮에 하는 야외활동은 숙면에 도움을 준다. 각종 약초로 담근 술을 잠 들기 직전 소주 잔으로 한두 잔 마시면 숙면에 도움이 된다.

거북이는 느리고 생체활동과 신진대사가 환경에 큰 영향을 받지 않아 오래 산다.

태양 주기에 따른 생체 시계와 몸의 변화표

구분	영향	비고
밤 0~3시	수면 유지 호르몬 멜라토닌 분비가 최고에 이르는 깊은 수면 상태	백혈구 활동으로 치유하는 시간
밤3~6시	체온이 낮아지는 상태로 보온에 신경써야	
오전 6시	스트레스에 대항하는 호르몬 코르티솔 분비 시작	불안정 시간들
오전 6~9시	혈압이 상승하여 심혈관질환 악화에 주의해야 한다.	

오전 9시~정오	각성도가 최고조에 이른 시간	
정오~오후 6시	신체와 정신 활동 코디네이션 능력 최소화	
오후 6시쯤	체온이 상승함	
오후 6~9시	혈압이 가장 높아짐	
오후 9시~자정	수면 유지 호르몬 멜라토닌 분비 시작	잠 들기 준비

음양오행에 따른 장기가 열리는 시간

- 자(子·쥐)   – 담   – 23시~01시
- 축(丑·소)   – 간   – 01~03시
- 인(寅·호랑이) – 폐   – 03~05시
- 묘(卯·토끼)   – 대장   – 05~07시
- 진(辰·용)   – 위   – 07~09시
- 사(巳·뱀)   – 비장   – 01~11시
- 오(午·말)   – 심장   – 11~13시
- 미(未·양)   – 소장   – 13~15시
- 신(申·원숭이) – 방광   – 15~17시
- 유(酉·닭)   – 신장   – 17~19시
- 술(戌·개)   – 심포   – 17~19시
- 해(亥·돼지)   – 삼초   – 21~23시

천연치유

1. 미국 시간관리 전문가인 마이클 포티노는 미국인이 평균 70세를 산다고 가정할 때 하루에 8시간을 잔다면 일생 동안 24년을 잔다.
2. 잠을 잘 때 부교감신경이 작동하여 의학적으로 치료하는 시간이다.

우울증

한국인 20%가 앓는 우울증은 마음의 병이다. 정신과 의사들은 우울증을 "마음의 감기"라 부른다. 우울증 증상은 "일시적인 침울한 기분"과 다르다. 흔히 "마음의 병"인 우울증은 뇌의 변화에 따른 질병이다. 뇌의 신경 조직 안에서는 감정을 조절하는 세로토닌과 도파민, 노르에피네프린 등의 신경전달물질이 끊임없이 분비되어야 하지만 이성과 감정을 콘트롤 할 수 있는 물질이 적게 분비되어 뇌의 균형 상태가 깨지면서 마음이 불안하고 우울한 상태가 지속되어 삶의 질이 떨어진다.

여성 우울증 발병률은 10~25%로 남성 5~12%의 두 배나 된다. 폐경 후 여성 호르몬인 에스트로겐 분비가 급격히 떨어져 뇌 신경 전달물질을 교란시켜 우울증이 생긴다. 우울증을 방치하면 일반인보다 41배나 많은 자살로 이어질 가능성이 크다.

우울증에 빠지면 스트레스호르몬의 분비량이 늘어나 뇌와 심장, 근육 등 주요 장기로 가는 혈류는 증가하지만, 신장이나 간, 소화기관으로 가는 혈류가 감소하기 때문에 수면 장애, 소화불량 등의 증상을 호소하는 경우가 많다.

우울증은 잠을 못 이루고 대인기피증을 동반하기 때문에 이해를 해주어야 한다. 우울증은 쉽게 낫는 병은 아니지만 자연을 가까이하고 정확한 진단과 함께 적극적인 항우울제 치료를 받으면 완치가 가능한 질환이다. 항우울제는 뇌의 신경전달물질의 불균형을 바로 잡아 주는 역할을 한다. 식물 중에는 인체를 닮은 게 많다. 뇌를 닮은 호두나 혈관 속 피를 맑게 하는 국화꽃차, 자귀꽃차 등을 장복하면 좋은 효과를 볼 수 있다.

살면서 스트레스로 인한 분노, 적대감, 불안 등 마음이 느끼는 부정적인 감정은 우리 몸을 병들게 한다. 미국 대통령 링컨, 영국 수상 처칠, 만유인력 법칙을 발견한 뉴턴은 평생 우울증에 시달렸고, 화가 고흐, 작가 헤밍웨이, 버지니아 울프 등은 우울증 끝에 자살로 생을 마감했다. 우울증의 가장 큰 문제는 삶의 질이 떨어지고 극단적인 자살로 이어질 수 있다는 사실이다. 대체적으로 여성들은 우울증 상태를 호소하지만, 남성들은 호소를 하지 않는 경향이 있다.

우울증 자살에 이르지 않게 하려면 긍정적인 사고 방식과 자신감을 갖도록 주변에서 도와주어야 한다.

자가진단법

☐ 사소한 일에 신경이 쓰인다.	☐ 사는 것이 의욕이 없고 만사가 귀찮다.
☐ 모든 일이 비관적이고 불안하다.	☐ 잠을 설치고 수면 중 1회 이상 깬다.
☐ 한 달 사이에 체중이 3kg 이상 늘거나 준다.	☐ 집중력이 떨어지고 건망증이 심하다.
☐ 매일 죽고 싶은 생각이 든다.	☐ 잦은 두통, 소화기 장애 등이 2주 이상 계속된다.

천연치유

살면서 스트레스로 인한 분노, 적대감, 불안 등 마음이 느끼는 부정적인 감정에서 긍정으로 전환해야 우울증이 치유된다.

아토피

"아토피성 피부염은 정서적인 안정을 해치는 무서운 병이다!"
"몸 안의 독소를 해독하는 천연식품을 챙겨 먹는다"
"아토피성 피부염에서 자유롭고 싶거든 육식에서 채식으로 전환하라!"

아토피성 피부염은 만성적으로 재발하는 가려움증을 동반하는 피부염이다. 아토피는 영유아기에 폐와 간, 신장 등에서 해독되지 못하고 피부로 해독하는 과정에서 비롯된다. 음식물을 먹으면 우리 몸에서는 효소에 소화, 배출 과정을 거치는데 노폐물이 피부에 쌓여 나타난다.

아토피의 환자 부모나 가족 중에는 아토피 천식, 알레르기 비염 같은 환자가 있고 자연식이 아닌 인스턴츠 식품을 선호하는 경향이 많다.

아토피성 피부염은 스테로이드제 등 의약품을 이용한 치료법이 부작용을 일으키기 때문에 천연 식품이나 약초, 효소를 이용한 나와요법*으로 치료하는 환자들이 늘고 있다.

아토피성 피부염 환자는 정서적으로 안정이 되지 못하고 삶의 질이 떨어지는 경우가 많다. 아토피성 피부염은 습진의 한 증상으로 보통은 젖먹이때에 시작

---

* 몸 안의 활성산소를 분해시키는 효소(SOD)를 복용함으로써 몸 안의 산소를 정상 수준으로 유지시켜 주는 방법

된다. 처음은 급성이지만 반복되면 만성으로 진행되고 무릎, 팔꿈치 관절의 안쪽이나 이마·목 등에서 나타난다. 조금 좋아졌다 싶으면 또 나빠지고 마침내는 어른이 되어도 완치되지 않고 계속되는 개선되지 않는 어려운 질병이다.

고삼 뿌리를 삶은 물로 목욕을 하거나 편백나무 수액을 피부에 뿌리고, 천년초를 짓찧어 환부에 바르면 효과를 볼 수 있다.

천연치유

1. 연꽃은 혈액순환, 연꽃 수술은 몽정, 씨앗은 자양강장, 생연근은 위장 및 소화흡수 기능 강화, 연뿌리는 어혈, 연자죽은 성장기 어린이나 허약자인 사람에게 좋다. 연잎 즙으로 여성의 피부에 팩을 하면 기미나 주근깨가 개선되고, 연밥은 기력을 왕성하게 하고 오래 먹으면 수명에 효과적이다.
2. 온 몸을 편백나무 톱밥 속에 30분 이상 담근다.

종기와 피부병

"건강하고 싶거든 몸에 염증을 없애라!"
"내장은 피부의 거울, 내장에 독소를 없애라!"
"장내 유익균을 배양하라! "

건강의 핵심은 몸의 염증 수치다. 모든 병은 세포의 변질과 손상으로 인한 염증으로부터 생긴다. 인체의 오장육부 중에서 내장의 변화는 피부에 반영되듯이 피부는 "내장의 거울"이다. 피부는 몸 내부의 장기를 감싸주는 한 장의 막(膜)과 같은 것으로서 직접 외계(外界)에 접하기 때문에 몸의 밖에서 작용하는 모든 것과 건강과 밀접한 관계를 가지고 있다.

건강한 피부는 염증이 잘 생기지 않는다. 염증 수치가 높으면 피부 속 콜라겐이 잘 파괴 되어 주름이 생긴다. 피부는 각 사람의 특징을 반영하고 자극에 따라 행동을 유도한다. 신체를 보호하고, 체온을 조절하고, 흡수작용과 호흡작용을 하고 분비도 한다.

피부가 노화되면 피부가 얇아지고 땀샘이나 피지선(皮脂腺)의 활동력이 저하되어 피부는 기름기가 적어지고 메말라 카칠카칠해져 여러 가지 자극을 강하게 느끼고 가려움증이 생기기 쉽다.

거친 피부와 기미는 간장이나 신장 등의 기능이 순조롭지 못할 때 주로 나타난다. 중년 이후 피부에 종기나 대장에 선종이나 용종이 생긴 후 방치하면 암으로 진행되는 경우가 종종 있다.

피부는 표피, 진피, 피하조직의 세 가지 부분으로 나뉘는데, 두드러기 · 벌레 물림 · 자반증 · 감염증 등은 진피의 알레르기에 의한 것이고, 습진 · 아토피성 피부염 등은 표피에서 생긴다.

피부병은 극세포암을 비롯하여 기저 세포암, 악성궤양, 악성흑색종, 피젯트병 등을 비롯하여 시간이 지남에 따라 짓무름이나 부스럼 딱지(痂皮), 인설(鱗屑) 등을 만들기도 한다.

접촉성 피부염의 대표적인 옴(개선 : 疥癬)은 옴벌레의 기생에 의해 발생된다. 부드러운 피부에 잘 생기고 심한 경우 가려움을 동반한다.

"알레르기"성인 사람은 옻나무 근처에 접근했을 뿐인데도 옻에 탈 가능성이 있다. 봄에 새순을 먹을 때는 끓은 물에 살짝 데쳐서 계란 노란자를 풀어서 해독을 한 후 먹는다. 밤나무의 잎을 진하게 달여 그물로 환부를 씻거나 목욕을 한다.

피부병 중에서 흔히 볼 수 있는 두드러기는 먹은 것이 원인이 되어 발생하는 경우도 있고, 약물이나 수혈에 의한 경우도 있고, 피부를 심하게 타올로 마찰하거나 심하게 압박을 가하면 생기는 것과 아무리 검사해도 원인을 발견하지 못하는 경우도 있다.

피부병 중에서 매우 완치가 어려운 게 많다. 예를 들면 햇빛에 노출되기 쉬운 부위에 홍반성(紅斑性) 낭창(루푸스: lupus)은 백원짜리 동전 만한 크기로 점점 커져 흉한 상태가 되는 경우다.

대상포진(帶狀疱疹)은 수두의 병원체와 동동의 바이러스에 의해 띠처럼 작은 수포가 나란히 생기는 병이고, 옹종(擁腫)은 중년 이후 당뇨병 환자의 목이나 등에 생기기 쉽고 많은 털구멍을 중심으로 부종이 융합하여 손바닥만한 크기로 진행되기도 한다.

최근에 와서 일반적으로 암의 조기 발견, 조기 치료라는 말이 무성하게 제창되고 있다. 약초를 활용해 중독이나 해독을 하기도 하지만, 기미, 티눈, 사마귀, 무좀, 종기 등을 치료된 사례가 많다. 사마귀에는 무화과 열매 덜 익은 열매와 잎 꼭지와 작은 가지를 벤 자리에서 나오는 하얀즙을 바른다. 습진에는 복숭아 잎을 진하게 달여 식기 전에 환부를 씻는다.

천연치유

쑥은 어혈을 풀어주고, 혈액순환, 간질환에 좋으며, 모세혈관의 막힌 곳을 뚫어 주고, 냉병을 몰아내 몸을 따뜻하게 한다. 출혈과 지혈을 돕고, 위액분비를 촉진해 식욕을 증진시킨다. 쑥찜질이나 목욕을 하면 관절염에 좋다.

갱년기

"여성 갱년기는 제2의 삶이다"
"갱년기에서 자유롭고 싶은가?"
"천연식품인 칡과 석류 효소로 갱년기 극복할 수 있다"

여자는 7, 남자는 8의 숫자가 적용된다. 여자는 7살에 젖니가 나오고, 14살에 월경을 시작하면서 여자로 태어나고, 동서고금을 막론하고 평균 49세에 폐경에 이른다. 남자는 8살에 젖니가 나오고, 16살부터 64세까지 자녀를 낳을 수 있다.

갱년기는 여성호르몬의 급격한 변화로 인해 생기는 현상이다. 어떻게 갱년기를 관리하느냐에 따라 삶의 질이 좌우된다.

여성에게 있어 생리 작용을 원활하게 해주는 여성호르몬은 매우 중요하다. 갱년기는 여성이 일생을 살아가는 동안 꼭 거쳐야 할 생리적 변화기간을 말한다. 여성이 폐경을 겪는 시기는 음식과 환경의 변화로 시기가 앞당겨지기도 하고 늦춰지기도 한다. 남자에게도 중년에 근육이 줄면서 체지방이 늘면서 복부비만의 체형으로 변하면서 고개를 숙이며 갱년기는 어김없이 찾아온다. 육체적으로 정신적으로 많은 변화를 겪게 되는 시기다.

그동안 여성 호르몬인 에스트로겐이 석류에 많이 함유되어 있는 것으로 알려져 있지만, 최근 칡에 석류보다 220배가 많은 것으로 보도되었다. 일본에서는 칡으로 분말을 만들어 폐경기가 지난 여성이 복용하고 여성성을 다시 찾고 생리를 하는 경우도 있다.

여성호르몬으로 자궁과 유방이 발달하고 임신이 가능한 여성으로서의 특징을 갖게 된다. 하지만 폐경 전후 몸에 여성을 보호하는 보호막이 없어지기 때문에 몸에 나타나는 변화에 주목해야 하는 이유다. 여성은 모두 폐경을 겪으면서 여성호르몬이 급감, 안면홍조, 우울증 같은 갱년기 증상이 나타난다.

🍃 제2의 삶, 여성 갱년기를 극복할 수 있다

여성 갱년기의 신체적 증상은 얼굴이 붉어지고, 가슴이 두근거리고, 통증을 동반하고 열이 나면서 잠을 이루지 못한다. 정신적인 증상은 일에 짜증이 나고, 우울증이나 건망증이 생긴다.

폐경이 되면서 여성호르몬 분비가 끊어지면 저밀도 콜레스테롤이 증가하면서 혈관벽이 두터워져 혈류를 방해하여 동맥경화로 이어지고 이런 과정을 거치면서 혈관이 막히는 뇌경색이나 심장 질환에 노출되기 쉽다. 또한 에스트로겐의 분비가 중단되면 뼈의 주성분인 칼슘이 빠져나가 골밀도가 낮아진다.

남자는 갱년기, 여자는 폐경기를 전후해서 몸의 변화를 급격하게 느끼는 이유는 효소의 고갈에 의한 몸의 항상성 유지에 대한 저항이다. 예를 들면 피부에 주름이 생기고, 소화가 안 되고, 근육에 탄력이 떨어지고, 잠이 안 오고, 피곤하고, 몸이 냉해지는 것 모두가 효소의 결핍에서 생긴다는 것을 모르고 병이 생기면 병원이나 약국에 가서 약으로 치료를 해보지만 잘 낫지 않음을 경험하질 않았는가?

남성의 중장년층의 갱년기는 건강의 적(敵)이다. 남성은 남성호르몬이 30세부터 서서히 감소해, 40~50세가 되면 4명 중 1명이 갱년기 증상을 경험한다. 40

대 중반이 넘은 남성들은 누구나 한 번쯤 자신의 "남성성"이 예전 같지 않거나, 신체적·정신적 컨디션이 떨어지는 경험을 한다. 갱년기 증상을 무심히 받아들이면 앞으로 남은 삶의 질이 떨어지고 건강에 치명적인 위험이 될 수 있다. 노화가 촉진되고 성기능·기억력 저하, 우울증 등도 생긴다. 올바른 생활습관으로 이미 생긴 갱년기 증상을 완화시키고 스트레스를 유발하는 것을 피하고 음주·흡연을 하지 않는다.

남성호르몬이 감소하면서 나타나는 증상으로는 성욕감퇴, 피로감, 우울증, 무력감, 근골격량 저하, 체지방 증가 등이 있다. 남성호르몬의 감소는 체형의 변화를 가져올 뿐만 아니라 성기능 감퇴와 성기능 저하를 동반한다.

음식으로 갱년기를 극복하기 위해서는 신체활동을 고려해 5대 영양소와 적절한 칼로리를 적정량 섭취해야 한다. 아연과 셀레늄 섭취는 필수이다. 호르몬을 잘 나오게 하는 식품인 콩, 시금치, 딸기, 석류, 칡 등을 섭취하면 좋다.

노화의 잣대인 리포푸스킨(Lipofuscin)이라는 색소가 피부에 침착되면 갱년기 이후 노인들의 얼굴이나 피부에 기미·죽은깨·검버섯 등이 생긴다.

남성 갱년기 자가진단표

☐ 기력이 떨어진다.	☐ 근력과 지구력이 떨어진다.
☐ 기분이 우울하다.	☐ 삶의 질이 떨어진다.
☐ 성적 흥미가 감소했다.	☐ 발기의 강도가 떨어졌다.
☐ 슬프거나 불안감이 있다.	☐ 운동할 때 민첩성이 떨어졌다.
☐ 일의 능률이 떨어졌다.	

천연치유

에스트로겐은 자궁의 발육, 내막의 증식, 유선의 발육 등 2차 성장을 담당하고, 콜라겐의 합성을 돕는 작용이 있어 피부 노화를 방지해 준다. 특히 갱년기 여성들의 안면 홍조, 피부건조, 우울증, 근육통, 구내염, 심계항진, 불면증 등에 효과가 있다.

냉증

체온 1℃의 중요성을 알려주는 지표가 건강의 잣대다. 식물이 싹을 틔우는 온도가 36.5℃이고 사람의 평균 온도도 36.5℃다. 건강한 사람은 36.5~38℃이다. 37.5℃가 되었을 때 정자와 난자가 만나 임신이 된다. 그러나 온도가 0.5℃만 떨어져도 한기를 느끼고 감기에 쉽게 걸리고, 1℃가 떨어지면 면역력이 30% 떨어지고 변비나 설사를 하고, 1.5℃가 떨어지면 암세포가 활동을 시작하여 정상적인 세포를 공격하여 몸을 장악하게 된다. 암세포는 차가운 것을 좋아하고 열을 싫어하기 때문에 평소에 손발이 따뜻하고 머리는 차갑고 배는 따뜻하도록 건강관리에 힘써야 하는 이유다.

차가운 몸은 만병의 근원이다. 체온이 내려가면 맨 먼저 순환이 제대로 되지 않는다. 몸이 굳게 되고, 체내에서 노폐물의 배설이 잘 안되고, 몸 안에 나쁜 것들이 쌓이고 뭉쳐 신진대사를 방해한다.

환절기가 되면 감기 환자가 급증을 하는 것은 모두 몸이 차가워져서 일어나는 현상들이다. 흔히 감기에 걸리면 생강차나 귤을 먹는 이유는 온도와 면역을 높이기 위함이다. 사실 내 몸의 체온이 1℃ 떨어지면 면역력이 30%나 떨어지기 때문에 질병에 노출될 수 있기 때문에 몸을 따뜻하게 유지하는 게 중요하다.

〈동의보감〉에서 "쑥은 맛은 쓰지만 성질은 따뜻하고 열하여 독이 없다"고 할 정도로 건강에 좋다. 조선시대 강화도 전등사에 약애고(藥艾庫)를 세워 임금에게 진상될 정도로 귀했다. 일본 히로시마에 원자탄이 투하되었을 때 생명이 있는 것은 거의 다 죽었지만 쑥만이 살아남을 정도로 생명력이 강하다.

해풍을 맞고 자라는 강화약쑥에는 유파틸렌, 유파폴린, 자세오시딘, 세사민 등의 성분이 있어 몸에 이로움을 주기도 하지만, 일반 쑥도 건강에 좋기 때문에 된장국에 넣어 먹기도 하고 무침으로 먹으면 좋다.

🌿 건강하고 싶거든 따뜻한 몸을 유지하라!

평소에 머리는 차갑고 발을 따뜻해야 한다는 "두한족열(頭寒足熱) 건강법"이 한 때 유행을 한 적이 있다. 건강한 사람은 몸이 따뜻하다. 건강하지 못한 사람은 손, 발, 배가 차다. 평소에 잦은 감기도 걸리지 않기 위하여 체온 1℃가 올라가면 저항력이 5배나 증가하기 때문에 몸을 따뜻하게 유지하는 게 중요하다.

몸을 따뜻하게 하는 약초가 많다. 한 여름에 양기를 듬뿍 담고 있는 생강, 5월 단오 전에 채취한 쑥, 몸이 차가운 사람에게 좋은 인삼, 냉증을 쫓는 지치, 비타민이 풍부한 귤 등을 먹으면 몸이 따뜻해져 저항력이 강해 진다.

쑥은 바닷바람과 안개가 지나는 곳에서 자란 쑥을 5월 단오 이전에 채취하여 100일 이상 숙성 발효시켜 효소 1에 찬물 5를 희석해서 먹는다.

갑상선 기능에 장애가 생기면 빈혈이나 단백뇨가 생기고 냉증도 생기기 쉽다. 냉증은 당장 생명에 영향을 주는 것이 아니기 때문에 소홀하기 쉽지만 빈혈, 생리불순, 생리통, 대하와 같은 부인병과 요통, 좌골신경통, 방광염 등으로 진행되기 때문에 방치해서는 안된다.

평소에 몸을 따뜻하게 하는 천연식품인 생강 차, 쑥국을 챙겨 먹는다.

홧병

"건강하고 싶거든 사소한 일에 화를 내지 말라!"
"화를 내는 순간 심장에 위에 있는 칼이 나를 찌른다."
"화를 내는 순간 몸에 해로운 호르몬이 나와 나를 공격한다"

한자의 참을 인(忍) 자는 마음 심(心) 위에 칼날(刀)이 놓여 있고, 재(災) 자는 시내(川)아래 불이 있는 것처럼 분함을 참지 못해서 자신의 몸을 해친다는 깊은 뜻이 담겨 있듯이 우리 몸을 해치는 무서운 파괴력을 가지고 있다.

살다 보면 하루에도 여러 번 화가 나는 상황에 처하게 된다. 화는 가벼운 짜증부터 격한 분노에 이르기까지 다양한 감정으로 나타난다. 지속적인 스트레스가 화병을 부른다. 화를 내면 몸 전체 근육이 긴장하고 오장육부에 영향을 주어 혈압이 상승하고 소화력이 떨어진다. 화를 내면 가장 먼저 교감신경계가 아드레날린과 신경전달물질과 스트레스호르몬을 분비하고 이어서 혈액이 근육 쪽으로 몰리면서 혈압이 증가하고 혈당이 올라간다. 평소에 잦은 분노가 자율신경의 항진상태가 습관처럼 반복되기 때문에 심장 질환과 당뇨병이 생길 수 있다.

한방에서 병을 일으키는 원인으로 육음(六陰)*과 칠정(七情)**으로 본다. 육음은

---

* 풍(風), 한(寒), 서(署), 습(濕), 조(燥), 화(火) 이다.
** 희(喜), 노(怒), 우(憂), 사(思), 비(悲), 경(驚), 공(恐) 이다.

외적인 병으로 바람, 추위, 더위, 습기, 건조, 불이고, 칠정은 내적인 병으로 기쁨, 노여움, 근심, 생각, 슬픔, 놀람, 두려움이다.

🍃 마음으로 복용하는 중화탕^(中和湯)을 실천하라!

사람이 가장 많이 먹는 게 마음이다. 이 마음을 넉넉하고 편안하게 하는 방법은 있는 것인가? 없는 것인가? 마음이 아프면 어떻게 고쳐야 하는가? 마음을 고쳐주는 곳이 어디에 있단 말인가? 내 마음을 고치는 방법이 있다. 조선시대 퇴계 이황의 활인심방^(活人心方) 첫 부분에 나오는 중화탕^(中和湯)에 30가지 마음처방이 있다. 형체가 있어 보이는 유형^(有形)이 아닌 무형^(無形)의 약재다. 이 약재를 먹고 싶은가? 마음으로 먹을 수 있다.

마음으로 복용하는 약^(藥), 건강을 부르는 것은 마음가짐이다. 생각을 간사하게 하지 말고, 좋은 일을 하고, 마음을 속이지 말고, 편안하게 행동하고, 자기 본분을 지키고, 시기와 질투를 하지 말고, 교활함과 간사함을 버리고, 모든 일에 성실하고, 하늘의 이치에 따르고, 타고난 명^(命)의 한계를 알고, 마음을 맑고 깨끗이 하고, 욕심을 적게 하고, 참고 견디고, 성정^(性情)을 부드럽고 순하게 하고, 겸손하고 온화하고, 만족할 줄 알고, 청렴하고 근면하고, 어진 마음을 간직하고, 검소하고 절제하고, 한쪽에 치우치지 말고, 중용을 지키고, 살생을 경계하고, 성냄을 경계하고, 포악하지 말고, 탐욕을 경계하고, 매사에 신중하고 독실하고, 기미를 잘 알아서 하고, 사랑을 지니고, 물러나야 할 때를 알고, 고요함을 지니고, 숨어서 남을 해치는 일을 하지 말아야 한다.

마음은 땅과 같다. 땅을 내버려 두면 잡초만 무성하다. 잡초 밭에는 씨앗을 뿌릴 수 없다. 씨앗을 뿌리기 위해서는 땅을 개간하고 땅 속의 깡통, 돌멩이, 비닐 등을 걷어내야 한다. 마음도 이와 다를 바 없다. 마음속에 부정적인 생각을 멀리하고 긍정적인 생각으로 전환하고 마음속의 무질서를 정리하면 된다. 마음속에 간직하였던 탐욕, 용서하지 못하는 마음, 주변 사람을 이해하지 못하는 마음 등을 버리면 된다.

평소에 바쁜 삶에서 느림으로 전환을 하고 명상, 등산, 걷기, 산책, 독서 등을 통하여 마음으로 다스리고 전통차와 홧병을 다스려 주는 조릿대 효소나 차를 먹으면 좋다.

천연치유

1. 평소에 바쁜 삶에서 느림으로 전환을 하라!
2. 명상, 등산, 걷기, 산책, 독서 등을 통하여 마음을 다스려라!
3. 홧병을 다스려 주는 천연식품인 조릿대 차를 마신다.

비만

"비만은 암보다 무서운 질환이다"
"날씬한 몸매를 유지하고 싶은가?"
"장내 유익균이 많아야 비만에서 자유로울 수 있다"

1950년대 만 해도 세계 비만인구는 채 1억 명이 안 됐다. 지금은 68억 세계 인구 가운데 과체중 비만에 시달리는 사람이 16억 명이 넘는다. 4명 중 1명 꼴이다. 유럽에서는 비만을 "유행병"으로 규정했고, 세계보건기구(WHO)는 2020년 쯤엔 질환의 60%, 사망의 73%는 비만이 원인이 될 것으로 내다봤다. 미국은 비만에 따른 한 해 지출이 120조를 넘어섰고, 국민건강보험공단에 따르면 우리나라 국민이 뚱뚱해지면서 생기는 사회적 손실이 2008년 사회경제적 비용이 한 해 1조8000억원, 2015년 의료비와 생산성 저하 등 사회경제적 비용이 9조1506억이었다.

식습관이 서구화되면서 고지방, 고열량 섭취량이 늘어난 반면 운동량은 점점 줄어들면서 우리도 살이 찌는 흔히 말하는 "후뚱" 체질이 많아져 성인의 35%가 비만이고 이는 남자 열 중 넷 이상이 배불뚝이고, 어린이 비만은 날로 증가하고 있다.

내 몸의 시한폭탄은 비만의 체지방이 지나치게 축적된 상태로 체내독소이다.

부패한 장내미생물, 음식을 분해하는 렙틴의 부족, 식이섬유의 부족이 원인이다.

네이처 등에 밝혀진 논문에 의하면 장표면에 1mm 크기의 융모를 펼치면 130평이 넘고 효소를 만드는 유익세균과 300~500조 마리의 중간균, 유해균이 공생한다. 청춘 융모의 장을 펼친 면적은 300~400m²이고 노화 융모의 장을 펼친 면적은 50~100m²이다. 노폐물·유해균 배설물·숙변 등이 융모 사이에 끼어서 산다.

🪶 비만은 21세기 재앙이다

세계보건기구(WHO)는 비만을 "21세기 감염병"으로 규정했다. 외모가 아닌 질병으로 인식해야 하고 만병의 근원으로 생각해야 한다. 비만은 장기와 관절에 압박을 주기 때문에 통증, 숨이 가빠지는 등 여러 가지 관상동맥 질환, 뇌졸중, 고혈압, 당뇨병 등 건강문제의 원인이 된다.

우리의 몸은 중년이 되면서 살이 찌는 것을 피하기 어렵다. 나이가 들면서 살이 찌는 것은 성장 호르몬의 감소에 따른 일종의 노화현상이다. 비만은 단순히 외모의 문제만이 아니라 고혈압, 당뇨병, 심근경색 등 각종 성인병의 근원이기 때문에 치명적이다.

나이가 들면서 살이 찌는 것은 자연스러운 현상이 아닌 국가적인 문제다. 남자의 경우 36인치 이상, 여자의 경우 34인치 이상이면 복부비만으로 볼 수 있다. 결혼 후 아이를 낳은 후부터 점점 살이 찌기 시작해 초대형 옷 사이즈가 불티나게 팔리고 있는 것을 TV에서 본적이 있는 것처럼 비만에 따른 헬스 외 마케팅이 판을 치고 있다.

체중이 많이 나갈수록 관절에 가해지는 부담이 커 골관절염 위험이 높아진다. 골관절염 환자가 가장 먼저 실천해야 하는 것은 "체중감량"과 "운동"이다. 체중을 5kg 줄이면 무릎 관절염 발생 위험이 약 50% 감소하는 것으로 보고돼 있다.

비만은 지방 조직중의 중성지방 비율이 높아진 상태를 나타내며 칼로리의 과다 섭취나 고열량 저영양 섭취로 인한 대사 장애로 칼로리로 전환되지 못하고 지방으로 축적되어 생기는 현상이다. 복부비만을 방치하면 심한 경우 동맥경화가 진행되며 심장 질환 또는 뇌졸중이 발생하거나 여러 가지 사망 원인이 될 수 있다.

스트레스를 받게 되면 혈중 스트레스호르몬인 코르티코스테론이 증가하여 음식의 섭취를 증가시키는 물질인 도파민, 뉴로펩타이드Y, 오피오이드, 코티졸 같은 물질을 자극시켜서 내장지방 축적형 비만을 형성하여 살이 찌는 원인이 된다.

체질량지수(BMI)

몸무게(kg)를 키(m)의 제곱으로 나눈 값,
예를 들면 몸무게 70kg, 키 170cm인 사람은 BMI가 24.2(70÷1.7²)다.
30 이상은 고도 비만으로 분류한다.

천연치유

1. 살을 빼준 다는 광고에 속지 말라!
2. 하루 2끼에 채식위주의 식습관으로 비만으로부터 탈출할 수 있다.

변비

"변비는 만병의 근원이다"
"건강하고 싶은가? 규칙적으로 황금 똥을 쌀 수 있도록 채식을 하라!"
"변비에서 설사, 다시 설사에서 변비로 장기간 반복되면 건강의 적신호!"

쾌변처럼 시원한 게 있을까? 변비는 만병의 근원이다. 작고 단단한 대변이 어렵고 드물게 배설된다. 변비의 원인은 장내 생태계를 파괴하는 스트레스와 약물은 물론 인스턴츠 식품, 가공식품 등이다.

어떤 사람들은 하루에 한 번 또는 두 번 변을 보지만, 어떤 사람들은 그보다 빈도가 적다. 평소 보다 횟수가 적어지거나 대변의 양이 적고 딱딱한 것을 변비라 한다. 원인은 대개 수분 섭취가 적거나 섬유질이 적은 식사를 하기 때문이다.

변비를 예방하기 위해서는 하루 섬유소 섭취량을 늘인다. 잎이 많이 채소, 과일, 해조류 등을 먹고, 섬유소가 적은 육식을 줄인다.

사람은 잘 비워야 오래 산다. 일본의 고이치로가 쓴 "쾌변천국"이라는 책에서 오래 살기를 원하는 사람은 자신의 똥에 대하여 관심을 가지고 밥따로 똥따로 생각하면 안 된다고 하면서 사람이 가장 쾌락을 느끼는 순간이 배설 할 때라고 강조하기도 했다.

어제 똥을 누고 오늘도 똥을 누다가 죽는 사람은 없다. 똥을 보면 건강을 알 수 있다. 배변 습관이 중요하다. 정확한 시간에 배변을 보아야 한다. 건강한 사람의 대변 지름은 2cm, 길이는 10~15cm라고 한다. 육식을 위주로 하는 사람은 하루에 100g 정도이지만, 채식을 위주로 하는 파푸아뉴기니 사람은 하루에 1kg로 세계 최고이다.

변비에서 설사로, 다시 설사에서 변비로 장기간 반복되면 건강의 적신호이다. "과민성대장증후군"이다. 변비나 설사가 반복되면 대장 어딘가에 혹이 있는지 의심해야 한다.

음식을 먹고 난 후에 배가 더부룩하면 삶의 질이 떨어지고 비만의 원인이 된다. 주역에 복육분천수(腹六分天壽)라는 말이 있듯이 위의 6할만 먹어야 한다는 경종이지만 필자는 새처럼 30%만 먹어야 한다고 주장하고 싶다. 살이 찌지 않기 위해서는 음식을 채소 중심으로 하고 해가 진 후에는 동물처럼 음식을 먹지 않아야 한다. 중국 속담처럼 채식이야말로 백약(百藥)이다.

함초에는 바다의 각종 미네날과 효소가 장내에 들어가서 장벽(腸壁)에 붙어 있는 지방질 비슷한 노폐물을 분해해서 체외로 배출시켜 숙변을 없애준다. 지방을 분해하는 효소인 리파아제(Lipase)는 근육이 움직여야 작동하기 때문에 하루에 30분 이상 걷거나 운동을 한다.

천연치유

1. 평소에 고구마, 사과, 미역, 채소를 먹는다.
2. 천연식품인 함초, 알로에, 키위를 먹는다.

제7장

醫는 하나 醫學은 여럿
自然治癒는 수천

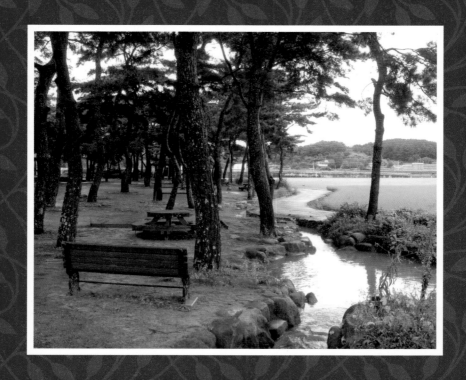

천년초

"천년초는 자연이 내린 기적 약초"
"림프성 혈액 암과 크론씨병 염증의 묘약"

우리 조상은 천년초를 "불로초(不老草)", 뿌리에서 인삼 향이 난다 하여 '태삼(太蔘)', 손바닥 모양을 닮았다 하여 제주도에서는 백년초와 구분 없이 "손바닥 선인장"이라 부른다.

천년초는 영상 40℃에도, 영하 20℃의 한 겨울에서도 살아남는 생명력이 강한 우리 토종 손바닥선인장이다. 천년초는 다른 식물과는 달리 한여름 뙤약볕에 잘라 던져두어도 한 달 이상 견디며 말라죽지 않고 비가 오면 다시 뿌리를 내리고 살아난다. 관리가 편해 재배하기가 쉽고, 특히 천년초 근처에는 해충들이 얼씬도 못해 농약을 칠 필요가 없다.

중국의 이시진이 쓴 〈본초강목〉에서 "소갈병(당뇨)에는 선인장 열매와 잎을 즙을 내서 먹는다." 천년초에는 독이 없어 줄기, 열매 모두를 식용보다는 약용으로 쓴다. 항산화제와 칼슘, 칼륨, 마그네슘, 철분, 아미노산, 비타민 C, 무기질 등 미네날이 풍부하다. 민간에서는 기관지 천식, 아토피, 무좀, 습진, 가려움증, 탈모, 화상, 상처, 위염, 장염 등에 응용하고 있다.

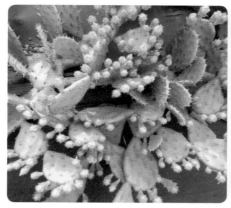
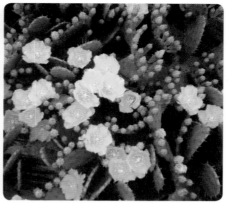

　천년초의 배당체에는 자기방어물질인 플라보노이드가 5%나 들어 있고, 칼슘이 멸치보다 4배가 많이 함유되어 있기 때문에 칼슘부족으로 오는 골다공증에 좋고, 나쁜 콜레스테롤이나 중성지방의 축적을 억제하여 피를 맑게 하고, 인삼에 많이 들어 있는 사포닌, 식이섬유 함량이 높고, 체내에서 생기는 활성산소를 중화시키는 각종 항산화제와 칼슘, 칼륨, 마그네슘, 철분, 아미노산, 비타민C, 무기질, 미네랄이 풍부하다. 천년초는 성장과 뼈에 좋은 칼슘이 멸치의 9배, 홍화씨의 18배, 비타민C는 오렌지의 72배, 알로에의 5배, 식이섬유가 전체의 70%, 채소의 9배, 곡물류의 6배, 면역력을 높여주는 항산화물질인 플라보노이드가 칡뿌리의 2배, 표고버섯의 25배가 많고, 사포닌은 인삼보다 더 많이 함유되어 있다.

　최근 연구에 의하면 선인장이 함유하고 있는 각종 파이토케미컬은 신체의 면역체계를 강화시켜 주고 다수의 병원균을 차단하여 신체면역력을 증대시켜 줄 뿐만니라 암세포의 활성화를 억제시킨다. 약리 실험에서 항암 작용, 항염 적용, 항균 적용이 과학적으로 밝혀졌다.

　천년초가 함유한 각종 플라보노이드와 수용성 섬유질 안에는 팩틴(Pectin)과 끈적끈적한 무실리지 성분과 Gμm성분을 함유하고 있는데 이들은 상처를 감싸고 유해 산소를 차단해 죽어가는 세포를 살려주고 새 세포를 돋아 나게 한다. 또한 피부 진피층의 콜라겐을 복원해 탄성을 주어 노화된 피부를 젊게 하고 미백 효과도 있어 피부를 보호해준다.

1. 한방에서 잎과 줄기를 말린 것을 "천년초(千年草)"라 부른다. 주로 혈액 암과 각종 염증과 호흡기 질환을 다스린다. 암(백혈병, 림프스성 혈액암), 비염, 변비, 천식, 아토피, 고혈압, 당뇨병, 동맥경화, 골다공증에 다른 약재와 처방한다.
2. 민간에서 살이 밴 곳이나 가려울 때는 짓찧어 환부에 바른다. 잎을 짓찧어 즙을 내어 아토피 · 무좀 · 습진 · 가려움증 · 탈모 · 화상 · 상처의 환부에 바른다.

산삼

산삼은 역사적, 문화적, 건강적으로 우리 민족의 유산이다. 예부터 산삼은 신비성과 희귀성으로 신(神)의 가호를 받았다 하여 "죽은 사람도 살릴 수 있다"는 신비의 영약이였다.

산 속에서 저절로 나서 오래 자란 것을 "산삼(山蔘)", 신이 내린 약초라 하여 "신초(神草)", 사람의 모습을 닮았다 하여 동자삼(童子蔘)이라 부른다. 2010년 산림청에서 중국삼, 북한삼, 외국 화기삼 등이 산삼으로 둔갑하는 경우가 많아 "산양산삼"으로 통일하였다.

산삼은 크게 분류해서 수백 년의 인위적인 간섭 없이 자연 상태로 자란 산삼인 천종(天種), 자연 상태에서 발아하여 자란 야생삼인 지종(地種), 천종 씨앗이나 야생삼의 씨앗을 채취하여 자연의 깊은 산림 속에 자연 방임하여 키운 산삼인 인종(人種)으로 구분한다. 자생지나 재배 여부에 따라 산삼, 야생삼(인삼의 씨를 산새나 짐승이 먹고 전파), 산양삼(산삼의 종자나 묘근을 산림 산림 속에 자연 방임하여 키운 삼), 가삼(재배인삼) 등 100여 가지의 화려한 이름을 가지고 있다. 오삼(五蔘)은 "삼(蔘)" 자가 붙고

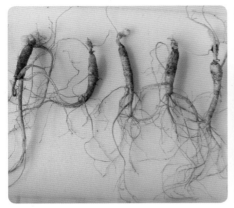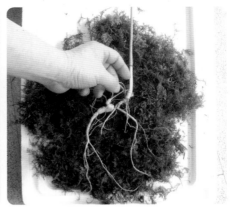

모양도 인삼과 비슷한 고삼(苦蔘), 단삼(丹蔘), 사삼(沙蔘), 자삼(紫蔘), 현삼(玄蔘)이다.

산삼은 삼국시대에 인삼이 재배가 성행하여 고구려·백제·신라의 수교품목이었다. 중국 명나라 이시진이 쓴 "본초강목(本草綱目)", 중국 후한 시대에서 삼국시대 사이에 양나라 도홍경(陶弘景)이 교정한 "신농본초경(神農本草經)", 전한 시대의 사유가 쓴 "급취장(急就章)", 중국의 후한 헌제 시대에 장중경(張仲景)이 쓴 "상한론(傷寒論)", 중국에서 산삼을 학설로 정리한 책인 "인삼칠효설(人蔘七效設)" 등이 있다. 옛 문헌에는 산삼을 불로초(不老草), 신초(神草), 선초(仙草), 영초(靈草), 불사약(不死藥), 신약영초(神藥靈草), 만병통치(萬病通治) 등 기록되어 있다.

산삼은 신비스런 약효를 간직하고 있는 영약이지만 전국 방송인 종편 "나는 자연인이다" 등에서 현지에서 캐서 먹는 모습이 마치 인삼을 먹는 것처럼 가치가 상실되고 있다. 인삼은 6년 이상이 되면 썩기 시작하여 더 이상 자라지 않는다. 인삼은 무게로 가격을 정해지만, 산삼은 년 수로 가격이 정해진다.

산삼류에는 사포닌(saponin), 미네날 등이 함유되어 있어 암, 면역력 강화, 신체허약, 권태무력, 기혈부족, 스태미녀 강화, 당뇨병, 고혈압, 위장병, 간질환, 부인병에 응용되고 있다. 산양산삼은 독성이 없어 식용, 약용으로 가치가 높다. 식용할 때는 날 것으로 공복에 10분 이상 잎부터 뿌리까지 꼭꼭 씹어서 먹는다. 지속적으로 15일 정도 먹고 3일 정도 금했다가 또 다시 지속적으로 먹는다. 5년 미만 인 뿌리를 삼계탕이나 백숙 등에 넣어 먹거나, 산양산심을 잘게 썰어 꿀에 담가 정과로 먹는다. 6년 이상 된 뿌리를 캐서 용기에 넣고 소주(19도)를 부어 밀봉하여 3개월 후에 먹는다.

산삼은 다른 식물보다 몸체가 작으며, 성장 속도가 대단히 느리다. 자연산과 중국삼은 뇌두로 구분할 수 있다. 자연산은 가늘고 긴 뇌두(腦頭)*를 가지고 있지만 중국산은 뇌두가 두텁다.

산삼은 천혜의 자연적 조건, 생물적 조건, 토양적 조건이 맞지 않거나 벌레나 동물이 살짝 스치기만 하여도 생장점을 멈추고 땅 속에서 6~40여 년을 휴면(休眠)을 한다.

산삼이 생존하기 위해서는 적당한 일조량과 기온과 기후가 맞아야 한다. 동쪽과 북쪽사이(동북간)의 45도 방향으로 된 산에서 침엽수와 활엽수가 2:3의 비율로 배열된 곳에서 잘 자란다. 산삼을 캐는 기간은 4월 중순부터 11월 초순경까지 약 7개월간이고, 심마니**는 산삼을 캐기 위해 입산을 할 때는 아침에 돌로 제단을 쌓고 산신령에게 산신제(山神祭)를 지낸다. 심마니의 우두머리인 어인마니는 자신이 입산할 날짜를 미리 정하고자 양수의 날인 1·3·5·7·9 홀수일 택해 길일(吉日)을 잡는다. 입산 날이 정해지면 부정하다고 여겨지는 행위를 금하고 산 속에 수일간 거쳐할 모둠(움막)을 손수 짓고 산 생활을 한다.

산삼은 생육 조건이 좋아야 보통 6~7년 만에 처음 꽃을 피우고, 2~3개의 열매를 맺는다. 3년이 지나야 잎이 두 개 달리고, 4년째에 세 잎, 5년째에는 네 잎, 6년이 넘어야 다섯 잎이 달린다.

산에도 가짜 산삼이 있는 것은 까치, 새, 꿩 같은 새들이 인삼 씨앗을 따서 먹

---

* 뇌두는 1년에 한 개의 눈이 만들어 진다. 매년 산삼의 줄기를 뽑아 올린 흔적(경흔)으로 산삼은 나이만큼 몸통에 가락지가 있다.

** "심"은 삼을 뜻하고 "마니"는 사람을 뜻하며 산에서 자생하는 삼을 채취하는 사람을 말한다.

고 야산에 씨앗을 배설하여 그 씨앗이 터져 자란 것들과 중국에서 인삼씨를 들여와 산에 심은 것들이다. 자연 환경에서 자라기 때문에 밭에서 자란 인삼보다는 약효가 높겠지만 산삼이라고 볼 수 없다. 일평생 한 번 발견하기가 어렵다는 진짜 천종 산삼은 야산에서 자라지 않는다. 나무를 벌채한 적이 없는 천연림 속에서만 발견된다.

산삼은 부위별로 뇌두, 약통, 지근, 미근, 가락지, 옥주로 구분한다.

🍃 산삼칠효설(山蔘七效設)

① 보기구탈(補氣球脫) : 원기를 보하여 허탈을 다스린다.
② 익혈복맥(益血復脈) : 피를 더해 주고 맥을 강하게 한다.
③ 양심안심(養心安心) : 마음을 편안히 해주고 신경을 안정시킨다.
④ 생진지갈(生津止渴) : 진액을 보하고 갈증을 해소한다.
⑤ 보폐정천(補肺定喘) : 폐기능을 보하고 기침을 멈춘다.
⑥ 건비지사(建脾止瀉) : 비장을 튼튼하게 하고 설사를 멈추게 한다.
⑦ 탁독합창(托毒合瘡) : 독을 제거하고 종기를 식혀 준다.

🍃 삼의 구분

■ 천종(天種) : 하늘이 내린 천연 산삼
■ 산삼 : 산림에서 스스로 자생하는 것
■ 지종(地種) : 새나 짐승이 산삼씨를 먹고 배설하여 자란 산삼
■ 장뇌(長腦) : 사람이 산삼 씨를 심어서 자란 인종 산삼

- 곡삼(曲蔘) : 구부려서 말린 인삼

- 미삼(尾蔘)·백삼(白蔘)·생삼(生蔘) : 채굴시의 생인삼

- 직삼(直蔘) : 파종한 채로 양성한 인삼

- 파삼(把蔘) : 상품화하여 여러 묶음으로 만든 인삼

- 홍삼(紅蔘) : 6년 근 수삼을 쪄서 말린 인삼

- 야생삼(野生蔘) : 인삼의 씨를 산새나 짐승이 먹고 전파한 삼

- 산양삼 : 산삼의 종자나 묘근을 산림 속에 자연방임하여 키운 삼

- 산양생삼 : 말리지 않은 산양삼

- 산양건삼 : 산양생삼을 햇볕, 열풀 또는 기타 방법으로 익히지 아니하고 말린 것

- 산양홍삼 : 산양생삼을 증기 또는 기타 방법으로 쪄서 익혀 말린 것

- 산양삼류 : 규정된 산양삼의 모든 것

1. 한방에서 뿌리를 말린 것을 "산양산삼(山養山蔘)"이라 부른다. 주로 소화기·신진대사 질환을 다스린다. 항암, 면역력 강화, 신체허약, 기혈부족, 당뇨병, 고혈압, 위장병, 간질환, 부인병, 정력강화에 다른 약재와 처방한다.
2. 민간에서 원기가 몹시 허약한 허혈증에는 8년 이상 된 산양산삼 10뿌리+토종닭에 닭백숙으로 먹는다. 기(氣)를 보하고자 할 때는 산양산삼+백출+복령+감초를 배합하여 사군자탕으로 달여서 하루 3번 나누어 복용한다.
3. 산삼은 생으로 먹을 때 큰 효과를 볼 수 있다. 산삼의 미세 뿌리에는 사포닌 성분이 집중되어 있기 때문에 뿌리가 상하지 않도록 흐는 물에 씻어 공복에 10분 이상 잎부터 뿌리까지 꼭꼭 씹어서 먹는다.

도라지

"면역력을 높여 주고 사포닌이 풍부한 장생도라지"
"식용보다는 약용으로 쓰는 산도라지의 제왕"

예부터 장생도라지는 "산삼보다 명약"이라 하여 신비의 약초로 알려져 식용보다는 치료에 썼다. 일반 도라지의 수명은 3년이다. 장생도라지는 땅의 기운을 받아 수 십년 이상 생명력을 유지한다.

장생도라지는 일반도라지와는 다르게 생김새부터가 다르다. 뿌리 한 개가 사람의 팔둑만큼 굵고, 수 십개나 되는 곁뿌리가 사방으로 뻗어 있으며 무게가 2kg 이상 나가는 것도 있다.

장생도라지는 인체의 면역력을 높여주는 18종 이상의 사포닌과 암세포 전이를 억제해 주는 "이눌린"이 함유되어 있다. "플라티코딘"이라는 성분은 진통 효과가 뛰어나 말기 암환자들의 통증을 가라앉히는데 쓰인다. 부작용이 전혀 없으며 백혈구 등 우리 몸의 면역체계를 강화시켜 주고, 피를 맑게 정화시켜 암, 각종 성인병, 심장병, 동맥경화, 고혈압, 당뇨병, 기관지 천식 등의 질환을 예방하고 치료하는 데 큰 도움을 준다.

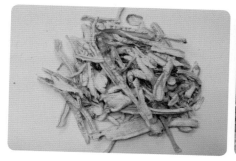
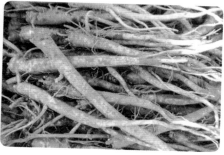

🍃 장생도라지로 교과서에 실린 이성호씨

교과서에 실린 이성호씨는 도라지에 미쳐 52년, 대(代) 이어 미쳐 12년 "장생도라지" 1954년부터 수 천평의 땅에 도라지를 심고 몇 년을 공들여 가꾸었지만 3~4년이 되면 어김없이 모두 썩어 버려 땅을 엎어버리는 일을 15년 동안 반복했다.

수 해 동안 지리산 자락에서 은둔 생활을 해가며 산천 곳곳을 헤매 다녔다. 눈에 띄는 도라지라면 모두 옮겨다 심었고 그렇게 해서 깨달은 이치가 도라지는 땅의 기운(氣運)을 먹고 사는 식물이기 때문에 지력(地力)이 다하면 반드시 옮겨 심어야 한다.

뿌리가 썩지 않도록 기름기가 없는 척박한 땅에 심고 비료와 거름을 주어서는 안 되고, 2년부터 3년이 다 되어 가면 땅의 기운을 모두 흡수하므로 3년마다 땅으로 옮겨 심어야 한다는 것을 15년 세월이 걸린 이후 여덟 번 옮겨 심는 특이한 재배법으로 45년 세월을 연구와 재배로 장생도라지 농사를 성공하여 난치병의 새로운 해결책을 제시하게 이르렀다.

지리산 자락에서 17만평을 250여 농가가 관리하고, 박사가 2명, 석사 3명과 경상대, 조선대, 국제대 등 3개 대학과 한국과학연구원, 경남농업기술원 등 연구기관과 협동 연구를 통해 "만병통치"라는 통념을 깨고 장생도라지가 고지혈증, 혈당 조절, 고형암, 복수암 등에 효험이 있는 것으로 밝혔다. 1996~1997년

장생도라지 추출물로 제조된 당뇨병 치료제 외 3건 특허출원(제98-2633-6호) 외 논문을 7편을 발표했다.

도라지 1~20년까지는 사포닌 성분이 비슷하지만, 21년째부터는 확 늘어나는 것으로 각 대학과 연구팀에 의해서 과학적으로 밝혀졌기 때문이다. 21년 이상 된 도라지는 약리 실험한 결과 동맥경화와 고혈압, 당뇨에 효과가 있고, 정력을 살려주는 자양강장 비아그라라고 주장한다.

인삼 6년근이 보통 5~6만원 하지만, 21년 된 도라지는 한 뿌리(무게는 1~1.5kg)에 50만원을 호가한다.

장생도라지는 식용보다는 약용으로 가치가 높다. 어린 잎과 줄기를 끓는 물에 살짝 데쳐서 나물로 무쳐 먹는다. 뿌리를 생으로 초고추장에 찍어 먹는다. 양념무침, 볶음, 튀김, 생채, 숙채, 김치, 정과 등 요리에 쓴다. 뿌리를 식용으로 할 때는 끓는 물에 삶아 낸 다음, 잘게 쪼개어 다시 물에 헹구고 사포닌을 흘려 버린 후에 조리를 해서 먹거나 소금물에 문질러 씻어 쓴맛을 뺀 후 찬물에 여러 번 헹군 후 쓴다. 효소 만들 때는 밭도라지와 산도라지를 물로 씻고 물기를 뺀 다음 엄지 손가락 크기로 잘라 항아리나 용기에 넣고 설탕을 녹인 시럽을 70%를 부어 100일 이상 발효를 시킨다. 약술 만들 때는 가을과 봄에 뿌리를 캐서 흙은 제거한 후에 물로 씻고 물기를 뺀 다음 용기에 넣고 소주(19도)를 부어 밀봉하여 3개월 후에 먹는다. 환 만들 때는 가을 또는 봄에 뿌리를 캐서 물에 씻고 겉껍질을 벗겨 버리고 햇볕에 말린 후 가루를 내어 찹쌀과 배합하여 만든다.

TIP

1. 한방에서 뿌리를 말린 것을 "길경(桔梗)"이라 부른다. 주로 호흡기 질환·인이비인후과 질환을 다스린다. 기침, 해수, 기관지염, 인후염, 인후종통, 이질복통에 다른 약재와 처방한다.
2. 민간에서 감기에는 뿌리를 짓찧어 꿀에 재어 놓고 하루 3번, 1회에 한 스푼씩 장기 복용한다. 잦은 기침에는 뿌리를 캐어 햇볕에 말린 후 10g을 물에 달여 하루 3번 공복에 마신다. 기관지염에는 도라지를 캐서 물로 씻어 적당한 크기로 잘라 10g+감초 2g을 1회 용량으로 하여 하루 3번 공복에 복용한다.

동삼(더덕)

"오래 된 자연산 더덕은 산삼보다 귀한 동삼이다"
"유기 게르마늄 성분이 풍부한 산삼의 사촌"

예부터 도가(道家)와 선가(仙家)에는 불로장생하는 신선(神仙) 이야기가 등장한다. 중국 진시황이 신하 3,000명을 중국은 물론 우리나라 서귀포, 해금강에 보내 불로초를 구하게 하였으나 태풍을 만나 동해 바다로 흘러갔다는 삼신산에 천년 묵은 동삼이 있었는데 이 동삼은 사람이나 짐승으로 둔갑을 자유자재로 변신할 수 있었다고 한다. 어느 누구도 만났거나 본 사람은 없다.

산에는 "산삼(山蔘)", 바다에는 "해삼(海蔘)", 더덕은 '산삼의 사촌'이라고 불리울 정도로 영양이 풍부하다. 삼은 삼인데, 모래가 많은 땅에서 자란다고 하여 '모래 사(沙)' 자를 써서 사삼(沙蔘), 모양이 '양의 뿔을 닮았다' 하여 "양각채(羊角菜)", 더덕의 뿌리가 인삼과 비슷하고 잎이 4장씩 모여 달려 "사엽당삼(四葉黨蔘)"이라 부른다. 가을에 뿌리를 캐서 약초나 식용으로 이용한다.

필자의 사부인 충북 진천군 덕산면 백운암 원오 스님이 잠을 자다 꿈 속에서 거북이가 가야산 정상을 향해 올라가는 꿈을 꾸고 아침에 가야산 아래 동네를 다니면서 혹시 이 동네에 거북이와 관련된 동네나 전설이 있느냐고 물어봐도

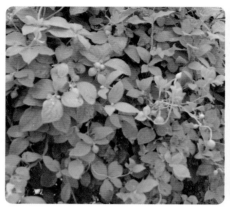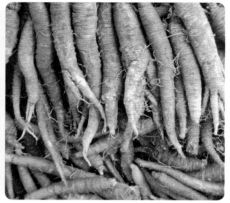

모른다 하여 가야산 정상을 향해 올라가다가 산 중턱에서 돌 위에서 뱀이 또아리를 트고 있는 것을 발견하고 향을 피우니 뱀이 사라져 돌을 걷어내고 그 밑을 팠더니 팔뚝만한 크기의 동삼 3뿌리를 발견하여 백운암 마당에 묻어 놓고 인연이 되는 환자에게 나누어 주었다는 이야기를 들려 준적이 있다.

더덕이나 도라지는 3년이 지나면 땅의 지기를 이기지 못해 썩는다. 땅의 기운을 이기고 수십 년간 자란 더덕인 동삼(童參)은 물찬 야생 더덕은 산삼보다 귀한 것으로 알려져 있다. 지금도 강원도 깊은 산속이나 전방 부근에서는 간혹 물찬 야생 더덕을 발견되기도 한다. 재배용 더덕은 반듯하고 야생 더덕은 웅퉁불퉁하고 뇌두의 수로 년 수를 알 수 있다.

아주 가끔씩 팔뚝보다 굵은 수백 년 묵은 동삼이 발견되는 경우가 있는데, 그 속에 물이 고여 있어서 이런 것은 한 뿌리를 먹으면 수백 년 묵은 산삼 못지 않은 효과가 있다. 산에서 그런 것을 캐먹고 하루나 이틀쯤 쓰러져 잠을 자고 일어났더니 몸이 튼튼하게 되고 한 겨울에도 추위를 타지 않는다.

자연산 산더덕에는 유기게르마늄 성분이 풍부하다. 프랑스 서남부 소도시 루르드에 오래 전 14세 여자가 암에 걸려 투병 중 꿈에 계시를 받고 그 지역 동굴에서 나오는 게르마늄 물을 마시고 완쾌되어 "기적의 샘물"로 알려져 있다.

일본의 임상의학연구소 아시이 박사는 "유기게르마늄의 탁월한 효능"의 논문에서 난치병에 효험이 있는 것으로 밝혀냈다. 게르마늄은 항산화, 면역력 강화, 콜레스테롤·혈전 제거, 진통 작용에 효과가 있다.

약리 실험에서 토끼에게 물로 달인 액을 투여하면 거담 작용이 있고, 두꺼비의 적출 심장에 대한 강심 작용이 있다

더덕에는 독이 없어 식용과 약용으로 가치가 높다. 독특한 향과 씹히는 탄탄한 맛과 양념 맛은 산에서 나는 고기이다. 봄에 어린 잎을 뜯어 쌈이나 끓은 물에 살짝 데쳐서 나물로 무쳐 먹는다. 가을에 뿌리 껍질을 벗겨내고 두둘겨 부드럽게 만든 것을 불에 굽거나 생으로 된장이나 초고추장에 찍어 먹거나 겉껍질을 벗긴 후에 삼배주머니에 넣고 된장이나 고추장에 박아 2개월 후에 먹는다. 더덕의 약성은 폐로 들어가 폐음(肺陰)을 보양하고 폐열을 없애주는 효능이 있어 마른 기침에 쓴다.

뿌리는 씻어서 생채, 무침, 더덕구이, 더덕찜, 더덕장아찌, 튀김, 더덕느름적을 만들어 먹는다. 달고 쌉쌀한 매운맛이 나며 독이 없다. 봄에는 민간에서 산후 젖이 부족하면 더덕을 먹었고, 벌레에 물렸을 때나 부스럼에는 더덕을 갈아서 상처 부위에 발랐다.

1. 한방에서 뿌리를 "산해라(山海螺)"라 부른다. 주로 호흡기 질환을 다스린다. 오랜된 기침, 기관지염, 유선염, 편도선염, 백대하, 종독에 다른 약재와 처방한다.
2. 민간에서 젖이 부족한 산모는 더덕에서 나오는 하얀 유액인 양유(羊乳)가 좋기 때문에 더덕을 생으로 먹는다. 거담 ·백대하에는 더덕을 물에 달여서 하루에 3번 공복에 복용한다.

봉황산삼

"산삼 중의 제왕 봉황산삼"
"각종 질병 예방과 만병을 치료하는 묘약"

봉황새는 용(龍)과 상상 속의 신조(神鳥)다. 수컷을 "봉(鳳)", 암컷을 "황(凰)"이라 부른다. 봉황은 용이 구름 속에서 학(鶴)과 연애하여 봉황(鳳凰)을 낳았다는 전설이 전해진다. 봉삼은 "산삼 중의 으뜸", "산삼의 제왕", 늘어진 뿌리의 모습이 양 날개죽지를 활짝 편 봉황새와 닮아 "봉황삼(鳳凰蔘)"이라는 이름이 붙여졌지만 산삼의 한 종류가 아니다. 백선의 뿌리 껍질을 말한다.

우리나라의 게르마늄이 풍부한 일부 산과 만주 봉황성 지방의 고산지대에 자생한다. 흔히 산에서 심마니들이 "심봤다"라고 하는 말이 600년 이상 된 봉황삼을 발견했을 때 비롯되었다는 설이 있다. 조선총독부 전매국에서 펴낸 〈인삼사 제7권〉 "봉삼"에서 "만주지방에 뿌리 모양이 봉황을 닮은 삼이 있는데 그것을 봉삼일고 부른다. 뿌리에 검선과 같은 무근의 심이 박혀 있고 독특한 향이 있으며 산삼의 보배로 가치를 지니고 있다. 뿌리의 생김새가 봉황을 닮았고 산삼보다 약효가 더 높다고 소문나면서 50년 이상 된 뿌리로 술을 담가 수백에서 수천만원까지 고가에 은밀하게 팔리기도 했다.

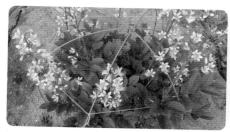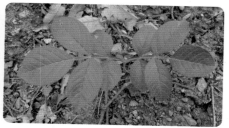

봉황삼은 돌과 흙의 특이한 조건이 형성돼 있어야 채취가 가능하고 쉽게 눈에 띄지 않는 희귀성 때문에 봉황삼의 가격은 정확하게 형성되어 있지 않다. 봉황삼은 우리나라 일부와 만주 봉황성 지방의 고산지대 일부에서만 자생하는 희귀성이 높은 전설적인 약초이다. 조선총독부 전매국에서 인정한 봉삼을 "희귀하고 보배로운 삼"이라고 극찬했다. 중국 청나라의 옛 땅인 만주 요동에서 발견하면 그 봉삼은 자금성으로 바쳤다. 약리 실험에서 게르마늄* 성분이 인삼이나 마늘보다 훨씬 많은 540ppm이 함유되어 있기 때문에 성인병과 암과 같은 난치병에 최상의 약효가 있는 것으로 밝혀졌다.

지리산 손영호 산야초 영농법인 손영호 대표는 백운산 정상 부근에서 960여 년 된 봉황삼 뿌리를 채취했다. 백선이 50년 미만된 것을 백선피, 300~599년은 봉삼, 600년 이상 된 것을 "봉황산삼"이다.

필자는 전남 구례 백운산 중턱의 영농법인을 방문하여 980여 년 된 어른 키만한 봉황삼이 대형 유리병에 담겨져 있는 것을 보았다. 손영호 대표에 의하면 고려 왕건과 연합한 아작애가 목 주변의 종양 혹 때문에 고생을 하고 있던 중 백발의 신선이 봉황삼을 먹으면 낫는 꿈을 꾼 후 1000년 된 봉황삼을 먹고 혹이 빠진 후 왕건에게 돌아 와 연합을 함께 했다는 설이 전하고 있다.

〈동의학사전〉에서 "봉황산삼은 뿌리에 목근과 같은 심이 들어 있으며, 꼬리

---

* 게르마늄(GE)은 체내, 세포 활성화와 각종 질병을 예방 치료하는 "기적의 물질"로 피를 맑게 하고, 정신을 맑게 하며, 암을 예방하고 치료하는 물질이다.

의 모습이 봉황을 닮았으며, 장대(아주 크다는 뜻)하다 하였으니, 모든 식물 중 봉황을 닮은 약초는 봉황삼 뿐이다"라고 적혀 있다.

중국 이시진이 쓴 〈본초강목〉에서 "보배로운 삼을 사용한 자는 해를 이어 수명을 더한다", "삼의 가치는 만금(萬金)이라 했으니 가격을 정할 수 없다", "봉삼의 뿌리는 검성과 같은 목근의 심이 박혀 있다"고 신비의 약초로 설명하고 있다. 그래서 그런지 옛날에는 봉황산삼을 캐서 왕에게 진상한 심마니는 천민이라도 종9품인 능참봉 벼슬이 내려지고 참봉 벼슬을 제수하기까지 했다.

2000년에 방영된 TV 드라마 "허준"에서 동의보감을 저술한 허준이 봉황삼으로 사람을 살리는 장면이 나왔고, "태조 왕건"을 방영할 때도 왕건이 천년 된 천종 봉황산삼을 선물 받아 자신이 먹지 않고 신하의 가족을 살리는데 사용한 장면을 다루기도 했고, 2006년에 방영된 "연개소문"에서도 수나라의 문제가 진부인에게 환심을 사기 위해 봉황산삼을 선물하기도 했다.

자연과 산 속 식물에는 삼의 종류는 약 100종이 넘게 있다. 봉삼, 산삼, 사삼(더덕), 연삼, 고삼, 만삼, 환삼, 선삼, 천삼, 현삼, 진산, 왕산 등 그 중에서 으뜸이 봉황산삼이다. 봉황산삼은 폐, 위장, 비장, 대장, 소장을 청소 해독시켜 개선해 주고 여러 가지 마비, 근육통을 깨끗이 해주는 신약이다.

봉황산삼의 가치를 보존하고자 일생을 바친 박모씨는 "삼 중의 으뜸인 봉황산삼은 지상 최고 "불로장생약초"라고 했고, 서울시 한의사협회 회장을 지낸 임덕성 박사는 산삼업계 대부로 용 모양의 봉황산삼을 산삼 중 최고라 극찬했다.

TIP
1. 한방에서는 "백선피(白鮮皮)"라 부른다. 주로 피부과 · 신경계 질환을 다스린다. 류마티스성 관절통, 풍과 습기로 인해 배꼽 부근이 단단해져 누르면 아픈 증세, 대장염 · 황달 · 버짐 · 옴 · 습진 · 창독에 효능이 있다. 유럽에서는 낙태약으로 썼다. 오한과 두통이 있을 때는 쓰지 않는다.
2. 민간에서 종기에는 생뿌리를 짓찧어 환부에 붙인다. 봄에 어린순을 채취하여 끓는 물에 살짝 데쳐서 나물로 무쳐 먹는다.

하수오

"중국의 3대 불로초 하수오"
"산삼과 견줄만한 영약(靈藥)"

예부터 하수오를 먹고 신선이 되었다거나 수백 년을 살았다거나 동자의 모습으로 둔갑을 하기도 했다는 신비의 약초로 알려져 산삼과 견줄만한 영약(靈藥)으로 본다.

하수오는 비탈진 숲이나 산비탈의 바위틈, 관목 숲에서 잘 자란다. 늦은 가을이나 이른 봄에 말라죽은 줄기를 보고 캔다. 하수오 줄기가 서로 엉켜 자라는 모습이 밤에 남녀가 잘 화합하는 것처럼 보여 "야합" 또는 "교등"이라 부른다. 하수오는 두 종류가 있는데 붉은 괴근이 달린 것은 "적하수오", 희고 굵은 뿌리를 가진 것은 "백하수오"로 구분한다.

하수오는 이름부터가 반로환소(反老還少)하는 신비로운 약에서 유래한다. 중국 이시진이 쓴 〈본초강목〉에서 하수오를 "지황"이나 "천문동"보다 상위의 약재로 기술되어 있을 정도로 중국의 구기자, 인삼과 함께 3대 약초이다.

옛날 중국춘추전국시대에 하공(何公)이라는 노인은 늘 머리칼이 희어서 고민을 하던 중 주위 사람들의 권고로 야생의 약초뿌리를 캐 먹었는데 백발이 검어지

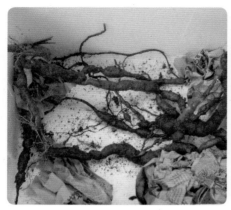
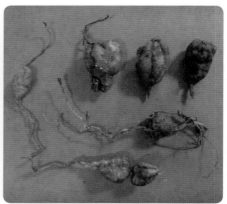

고 젊음을 되찾았다 하여 하공의 하(何), 머리를 뜻하는 수(首), 까마귀처럼 머리
칼이 검어져 오(烏)를 써서 약초의 이름이 하수오가 되었다.

중국 이시진이 쓴 〈본초강목〉에서 "하수오 뿌리가 50년 된 산로(山老)를 1년쯤
먹으면 수염과 머리카락이 검어지고, 150년 된 "산가(山哥)"를 1년쯤 먹으면 젊은
이처럼 되고, 200년 된 "산옹(山翁)"을 먹으면 안색이 어린애와 같고 걸음걸이가
달리는 말과 같이 되고, 300년 된 "산정(山精)"을 먹으면 순수한 양기 자체여서
구복하면 "지선(地仙)"이 된다'고 기록되어 있다.

하수오는 신장 기능을 튼튼하게 하여 정력을 높이고 머리칼을 검게 하며 오
래 살게 하는 약초로 이름이 높다. "칠보미염단(七寶米鹽丹)"은 하수오+지황+천문
동를 배합하여 만든 환약을 장복하면 아들을 낳을 수 있다는 전설도 있다.

조선시대 허준이 쓴 〈동의보감〉에서 "하수오를 오래 복용하면 수염과 머리카
락이 검어지고 정력이 강해져서 골수가 넘치고 불로장생 한다"고 할 정도로 적
하수오에는 항노화물질이 함유되어 있고, 혈구의 생산과 발육을 촉진하고, 혈
중 콜레스테롤 농도를 떨어뜨려 동맥경화를 막는다.

하수오는 평소에 기혈이 부족하고 몸이 허약한 사람, 혈허증, 간장과 신장이
기능의 허약으로 허리와 무릎이 좋지 않은 사람, 불면증이 있는 사람, 머리카락

이 일찍 희어지는 사람에게 좋다. 간 기능을 항진시켜 피로를 적게 하고 피부를 윤택하게 하여 조혈, 순환작용을 촉진시켜 신경통에 효과가 있다. 성신경을 자극해 여성의 빈혈, 대하증, 불면증, 산전전후 허약에도 좋은 것으로 알려져 있다.

최근 임상실험에서 적하수오는 골수 조혈세포와 적혈구의 수를 증가시키는 조혈작용과 함께 면역력을 증가시키는 것으로 밝혀졌다.

사람 머리 크기 만한 자연산 야생 하수오를 캐서 술을 담가 잠들기 전에 조금씩 마시거나 잘게 썰어 토종꿀에 재어 3개월 후에 한달 이상 장복 하면 약효에 취해 몇 시간쯤 깊은 잠을 자기도 하고 이틀이나 사흘 동안 자는 사람도 있다. 깨어나면 몸이 가벼워지고 강건해 지며 머리칼이 까맣게 자라 나온다.

하수오는 식용보다는 약용으로 가치가 높다. 적하수오는 약간 쓰면서 떫고 자극적이어서 맛을 보면 밤맛, 고구마맛, 배추뿌리맛이 섞여 있어 고구마처럼 날로는 먹을 수 없다. 반면 백하수오는 독이 없어 전분이 많고 맛이 배추뿌리와 비슷해 그냥 날 것으로 먹을 수 있다. 봄에 어린잎이나 줄기를 채취하여 끓은 물에 살짝 데쳐서 나물로 무쳐 먹는다. 쓴맛을 제거하고 요리한다. 봄에 잎을 채취하여 무침, 국거리로 먹는다. 봄에 어린잎과 줄기를 채취하여 끓은 물에 살짝 데쳐서 나물로 무쳐 먹는다. 적하수오 덩이뿌리를 하룻밤 소금물에 담갔다가 독성을 제거한 후에 용기에 넣고 술을 부어 밀봉하여 3개월 후에 먹는다. 다시 술을 부어 3개월 후에 재탕, 삼탕까지 먹을 수 있다. 환을 만들 때는 햇볕에 말려 가루를 내어 찹쌀과 배합하여 만들어 식후에 30~40알을 먹는다. 차로 마실 때는 백하수오+상백피+감초+대추를 넣고 장복하면 머리털이 검어지고 오장을 튼튼하게 하여 정력을 강화해 준다.

🌿 하수오 구분

하수오는 "적(赤)하수오", "백(白)하수오" 두 종류가 있다. 적하수오는 고구마처럼 생긴 덩이뿌리이고, 백하수오는 뿌리 생김새가 길쭉하고 색깔도 흰색이다. 요즘 문제가 되고 있는 백하수오와 뿌리가 비슷하게 생긴 중국산 식물인 '이엽 우피소', 큰조롱으로 부르는 박주기과과 덩굴성 초본의 뿌리인 "백수오"와는 다르다. 약재로 위품 논란이 있으므로 구별을 요하지만 쉽지가 않다.

1. 한방에서 덩이뿌리를 말린 것을 "적하수오(赤何首烏)·백하수오(白何首烏)"라 부른다. 주로 신장 질환·소화기 질환을 다스린다. 노화방지, 강정, 모발조백, 근골허약, 신체허약, 불면증, 신장, 요통, 정력부족, 골다공증에 다른 약재와 처방한다.
2. 민간에서 신체허약·흰 머리카락이 보이거나 시작할 때에는 덩이뿌리 10~20g을 달여서 먹는다. 불면증·노화방지에는 하수오주를 취침 전에 소주잔으로 2~3잔 마신다.

지치

"산삼을 능가하는 불로초 지치"
"자연산 물 찬 지치는 죽어가는 환자를 살리는 기적의 약초"

도교(道敎)에서 불로장생을 추구하는 불로초는 지치를 가리킨다. 산 속에서 수도하는 도인들이 환골탈태라는 선약(仙藥)인 "불사신방(不死神方)"을 만들어 복용했다. 예로부터 지치는 혈액순환 촉진과 해열, 해독, 소염제로 사용되어 온 약초이다. 수십 년 동안 약초를 캐며 생업으로 살아 온 채약꾼, 약초꾼들은 만나 보면 오래 묵은 물 찬 지치를 먹고 고질병이나 난치병을 고쳤다는 치유 사례를 들을 수 있다.

예부터 지치 뿌리가 자줏빛에 가까운 붉은색을 띠기 때문에 "자초(紫草)", "지초(芝草)", "지혈(芝血)", "자근(紫根)"이라 부른다. 지치 색소의 함유되어 있는 추출물이 뼈 조직을 파괴하는 피골세포 분화를 억제해 관절염으로 인한 조직 파괴를 막아주는 효과가 입증되었다.

농촌진흥청은 국내에서 자생하는 토종 지치의 뿌리에서 분리한 시코니계 붉은 색소 성분이 관절염 치료에 효능이 있는 것으로 밝혀냈다. 쥐의 동물 실험에서 지치 추출물을 투여받은 쥐는 그렇지 않은 쥐에 비해 염증에 의한 부종이

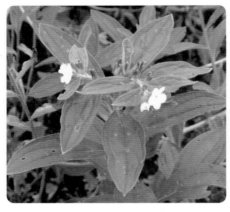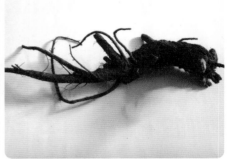

64% 줄였다. 이는 관절염 치료제인 멜록시캄의 72% 감소 수치와 비슷한 항염 효과이다.

지치는 독을 풀어 염증을 제거하고 새살을 돋게 하는 작용이 뛰어난 약초다. 여성 질환, 냉증, 불면증, 관절염 등에 효능이 좋은 것으로 알려져 있다.

지치는 식용, 약용, 공업용으로 가치가 높다. 예전에는 지치를 흔히 볼 수 있었는데, 최근에 자연산이 수난을 당해 깊은 산속이 아니면 찾아보기 힘들다. 그러나 재배가 가능하다. 뿌리에서 자주색 염료를 얻었기 때문에 지치는 우리 생활과도 친숙하다. 진도의 유명한 홍주에도 지치 뿌리가 들어간다. 지치는 얼마 전 관절염에 효능이 있는 것으로 밝혀졌다. 냉증, 불면증에도 좋다고 한다. 면역을 억제하는 물질인 사포닌을 함유하고 있어 면역기능이 항진돼 일어나는 혈관염, 화농성 염증에도 효과를 보인다. 지치 뿌리는 흔들었을 때 내부에서 물소리가 나는 것을 최고로 친다.

조선시대 허준이 쓴 〈동의보감〉에서 "지치는 다섯 가지 황달을 낫게 한다"고 했고, 동고 이준경이 쓴 〈시절가〉에 "무병악질(無名惡疾) 독한 병이 함문곡성(緘門哭聲)"어이할꼬, 약이야 잇것마난 자초 오리 구해다가 소주 한 잔 전복하소 박씨 하나 살릴소냐"라는 구절이 나온다. 여기서 무명악질은 암을 가르키고, 함문곡성은 문을 닫고 통곡한다는 뜻이다. 오리에 지치를 넣고 달여 먹고 싶다는 것을 노래했던 것이다.

필자는 경북 봉화에 심마니로 살았던 모 아무개는 70세에 병원에서도 포기한 간암 외 6가지 질병을 앓고 있었는데 산 속의 팔뚝만한 자연산 지치를 구하러 다니던 중 물 찬 지치를 먹고 산속에서 삼일 간 잠이 든 후 90세가 넘도록 건강을 되찾고 전북 덕유산 산속 자락으로 옮겨 나무만으로 지은 집을 짓고, 덕유산 등에서 약초를 채취한 온갖 약초를 가공하여 살고 있었는데, 어느 날 100가지 약초를 달이다가 불이 나 불을 끄다가 불타 죽었다는 슬픈 약초꾼의 삶과 운명을 본 적이 있다.

세속을 버리고 산 속에서 수행을 하는 수행자는 팔뚝만한 지치를 캐서 날로 먹고 죽은 듯이 쓰러져 잠이 들었다가 이틀 뒤에 깨어나 고질적인 병이 나은 사람도 있다.

지치는 봄부터 가을까지는 꽃이나 잎을 보고 발견할 수 있으나 한 겨울에는 눈 쌓인 산에 지치가 있는 곳 주변에는 눈이 빨갛게 물이 든 곳을 파서 지치를 찾아낸다.

지치를 가공하는 법도 다른 약초와 다르다. 지치를 물로 씻으면 약효가 줄어들므로 솔 같은 것으로 뿌리에 붙은 흙을 털어 내고 그늘에서 하루에 3번 술을 분무해 주면서 말려야 한다.

지치로 술을 담가 두고 잠 들기 전에 조금씩 복용하거나 환을 만들어 식후에 30~50알을 먹으면 정력이 세어지고 피곤함도 모르게 된다. 피를 정화하고 혈관 내벽을 튼튼하게 하기 때문에 오래 복용하면 얼굴이 고아지고 노화를 늦춰 주기 때문에 성약(聖藥)이다.

최근 약리 실험에서 소염 작용, 살균 작용이 있는 것으로 밝혀졌다. 지치에 물을 적시면 자주색 물이 들기 때문에 칫솔을 이용하여 소주로 분무해가며 흙을 제거한 후에 햇볕에 말려서 쓴다.

지치는 진도 농가에서 대량 재배가 이루어지고 있다. 지치는 10년 넘게 자란 야생 만이 효과가 뛰어나고 재배한 것은 효과가 떨어진다. 자연산 지치나 더덕을 흔들었을 때 물 소리가 나면 약초 중에서 효력이 좋은 상약으로 친다. 병자가 자연산 지치나 더덕(오래된 동삼)을 먹고 깊은 잠을 자고 나면 건강이 회복된다.

가을~겨울에 지치 뿌리를 캐서 물로 씻지 않고 소주로 분무하여 칫솔로 흙을 제거한 후에 햇볕에 말려 제분소에서 가루를 내어 찹쌀과 배합하여 환으로 먹거나, 흙을 제거한 후에 적당한 크기로 잘라 용기에 넣고 소주를 붓고 밀봉하여 3개월 후에 먹는다. 효소로 만들 때는 봄에 꽃이 피기 전에 잎을, 가을~겨울에는 뿌리를 캐서 항아리나 용기에 넣고 설탕이나 시럽을 붓고 100일 정도 발효를 시킨 후에 효소 1에 찬물 5를 희석해서 먹는다.

1. 한방에서 뿌리를 말린 것을 "자초(紫草) · 지초(芷草) · 자단(紫丹)"이라 부른다. 주로 피부과 · 순환계 · 소화기 질환을 다스린다. 냉증, 불면증, 관절염, 황달, 습진, 수두, 토혈, 종양에 다른 약재와 처방한다.
2. 민간에서 불면증에는 뿌리로 술(19도)을 담가 취침 전에 한두 잔을 마신다. 냉증에는 뿌리를 가루내어 만든 환을 만들어 하루에 3번 식후에 30~50개씩 먹거나 지치주를 적당히 마신다.

엉겅퀴

"어혈을 제거하는 엉겅퀴"
"만병을 낫게 하는 기적의 약초"

엉겅퀴는 들(野)보다는 산에서 자란다 하여 "산우엉" 또는 "야홍화(野紅花)", 싹이 호랑이나 고양이를 닮았다 하여 "호계(虎薊)" 또는 "대계", 가시가 많은 나물이라 하여 "가시나물", 들판(野)에 붉은 꽃이라 하여 "야홍화(野紅花)"라 부른다.

조선시대 허준이 쓴 〈동의보감〉에서 "엉겅퀴는 어혈을 풀리게 하고, 피를 토하는 것과 코피를 흘리는 것을 멎게 하며, 옹종과 옴과 버짐을 낫게 한다. 여자의 적백대하를 낫게 하고 정(精)을 자양하고 혈을 보한다", 중국의 이시진이 쓴 〈본초강목〉에서 "엉겅퀴는 어혈을 없애고 종기를 제거하는 효능이 있다"고 기록돼 있다.

엉겅퀴는 어혈에 효능이 탁월한 것으로 알려져 있다. 한의학적으로 어혈은 혈액순환이 잘 되어야 할 부분에 순환이 되지 못하고 피가 뭉친 것을 말한다. 예를 들면 발목을 삐거나 타박상으로 멍든 것은 보이는 어혈이고, 보이지 않는 어혈은 자궁의 어혈, 위장의 어혈, 간장의 어혈, 경도불순이나 요통 등의 증상으로 나타난다.

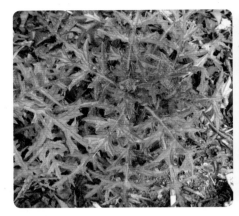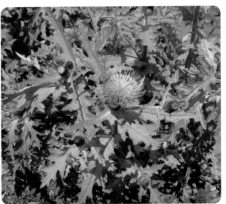

　독일의 과학자들이 엉겅퀴로 고혈압 치료제를 개발하던 중 한국에서 온 선교사들로부터 "한국에는 엉겅퀴가 사방천지 지천에 널려 있다"는 말을 듣고 한국에 건너와 채취를 하여 성분을 조사해 보니 독일의 엉겅퀴보다 두 배 이상되고 사람에게 유익한 배당체가 100배가 더 들어 있다. 엉겅퀴에 함유된 대표적인 배당체에는 각종 미네랄를 비롯하여 강력한 항산화작용을 하는 면역물질 등이 함유되어 있어 인스턴츠식품과 패스트푸드, 탄산음료 등의 섭취로 영양 상태가 고르지 못한 사람들에게 부족한 영양분을 보충해 준다.

　엉겅퀴에는 플라보노이드, 알칼로이드, 수지, 이눌린 등의 성분이 있어 종기 치료 등에 쓴다. 단백질, 탄수화물, 지방, 회분, 무기질, 비타민 등이 함유되어 있다.

　최근 약리실험에서 암 예방, 신경 보호 효과, 항염증, 항균작용 등의 생리 활성이 있다고 보고 되었으며 류마티스성 관절염 치료에 탁월한 효능이 있는 것으로 밝혀졌다. 주로 어혈, 항염, 관절염, 토혈, 고혈압, 강정, 종기, 옹종, 장염, 신장염, 비출혈(코피) 등에 좋은 것으로 알려져 있다.

　엉겅퀴는 독이 없고, 잎, 줄기, 뿌리 모두를 식용, 약용으로 가치가 높다. 장소와 시기에 따라 맛이나 쓴 정도가 다르다. 먹는 방법은 전통방식으로 식용,

무침(뿌리), 데침, 조림(싹, 줄기), 절임, 효소, 차, 조청, 식혜, 부각, 동동주 등으로 먹는다. 쓴맛을 제거하고 요리한다. 줄기는 데쳐서 껍질을 벗기고 뿌리는 잘 씻어서 그대로 요리한다. 연한 줄기는 껍질을 벗겨 된장이나 고추장에 박아 장아찌로 먹는다. 국거리, 김치, 식혜, 부각, 셀러드로 먹는다. 엉겅퀴에 당귀+오갈피+엄나무+황기+대추+감초를 하루 동안 달여 육류에 넣어 요리한다. 봄~여름에 잎을 채취하여 끓은 물에 살짝 데친 후 잠시 찬물에 담가 우려낸 후에 나물처럼 무쳐서 먹는다. 쌀밥과 엿기름을 섞어 보온밥통에서 6시간정도 삭힌 후 밥알이 2–3알 떠오르면 냄비에 옮겨 담고 설탕을 넣어 끓인다.

엉겅퀴는 약초로 쓸 때는 여름에 엉겅퀴나 큰엉겅퀴, 섬엉겅퀴, 비늘엉겅퀴의 꽃이 필 때 전초를 채취하여 햇볕에 말려서 쓴다. 꽃차를 만들 때는 6~8월에 꽃봉오리를 따서 물에 깨끗이 씻어 그늘에서 말린 후 찜통에 넣어 1~2분 간 찐 다음 다시 그늘에서 말린다. 밀폐용기에 냉장보관하여 찻 잔에 1~2개를 넣고 끓인 물을 부어 우려내어 마신다. 효소를 만들 때는 봄에 꽃이 피기 전에 잎을, 꽃봉오리만을 뜯어 용기에 넣고 설탕을 녹인 시럽을 30~40%, 가을에 뿌리를 캐서 물로 씻고 물기를 뺀 다음 용기에 넣고 설탕을 녹인 시럽을 80%을 부어 100일 이상 발효를 시킨다. 동동주 만들 때는 건조 엉겅퀴 잎 500g, 건조 엉겅퀴 뿌리 250g, 엉겅퀴 꽃 100g을 물 10리터에 넣고 3시간 이상 추출하여 추출액을 만든다. 5kg의 찹쌀 고두 밥에 누룩 1kg을 넣고 잘 치대며 혼합하여 10일 이상 발효를 시킨다.

🍃 엉겅퀴에 함유된 배당체 역할

엉겅퀴 배당체에는 리그산(Lysine)은 면역력 강화해 주고 RNA 합성을 촉진해 백혈구 수 증가 시켜주고, 미네랄(Mineral)은 신체의 성장과 유지, 체내 생리 기능 조절, 필수영양소를 공급하고, 아피제닌(Apigenin)은 관절염 · 불면증을 치료하고, 히스피둘린(Hispidulin)은 항암 작용 · 당뇨 합병증을 예방하고, 스테로이드(Steroid)는 혈관 환경 정화 · 콜레스테롤 배설 · 고지혈증을 예방하고, 탁시폴린(Tavifolin)은 면역물질 · 강력한 항산화 작용이 있고, 루틴(Rutin)은 뇌출혈 · 출혈성 질병 예방 · 방사선 장애에 좋고, 팩토리 나게닌(Pectollnarin)은 항암 · 당뇨 · 간 보호 · 유방암세포 자살을 유도한다.

TIP

1. 한방에서 전초 또는 뿌리를 "대계(大薊)"라 부른다. 주로 어혈에 효험이 있고, 소화기 · 운동계 질환을 다스린다. 어혈, 고혈압, 피로회복, 신장염, 월경출혈, 대하에 다른 약재와 처방한다. 비위(脾胃)가 허한(虛寒)하고 냉체(冷滯)가 없는 자는 적합치 않아 쓰지 않는다. 토끼나 고양이에게 물 또는 에탄올 추출물을 투여하면 혈압 강하시키고, 결핵균에 대하여 항균 작용이 있다.
2. 민간에서 근육의 타박상이나 응어리를 풀고자 할 때는 탕에 엉겅퀴를 통째로 넣고 우린 물로 목욕을 한다. 뿌리는 신경통이나 근육통에 응용된다. 외이염에는 엉겅퀴 뿌리를 캐서 물로 씻고 짓찧어 즙을 내서 솜에 싸서 귀속에 밀어 넣는다.

함초

함초는 우리나라 서해안, 남해안, 제주도, 울릉도, 섬 지방의 바닷물이 닿은 해안이나 갯벌, 염전 주위에 무리지어 자란다. 함초는 육상 식물이면서도 바닷물 속에 있는 모든 미네날 성분이 고도로 농축되어 있다. 함초에 들어 있는 소금은 바닷물 속에 있는 비소 등의 독소를 걸러낸 건강 소금이다.

함초(鹹草)는 "갯벌의 산삼"이다. 바다 갯벌에서 염기로 자생하기 때문에 "갯벌의 산삼", 잎에 마디마디가 없이 통통하게 불룩하다 하여 "퉁퉁마디", 짜다 하여 "염초(鹽草), 전체 모양이 산호를 닮았다 하여 "산호초"라 부른다.

중국의 〈신농보초경〉에서 "함초가 몹시 짜다고 하여 "함초(鹹草)" 또는 "염초(鹽草)"라 하였고", 일본의 〈대화본초〉에는 함초가 "불로장수하는 풀"이라고 기록돼 있다. 현재 일본에서는 1921년에 천연기념물로 지정하여 보호하고 있다.

함초는 그동안 약초로서 관심을 끌지 못하다가 전국 방송 MBC TV 심야스페셜과 KBS · SBS · EBS, 종편인 MBN · TV 조선 등을 통해 건강에 유익한 것으로 보도되면서 효능이 알려졌다. 프랑스에서는 귀한 요리 재료로 쓴다.

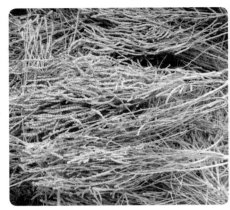
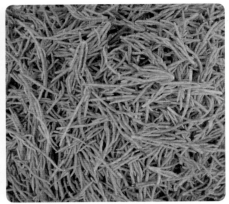

함초는 갯벌에서 뿌리를 내리고 살면서 바다의 갯벌 속에 스며든 바닷물을 통해 미네랄을 빨아들여 광합성 작용으로 물기만을 증발시키고 바닷물이 가지고 있는 칼슘, 마그네슘, 철, 인 등의 성분만을 고스란히 담고 있는 미네랄 덩어리다.

함초 100g에는 칼슘 670g, 요오드 70g, 나트륨 6.5%, 소금기 16%, 식물성 섬유질 50%가 들어 있어 인체에 부족되기 쉬운 미량 원소를 보충할 수 있다.

함초에는 다양한 미네날 성분과 사포닌 성분, 아미노산 타우진이 40%나 함유하고 있다. 실험에 의하면 김의 40배, 시금치의 200배, 칼슘은 우유의 5배, 철분은 해조류의 2~5배, 요오드는 일일 권장량의 8배, 섬유질, 다당체, 미네날, 아미노산, 베타인, 칼륨, 마그네슘, 칼슘, 철분, 요오드 외 90여 종이 함유되어 있다.

숙변*은 소장과 대장에 끈적끈적하게 달라붙어 있으므로 웬만해서는 밖으로 빠져나오지 않게 하는 변비를 유발하는 병이다. 함초에는 섬유질이 풍부하여 숙변과 중성지방을 분해 하여 몸 밖으로 내보는 작용을 하기 때문에 불규칙한

---

* 숙변은 장에 달라붙어 계속 썩으면서 유독가스를 발생시키며 이 독은 장벽을 통해서 혈액 속으로 흡수되어 피를 탁하게 한다.

배변 습관이나 변비가 있을 때 변을 잘 보게 해준다.

함초는 독성이 없어 식용, 약초로 가치가 높다. 4월에 녹색의 함초를 채취하여 물로 씻고 양념에 버무려 김치를 담근다. 냉면, 칼국수, 튀김, 부침개, 양념, 샐러드로 먹는다. 함초 환은 4월에 녹색, 6월에 노란색, 8~9월에 붉은색, 10월에 갈색일 때 통째로 채취하여 햇볕에 말린 후 제분소에서 가루를 내어 찹쌀과 배합하여 만든다. 함초 효소는 생초를 물로 씻고 물기를 뺀 다음 용기에 넣고 설탕을 녹인 시럽을 재료의 30%를 부어 100일 이상 발효를 시킨다. 하루에 1~2번 바닷물이 들고 나는 곳에서 4~9월까지 채취가 가능하고 마디줄기, 뿌리, 생초를 모두를 쓸 수 있다.

함초 가루나 환을 먹으면 명현반응으로 3~7일간은 장 위가 뻐근하고 쿡쿡 쑤시거나 꾸르륵 소리가 나며 방귀를 꾸면 지독한 냄새가 난다. 특히 간장과 신장 기능이 허약해 몸 안에서 분해된 독소를 처리하지 못하는 경우다. 함초를 꾸준히 먹는 사람의 얼굴과 피부가 윤택한 것은 물론 마른 사람은 약간 살이 찌고 살찐 사람은 몸무게가 준다. 서울 강남에 사는 김성수(63세)는 평소 육류를 좋아하고 음식을 빨리 보통 사람보다 많이 먹어 과체중 비만이었다. 필자가 함초 환을 권유하여 식전에 30~50알을 2개월을 복용 후 더브륵한 포만감이 없어지고 8kg을 감량하였다.

필자에게 언젠가 독자가 전화와 약산 선생님은 수많은 약초 중에서 하나만 추천한다면 어떤 약초를 추천할 수 있느냐고 질문을 하기에 서슴 없이 갯벌의 산삼인 "함초"라고 대답 한적이 있다.

🍃 함초 육수 만들기

함초에 당귀+두충+음나무+오갈피+황기+대추+감초를 배합하여 하루 종일 삶아 육수를 만들어 냉면, 칼국수, 육류에 넣어 먹는다.

1. 한방에서 마디를 "퉁퉁마디"라 부른다. 주로 숙변 제거에 효험이 있고, 소화기 질환을 다스린다. 숙변 제거, 비만, 면역력, 당뇨병, 소화 불량, 크론씨병에 다른 약재와 처방한다.
2. 민간에서 숙변에는 함초로 환을 만들어 하루에 3번 식후에 30~50개를 먹는다. 비만에는 생초로 효소를 담가 찬물에 타서 꾸준히 먹는다. 소화 불량에는 생초를 짓찧어 즙을 내서 먹는다. 당뇨병에는 말린 함초+꾸지뽕나무 잎을 배합하여 차(茶)로 마신다. 장복해야 효과를 볼 수 있다.
3. 함초는 숙변제거, 비만, 면역력 증가, 동맥경화, 중성지방, 고지혈증, 피부미용, 혈관 내 염증 해독, 소화, 혈당 강하, 암세포 억제, 호르몬 균형 유지, 피로회복, 스테미너에 좋다.

마카

"페루 안데스 산맥의 산삼 마카"
"지상 최고의 천연 비아그라 묘약"

마카는 우리나라에서 자생하지 않고 남미 페루의 안데스산맥 4,000m 고산지대에서 자생하는 "안데스의 산삼"이다.

마카에는 성(性) 호르몬의 원천이 되는 "아르기닌"이 다량 함유되어 있다. 우리 몸에서 꼭 필요한 천연 미네랄, 비타민, 필수 아미노산, 식이섬유, 탄수화물, 구리, 아연 등이 함유되어 있다. 마카는 독이 없어 식용보다는 약용으로 가치가 높다. 성인 남자에게는 정자의 생성 및 운동량의 증가로 음경 동맥의 혈류를 활성화시키는 "덱스트린"이라는 물질이 성(性) 기능을 강화해 주기 때문에 지상 최고의 "천연비아그라"이다. 성인 여성에게는 여성 호르몬인 에스트로겐의 분비를 촉진시켜 주는 "리신"이 다량 함유되어 있어 갱년기 이후에 여성 호르몬인 난 소호르몬과 황체 호르몬이 체내에 흡수되어 여성성(性)을 찾게 하는최음을 느끼게 하는 "신비(神秘)의 약초(藥草)"이다.

마카는 고대 잉카제국의 왕과 귀족과 전사들만이 먹었고, 지금도 페루인들은 남자들은 건강한 체력을, 여성들은 탄력이 있는 몸을 유지하고 있다.

마카는 미국, 프랑스, 일본 등 선진국에서는 검증된 천연 약용 식물로 알려져 있다. 미국 항공우주국 NASA에서 우주비행사 식품을, 일본에서만 한해 6,000억 정도 판매되고 있다.

미국 시카코 장수 의학 인터네셔널 대학의 코돈 박사에 의하면 일반인이나 발기부전 환자가 "마카"를 먹으면 지속적으로 발기가 탄력이 있다. 마카에는 섹스 미네랄인 아연이 풍부하게 함유되어 있어 성(性) 기능이 약한 사람이 먹으면 성(性) 충동을 보다 강하게 솟구쳐 오르는 체험을 경험한다.

우리나라에서는 페루에서 마카를 수입하여 분말로 만들어 약국과 모 건강기능식품 기업에서 중년 남성의 활력 증진을 위해 안데스 산맥 마카와 함께 건강에 도움을 주는 홍삼+녹용+복분자+산수유 등 18가지 성분을 배합하여 환으로 만들어 판매하고 있다.

서울 동작구에 사는 황용호씨가 83세 때까지 20년 이상 노인들에게 흔한 전립선염으로 고생하여 소변을 시원하게 보지 못할 뿐만 아니라 아내와 성 관계를 잊고 살았다. 어느날 필자의 권유로 마카 환을 잠들기 전에 30알을 먹고 잠이 들었는데 그동안 한 번도 발기되지 않았던 성기가 발기되어 소변을 시원하게 보고 피곤함도 없어지고 젊음을 찾았다고 자랑을 한 적이 있었다.

마카와 토종 약초 배합

구기자

자양강장, 신체허약, 음위증, 당뇨병, 고혈압

+

복분자

신장기능강화, 말초 혈관을 확장, 정액 분비를 촉진, 신체허약, 양기부족, 음위, 유정

+

야관문

천연 비아그라, 스태미나 강화, 야뇨증, 유정

+

하수오

정력부족, 자양강정, 모발조백, 근골허약, 신체허약, 불면증, 신장, 요통, 골다공증

+

가시오갈피

면역력 강화, 스태미너 강화, 신경통, 요통, 관절염, 근골경련, 음위, 피로회복

+

홍삼

항암, 항궤양, 단백질 생합성 촉진 작용, 면역력증강, 기혈 부족, 갱년기장애, 권태무력, 식욕부진, 당뇨병

+

황칠

자양강장, 양기부족, 음위, 조루, 당뇨병, 고혈압, 신경통, 신경통, 편두통, 월경불순, 면역증강, 우울증

+

황기

혈관을 확장하여 심장 수축력을 크게 하며 박동수를 감소, 고혈압, 자양강장, 강심, 활혈, 자한, 면역기능 제고, 신체허약, 식은땀, 해수, 천식, 당뇨병, 노화방지

+

오미자

자양강장, 인후염, 동맥경화, 빈뇨증, 신우신염, 양기부족, 음위, 당뇨병, 고혈압

+

황정

신진대사촉진, 동맥혈류량증가, 심장병, 고혈압, 당뇨병, 빈뇨, 갈증, 운동장애, 기혈이 정체

+

천마

중풍, 뇌졸중, 뇌질환 두통, 반신불수, 사지마비, 언어장애, 관절염, 고혈압

+

당삼

자양강장, 면역력 강화, 근육조직의 수축강화

+

마늘

스태미나 강화, 면역력 강화, 순환계와 운동계 질환, 강심 작용

+

산수유

자양강장, 음위, 양기부족, 요실금, 전립선염, 원기부족, 빈뇨, 이명

+

삼지구엽초

말초 혈관을 확장, 정액 분비를 촉진시켜 정액을 충만시킴으로 감각 신경을 자극하여 최음 작용, 자양강장, 양기부족, 강정제, 갱년기장애, 음위, 발기부전, 불감증, 비뇨증, 야뇨증

+

동충하초

면역력 강화, 혈액 정화, 혈정 분해 배출, 어혈

+

보골자

신장기능강화, 스태미너 강화

+

마카뿌리

남미 페루의 안데스산맥 4,000m 고산지대에서 자생

🍃 마카 제조 및 복용 방법

① 약재를 각각 법제한 후에 햇볕에 말려서 분말화 한다

② 각 약재를 용량대로 배합하여 발효숙성 된 효소액으로 반죽하여 일정 점도가 나올 때까지 그늘에서 2~3시간 숙성시킨 후 제분소에서 환으로 만든다.

③ 1일 30환을 먹고 며칠 후 명혈 현상이 없으면 3일후부터는 40~50알씩 복용을 한다.

TIP

1. 한방에서 "마카"라 부른다. 주로 정력에 효험이 있고 비뇨기 질환을 다스린다. 정력 강화, 여성 질환(갱년기 장애, 생리불순, 생리통), 소변불통, 전립선염, 요실금, 동맥경화, 혈액순환, 신체허약에 다른 약재와 처방한다. 고혈압 · 신장병 환자는 복용을 금한다.

2. 민간에서 소변이 시원치 않을 때는 마카의 분말 가루나 환을 복용한다.

가시오갈피

"하늘의 선약 가시오갈피"
"100가지 병을 치료하는 묘약!"

오갈피의 학명은 아칸토파낙스(Acanthopanax)이다. 만병을 치료하는 "가시나무"라는 뜻이다. 가시오가피는 해발 500m 이상 추운 곳에서 자란다. 잎 가장자리와 줄기에 날카로운 가시가 있다. 오갈피 종류 중에서 약효가 가장 좋다는 가시오갈피 외 지리산 오갈피, 토종 오갈피, 섬오갈피, 중부오갈피, 당오갈피, 가시오갈피, 왕가시오갈피, 민가시오갈피 등 20여 종이 있다. 어릴 때는 산삼이나 인삼처럼 다섯 개의 잎이 나오기 때문에 구별하기가 어렵지만, 자라면 가시 나무 형태여서 누구나 쉽게 구분할 수 있다.

중국의 신농씨가 쓴 〈신농본초경〉은 약 2000년 전 360여 종의 약초를 체계적으로 다룬 의서로 오갈피를 귀한 약초로 취급하여 상급으로 분류하여 "오래 먹으면 몸을 가볍게 만들어줄 뿐만 아니라 늙지 않고 장수한다", 〈지봉유설〉에서 오갈피를 "금염", 또는 "문장초"라 하여 "하늘의 별인 오거성(五車星)의 정기를 받기 때문에 잎이 다섯 개가 난다"고 기록돼 있다.

조선시대 허준이 쓴 〈동의보감〉에서 오가피를 "삼(蔘) 중에서도 으뜸이라 하여

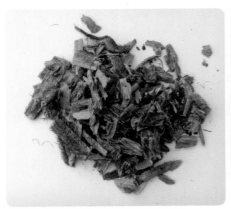
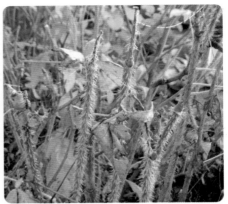

천삼(天蔘)"이라 하여 "하늘의 선약(仙藥)"으로 보았다. "오가피는 약성이 따뜻하고 맛이 맵고 쓰고 독이 없어 식용과 약용으로 먹는다. 남자의 발기부전에 쓰고, 여자의 음부소양증에 쓰고, 허리가 아프거나 다리가 쑤실 때 관절에 통증이 있을 때 쓴다. 근육과 뼈를 튼튼하게 하고 몸을 강하게 만들어 준다. 오래 복용하면 몸이 가벼워지고 노화를 방지해 준다"라고 했을 정도로 건강에 좋다.

중국 이시진이 쓴 〈본초강목〉에서 오가피의 효능이 증상별로 기록되어 있고 먹는 법을 기록하였다. "오가피는 기운을 도와주고 다리에 힘이 없는 것에 좋다. 남자는 음위증을 치료하고, 여자는 허리통증과 음부소양증에 쓰고, 중풍, 장기간 복용하면 근육과 뼈가 튼튼해 지고 노화가 방지된다. 오가피 잎을 나물로 먹으면 풍습으로 인한 피부병이 개선되고, 오가피로 술을 담가 먹으면 전신의 통증과 경련을 치료할 수 있다."

우리 조상은 가시오가피를 식용, 약용으로 썼다. 고려 말 무렵에 인삼을 재배한 것으로 추정하고 있고, 고려시대 "한림별곡(翰林別曲)"과 조선시대 홍만선의 "산림경제"에서 오가피를 식용과 약용으로 이용했다. 조선시대 때 인삼을 무분별하게 채취하여 고갈되면서 산에서 재배하기 시작한 이후 점점 산에서 내려와 인가 근처에서 재배하기 시작하여 지금도 인가 근처에서 재배하고 있다. 최근

웰빙의 붐을 타고 산양삼의 수요가 증가하면서 논·밭·재배삼을 다시 산에서 재배하면서 생산량이 급증하고 있는 현실이지만, 농가에서 밭이나 야산에서 재배가 가능하지만 산에서 자연환경에서 자생하고 있다.

오갈피는 1909년 일본 식물학자인 "나카이"에 의해 소개되었다. 처음 과학적으로 규명한 나라인 러시아(구소련) 약리학자인 브레크만 박사는 전 세계에 자생하는 강장제 260종을 수집하여 그 중 가시오갈피의 약효를 연구한 결과다. 오갈피 종 중에서 섬오가피 뿌리에서 진통이 아스피린의 5배나 많다는 것을 밝혔고, 일본에서 가시오가피의 배당체인 세사민이 위암 세포를 억제하는 의약품으로 판매하고 있고, 우주비행사의 건강보조식품으로 이용되고 있다. 최근에는 오갈피 약효에 대한 연구가 속속 발표되면서 천연식품으로 각광을 받고 있다.

오갈피는 오장(五臟)이 허약해서 오는 증상인 오로(五勞)와 남자에게 신장의 기(氣)가 허약해서 생기는 증상인 칠상(七傷)을 보하여 기운을 돕는다. 오가피를 장복하면 신체 기능이 활성화되고 근육과 뼈를 튼튼하게 하고, 혈관 내 환경을 정화해주고, 관상동맥의 확장에 도움을 준다. 혈관 속에 혈전이나 지방질이 쌓이는 고지혈증에 좋고, 효소가 풍부해 신진대사에 도움을 준다. 오가피는 부작용이 전혀 없어 식용·약용으로 가치가 높다. 잎, 줄기, 열매, 뿌리 모두 사용할 수 있다.

줄기나 뿌리줄기는 주로 강장, 이뇨, 노쇠방지, 항피로증, 진통, 신경통, 성기능 활성화, 항암 등에 광범위한 효과를 나타낸다. 수피에서 추출한 엘루데로사이드(eleutheroside)는 운동선수들의 근육 강화, 지구력 향상, 피로회복에 좋아 2002년 한일 월드컵 축구에서 태극 전사들이 스태미너 비결 중 하나로 매일 세 차례 식사 때마다 먹었다고 보도된 이후 한 때 오가피가 건강식품으로 각광을 받았다.

최근 약리 실험에서 에탄올 추출물은 관절염 치료 효과와 진통 및 해열 작용이 있다, 혈당 저하 작용과 혈압 강하 작용이 있는 것으로 밝혀졌다. 오가피에 관한 생리학적 연구로는 생체 기관의 전반적인 기능 증대를 비롯하여 중추신경 작용, 근육운동보조작용, 대사촉진작용, 동맥경화, 항암 작용, 항염 작용, 항당뇨 작용, 해독 작용, 진통 작용 등이 있다.

가시오갈피는 독이 없어 식용, 약용으로 가치가 높다. 봄에 새순을 따서 뜨거운 물에 살짝 데쳐서 나물로 무쳐 먹거나, 말려서 차로 마실 수 있다. 잎을 따서 깻잎처럼 간장에 재어 장아찌도 만들 수 있다. 잎으로 쌈장, 장아찌, 잔가지로 닭을 삶을 때 넣어 먹는다. 가을에 검은 열매를 따서 용기에 술과 함께 넣고 밀봉했다가 15일 후에 먹거나, 설탕이나 시럽을 부어 100일 동안 발효시킨 후에 효소 1에 찬물 5의 비율로 희석해 마셔도 된다. 최근에는 다양한 건강보조식품으로 엑기스, 차, 음료, 드링크 등을 개발하여 손쉽게 복용할 수 있게 되었다.

가시오가피에 함유된 배당체에는 리그산(Lysine)은 면역력 강화와 RNA 합성을 촉진해 백혈구 수 증가 시켜준다. 미네랄(Mineral)은 신체의 성장과 유지, 체내 생리 기능 조절, 필수영양소 공급해 준다. 시나노사이드(Cyanoside)는 진정 작용이 있어 요통과 관절염으로 부종 치료해 주고, 아칸소사이드(Acanthoside)는 항암 작용, 혈액순환, 독소 해독 작용, 스테로이드(Steroid)는 혈관 환경 정화, 콜레스테롤 배설, 고지혈증 예방 등을 예방해 준다. 세사민(Sesamin)은 항산화 작용이 있고, 쿠마린(Coumarin)은 혈압 강하 작용이 있고, 지린긴(Gilingin)은 노화방지, 신진대사 촉진에 관여한다.

1. 한방에서 뿌리 또는 줄기의 껍질을 말린 것을 "자오가(刺五加)"라 부른다. 주로 신경계 · 운동계 · 순환계를 다스린다. 신체허약, 면역, 당뇨병, 동맥경화, 저혈압, 관절염, 요통, 심근염, 신경통, 위암, 악성종양, 육체적 피로에 다른 약재와 처방한다. 고혈압이나 심장병 환자는 장복을 하지 않는다.
2. 민간에서 이른 봄에 새순을 따서 쌈으로 먹거나, 나물로 무쳐 먹는다. 늦은 가을에 검게 익은 열매를 따서 발효액을 담가 먹는다.

꾸지뽕나무

"만병을 낫게 하는 기적의 꾸지뽕나무"
"항암, 항균, 항염으로 만병을 예방하고 치료하는 묘약"

꾸지뽕나무는 남부지방 양지 바른 산기슭이나 밭둑, 마을 주변에서 자란다. 뽕나무와는 달리 꾸지뽕나무는 가지에 가시가 달려 있다. 산에서 자생하는 자연산인 토종 꾸지뽕나무가 전국 방송인 TV나 종편 등에서 암과 성인병에 좋다는 소문이 나 멸종 위기를 맞고 있지만 접목을 통해 가시가 없는 품종이 개량되어 잎, 가지, 열매, 뿌리를 이용한 약용 및 천연식품으로 각광을 받고 있다.

조선시대 허준이 쓴 〈동의보감〉에서 "꾸지뽕은 항암, 혈압 강하, 혈당 강하, 기관지 천식, 부인병 예방, 스트레스 해소에 좋다"고 했고, 그 외 〈전통 의서〉, 〈식물본초〉, 〈생초약성비요〉, 〈본초구원〉 등에 효능이 언급되어 있다.

꾸지뽕나무의 배당체에는 자기방어물질인 플라보노이드가 함유되어 있다. 가바(Gaba) 성분이 풍부하여 오장육부의 기능을 활발하게 하고, 혈액의 지방인 LDL 콜레스테롤과 중성지방을 줄여 준다. 면역력과 강력한 항균 및 항염효과가 있고, 췌장의 인슐린의 작용을 도와주는 내당인자(Glucose Toierance Factor)와 미네랄(칼슘, 마그네슘)이 풍부하여 체내 포도당 이용률을 높이고 인슐린의 분비를 조

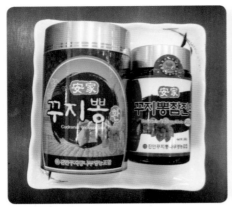 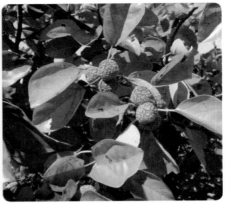

절해 당뇨병에 좋다.

　최근 약리 실험에서 항암 작용, 혈당 강하 작용, 혈압 강하 작용이 있는 것으로 밝혀졌다. 동물 실험에서 위암, 간암, 폐암, 피부암에 70% 항암에 효능이 있는 것으로 밝혀졌다. 꾸지뽕은 여성들의 질병의 성약이다. 자궁암, 자궁염, 냉증, 생리불순, 관절염, 신경통, 요실금, 어혈에 좋다.

　꾸지뽕나무는 부작용이 전혀 없어 잎, 가지, 뿌리, 열매 어느 것 하나 버릴 것 없어 식용, 약용으로 가치가 높다. 봄에 잎을 따서 갈아 즙을 내어 수제비·국수·부침개 등으로 먹는다. 가을에 성숙된 빨간 열매를 생으로 먹거나 밥에 넣어 먹는다. 봄에 부드러운 잎을 따서 깻잎처럼 양념에 재어 장아찌, 잎을 그늘에 말려서 차(茶), 뿌리를 수시로 채취하여 물로 씻고 적당한 크기로 잘라 용기에 넣고 소주 19°를 붓고 밀봉하여 3개월 후에 먹는다. 효소를 만들 때는 잎은 봄에, 가지와 뿌리는 수시로 채취한다. 열매는 가을에 열매가 빨갛게 익었을 때 따서 용기나 항아리에 넣고 설탕을 70% 넣고 밀봉하여 100일 이상 둔다.

🍃 꾸지뽕 육수 만들기

꾸지뽕(말린 잎, 가지, 뿌리)+당귀+음나무+두충+대추+오가피+황기 등을 넣고 하루 이상 달인 물로 육수를 만들어 탕, 고기에 재어 먹는다. 꾸지뽕 육수 만들 때는 꾸지뽕(말린 잎, 가지, 뿌리)+당귀+음나무+두충+대추+오가피+황기 등을 넣고 하루 이상 달인 물로 육수를 만들어 탕, 고기에 재어 먹는다.

1. 한방에서 뿌리를 말린 것을 "자목(柘木)"이라 부른다. 주로 암, 순환계 대사질환을 다스린다. 암, 당뇨병, 고혈압, 고지혈증, 중성지방, 관절통, 요통, 타박상, 진통에 다른 약재와 처방한다.
2. 민간에서 각종 암을 치료하는 데 써왔다. 고혈압 · 당뇨병에는 잎, 줄기, 뿌리를 달여 복용한다. 위암 · 식도암에는 뿌리 속 껍질 40g을 식초에 담근 후에 하루에 3번 복용한다. 습진에는 잎을 채취하여 물에 달인 물을 환부에 바른다.

겨우살이

"암세포를 억제하는 묘약 겨우살이"
"황금가지로 불리는 만병통치의 묘약"

겨우살이는 세계적으로 200여 종에 900종 남짓한 종이 더부살이를 하면서 땅에 뿌리를 내리지 않고 다른 식물에 붙어서 사는 기생나무다. 겨울에도 녹색을 잃지 않고 살아 넘긴다 하여 "동청(冬靑)", 말린 겨우살이를 오래 두면 황금빛으로 변한다 하여 "황금가지"라 부른다.

참나무에 사는 겨우살이를 곡기생(槲寄生), 뽕나무에 사는 상기생(桑寄生)이라 부르고, 그 외에 배나무, 자작나무, 팽나무, 밤나무, 동백나무, 오리나무, 버드나무 등에도 기생하면서 잎사귀에 엽록체를 듬뿍 담고 있어 스스로 광합성 작용을 한다.

우리나라에서 겨우살이를 약초로 쓸 때는 반드시 참나무류인 갈참나무, 굴참나무, 신갈나무, 떡갈나무, 상수리나무, 가시나무 등에서 자란 것만을 쓴다.

유럽의 드루이드 교도들은 겨우살이를 "만병통치약"으로 쓴다. 1926년부터 유럽에서는 겨우살이에서 암치료 물질을 추출하여 임상에 사용하고 있다. 독일에서만 한 해 300톤 이상의 겨우살이를 가공하여 항암제 또는 고혈압, 관절염

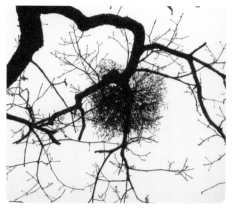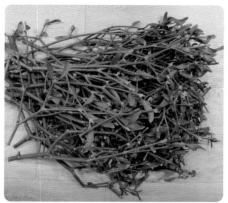

치료약으로 쓰고 있다.

경상대학교 건강과학연구원에서 민간에서 항암효과 있다는 약초 60여 종을 6개월 간 한국생명공학연구소 자생식물이용기술사업단에 의뢰해서 4주간 생리 식염수만을 먹인 뒤 약초를 투여 후 반응 결과 10종에서 항암효과를 보였고, 이 중 겨우살이는 암세포를 80% 억제하는 것으로 밝혀졌다. 꾸지뽕나무 70%, 하고초 75%, 와송 50%, 느릅나무 80%, 상황버섯 70%, 부처손 50% 등이 탁월한 것으로 밝혀졌다.

겨우살이에는 항암 성분인 비스코톡신(viscotoxin)이 들어 있어 암을 다스린다. 중국 동물 실험에서 겨우살이 추출물을 흰쥐에게 투여하자 암세포가 77% 억제하였고, 흰생쥐에게 이식한 암세포의 성장을 90% 이상 억제했다.

겨우살이는 동맥경화, 고혈압을 치료하는데 탁월한 효과가 있다. 혈액 속의 콜레스테롤 수치를 낮춰 동맥경화로 인한 심장병을 낫게 하고 심장 근육의 수축 기능을 강화해 준다.

겨우살이는 독성이 없어 식용보다는 약용으로 가치가 높다. 겨우살이 10g을 탕기에 넣고 물 600ml을 붓고 1시간 정도 달인 후 꿀을 타서 마신다. 겨울과 봄에 잎과 줄기를 통째로 채취하여 적당한 크기로 잘라 용기에 넣고 설탕을 녹인 시럽을 재료의 100%를 부어 100일 이상 발효를 시킨다. 겨우살이로 담근 술을 기동주(奇童酒)를 만들 때에는 겨울과 봄에 잎과 줄기를 통째로 채취하여 적당한 크기로 잘라 용기에 넣고 소주(19도)를 부어 밀봉하여 3개월 후에 마신다.

1. 한방에서 잎과 뿌리줄기를 말린 것을 "기생목(寄生木)·상기생(桑寄生)·조산백(照山白)"이라 부른다. 주로 암·부인과 질환·신경계의 통증을 다스린다. 암, 고혈압, 요슬산통, 동맥경화, 월경곤란, 나력, 심장병에 다른 약재와 처방한다.
2. 민간에서 각종 암에는 말린 약재를 1회 4~6g씩 달이거나 가루내어 복용한다. 고혈압·동맥경화에는 생잎을 소주에 담가 두었다가 하루 2~3회 조금씩 마신다.

마가목

"폐 질환의 명약 마가목"
"천식 · 기관지염에 효험 있는 나무의 산삼"

마가목이 봄에 새싹이 틀 때 말의 이빨과 같고 줄기껍질이 말가죽을 닮아 "마가목(馬加木)", 울릉도에서는 "마구나나무", 중국에서는 "정공등(丁公藤)"이라 부른다. 그 외 "남등", "석남등", "마깨낭", "은빛마가목" 등 다른 이름도 있다.

조선시대 명의 이경화가 쓴 〈광제비급〉에서 "마가목으로 술을 담가 먹으면 서른여섯가지 중풍을 모두 고칠 수 있다"고 기록돼 있다.

마가목을 약초로 이용할 때는 꽃, 잎, 줄기, 뿌리껍질, 열매 모두를 쓴다. 열매와 수피가 염증과 종기에 효험이 있어 수난을 당하고 있다. 주로 폐질환, 기침, 기관지염, 관절염, 양기부족, 중풍, 고혈압, 신경통, 성인병, 등에 썼다.

마가목 성미는 평온하며, 맵고 쓰고 시다. 배당체에는 리그산, 플라보노이드, 루페논, 베타−시토스테론, 솔비톨, 아미그달린 류가 함유되어 있다. 마가목은 식용, 약용, 관상용으로 가치가 높다. 봄에 새순을 채취하여 끓은 물에 살짝 데쳐 나물로 무쳐 먹는다. 볶음 · 쌈 · 국거리로 먹는다. 깻잎처럼 양념에 재어서 장아찌로 만들어 먹는다. 잔가지를 잘게 썰어서 차로 마신다. 마가목 주 만들

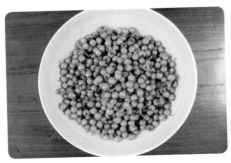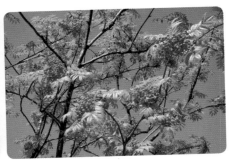

때는 가을에 익은 열매를 따서 용기에 넣고 소주 19도를 부어 밀봉하여 3개월 후에 마신다. 효소^(발효액) 만들 때는 가을에 익은 열매를 따서 용기에 넣고 재료의 양만큼 설탕을 붓고 100일 정도 발효시킨 후에 발효액 1에 찬물 3을 희석해서 음용한다. 식초 만들 때는 마가목 열매 50%+편연 현미식초50%+이스트 2%을 용기에 넣고 한 달 후에 식초를 만들어 요리에 넣거나 찬물 3을 희석해서 음용한다.

최근 약리 실험에서 항염 작용, 진해 · 거담 작용이 있고, 타박상 및 허리와 다리의 동통을 완화시키는 것으로 밝혀졌다. 천식, 기관지염, 비염, 잦은 기침, 관절염, 중풍, 강장, 진해, 신체허약, 요슬통, 해수, 백발, 편도선염에 좋은 것으로 알려져 있다.

1. 한방에서 줄기를 말린 것을 "정공피(丁公皮)" · 씨를 말린 것을 "천산화추(天山花楸)" · 나무껍질을 말린 것을 마아피(馬牙皮)이라 부른다. 주로 폐에 효험이 있고, 호흡기 질환을 다스린다. 기관지염, 기침, 해수, 천식, 거담, 신체허약, 요슬산통, 위염, 백발 치료, 관상동맥질환, 동맥경화, 방광염, 소갈증, 폐결핵, 정력강화, 수종에 다른 약재와 처방한다.
2. 민간에서 천식에는 가지를 채취하여 적당한 크기로 잘라 물에 달여 하루에 3번 공복에 복용한다. 잦은 기침에는 가을에 성숙된 열매를 따서 효소를 만들어 공복에 수시로 먹는다. 관절염 · 류마티스에는 수피를 채취하여 적당한 크기로 잘라 물에 달여 하루에 3번 공복에 복용한다.

산수유

도가(道家)에서 산수유의 빨간 열매를 신선(神仙)이 즐겨 먹었다고 알려져 있다. 중국 전국시대 조나라 왕이 목 디스크를 앓고 있었다. 어느 날 산에서 내려온 사람이 산유라는 작은 열매를 공물로 바쳤는데 왕은 평범한 나무를 공물로 바친 것에 화를 내고 곤장을 때리게 했다. 그 후 삼 년이 지난 어느 날 왕은 고질병인 목 디스크로 통증을 참을 수 없게 되자 어의는 검고 마른 산유 열매를 끓여 복용하게 하고 그 씨로 베개에 넣어 베개하였다. 병이 나은 후 어의에게 무슨 약을 썼는지 물으니 3년 전에 산에 사는 사람이 공물로 바친 산유 열매라 하자 왕은 산유라는 이름 대신 산주유로 바꾸었고 이후에 산수유로 부르게 되었다.

산수유 10~30년 이상 된 나무에서 열매 50~100근 이상을 수확할 수 있어 자식을 대학에 보낼 수 있다 하여 "대학나무(大學木)", 대추씨를 닮았다 하여 "석조(石棗)", 산에서 자라는 열매가 대추처럼 생겼다 하여 "산대추"라 부른다. 산수유 열매는 식용보다는 약용으로 가치가 높다. 산수유 열매는 신맛과 떫은맛이 있어 생으로 잘 먹지 않는다. 익은 열매를 따서 씨를 제거한 후에 끓은 물에 살짝

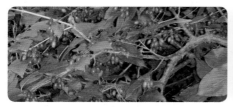
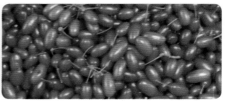

데쳐서 밥이나 부침개에 넣어 먹는다. 꽃차로 만들 때는 3~4월에 꽃을 따서 소금물에 씻어 그늘에서 말려 밀폐 용기에 넣어 보관하여 찻 잔에 3~5송이를 넣고 끓는 물을 부어 우려낸 후 마신다. 산수유 술을 만들 때는 가을에 익은 열매를 따서 꼭지를 떼어 내고 용기에 넣고 19도의 소주를 부어 밀봉하여 2개월 후에 먹는다. 가을에 익은 열매를 따서 씨를 제거하고 햇볕에 말린다. 산수유 열매의 배당체에는 사포닌의 일종인 코르닌(cornin), 즉 벨레나닌 사포닌(모르verbenalin saponin), 타닌(tannin), 니사이드(morroniside), 올레아놀릭산(oleamolic), 우르솔(ursor), 사과산 주석산, 유기산 비타민 A가 함유되어 있다. 최근 약리 실험에서 항균 작용, 혈압 강하 작용, 부교감신경 흥분 작용이 있는 것으로 밝혀졌다. 열매를 달인 액은 황색포도상구균에 대하여 항균 작용이 있고, 개에게 투여하면 혈압 강하와 이뇨 작용이 있다. 신장과 간에 작용하여 진액이 부족한 것을 보해준다. 40대 이후에 신장 기능의 약화로 정수(精髓)가 부족할 때, 허리가 아플 때, 하체가 약할 때, 음위를 강화하고자 할 때 복용하면 좋다. 그러나 씨앗에 독이 있기 때문에 끓은 물에 살짝 데친 후 씨앗을 빼내고 햇볕에 말려서 쓴다.

TIP

1. 한방에서 열매를 말린 것을 "산수유(山茱萸) · 삭조(石棗)"라 부른다. 주로 신장 질환에 효험이 있고, 비뇨기 · 신경계 질환을 다스린다. 원기부족, 빈뇨, 이명, 요슬산통, 현훈, 유정, 월경과다. 식은땀, 기관지염, 소변불통, 양기부족, 요실금, 전립선염, 자양강장, 음위에 다른 약재와 처방한다. 복용 중 도라지 · 방기를 금한다.
2. 민간에서 남성의 전립선염이나 여성의 요실금에는 빨갛게 익은 열매를 따서 씨를 제거한 후에 물에 달여 차(茶)로 마신다. 피로회복 · 자양강장에는 열매로 술을 담가 식후에 조금씩 마신다. 씨를 제거한 후에 먹는다.

솔(소나무)

"만병의 명약 솔"
"골다공증, 관절염, 동맥경화에 효능이 있는 솔(松)"
"혈전을 제거하는 솔잎"

　옛 문헌에는 적송자(赤松子), 송수선인(松壽仙人) 등이 솔잎을 먹고 신선이 되었다거나 백발의 노인이 다시 머리가 검어져 홍안의 젊음을 되찾았다는 이야기가 많다. 선가(仙家)에서 솔잎이나 송화가루만 먹고 살았다는 선인이나 고승, 수행자들의 이야기가 많이 전해 온다. 중국의 신농씨가 쓴 〈신농본초경(神農本草經)〉에 인간의 수명을 늘리는 120가지 상약(上藥) 중에서 "솔"을 제일 첫머리에 놓고 있다.

　소나무 이름은 다양하다. 소나무는 줄기에서 붉은 빛이 나는 적송(赤松), 육지에서 자라는 육송(陸松), 줄기에서 검은 빛이 나는 흑송(黑松), 바닷가에서 잘 자라는 해송(海松)이라 부른다. 다른 이름으로 솔, 송(松), 송목(松木), 송수(松樹), 솔나무 등으로 부른다.

　소나무에 대한 우리 민족의 사랑은 유별나다. 조선시대에는 황장목을 보호하기 위하여 전라·경상·충청·강원에 봉산(封山)을 정하고, 황장 금표를 붙여 200여곳에 경차관(敬差官)을 파견해 소나무를 관리했다. 금산에서 금송(金松)을 배

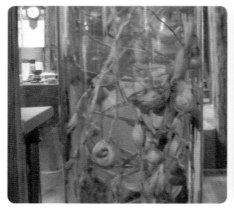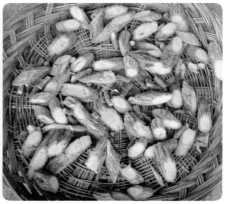

면 사형에 처하기도 했다. 오늘날 소나무가 많이 남아 있는 것은 조선시대 500년 동안 왕실에서 궁궐 자재와 배(전함과 세곡선)를 만들 목적으로 소나무 벌체를 엄격히 제한한 덕분이다.

🌿 소나무는 전체가 만병의 영약

솔은 우리 주변에서 가장 흔하면서도 귀한 약재다. 솔잎, 소나무 속껍질, 솔방울, 솔씨, 송진, 솔뿌리, 솔마디, 뿌리에 생기는 송근봉(松根棒·사진)과 복령, 송이버섯, 솔가지에 실처럼 늘어져 기생하는 송라(松蘿), 소나무를 태운 숯까지 모두 약재로 쓴다. 혈관의 혈전을 제거하는 혈전용해제를 소나무 나무껍질에서 추출하여 의약품으로 쓰고 있다.

소나무는 정원수, 풍치수, 식용, 약용으로 가치가 높다. 소나무를 약초로 쓸 때는 꽃가루는 3~4월에 채취하여 다식의 재료로 쓰고, 솔잎은 전통 음식과 송편과 죽을 만들어 먹었다. 줄기에서 나오는 수지(樹脂)는 수시로, 송엽(松葉)은 새순이 나올 때 채취하여 쓴다.

소나무는 꽃가루, 솔잎, 솔방울, 속껍질을 먹을 수 있다. 송화가루는 봄에 이삭을 따서 꽃가루를 털어 체로 쳐서 그냥 먹거나 술에 담가 먹는다. 먹을 것이 귀할 때는 소나무의 바깥쪽 껍질을 벗겨내고 흰 색깔의 안 껍질을 벗겨서 말려 찧어 가루로 만들어 송피떡으로 먹었다. 꽃가루는 다식(茶食)용, 송화가루(松花粉)를 꿀이나 조청에 반죽하여 다식판에 찍은 송화다식으로 먹었다. 송진은 몸 안에서 분해 흡수 되지 않고 혈관을 따라 몸 속을 흘러다니다가 미세한 뇌혈관이나 모세혈관에 침착 되어 병을 일으킨다.

최근에 소나무 껍질에서 혈전용해제를 추출하고, 소나무에서 나오는 피톤치드는 발암(發癌) 물질, 중금속 등 유해물질을 분해 및 제거하여 심신, 면역기능 향상, 살균 작용, 항균 작용 등에 도움을 준다.

약초 만들 때는 5월에 송화가루를 채취하여 그늘에서 말려 쓴다. 연중 소나무 가지의 관솔 부위나 줄기에서 흘러나온 수지를 채취하여 햇볕에 말려 쓴다. 소나무의 송진 외는 독(毒)이 없고, 인체의 6대 원소인 유황이 함유돼 있어 근골(筋骨)을 튼튼하게 하고 세포의 변질과 손상에 의한 염증과 혈관 질환에 좋다.

소나무는 식용과 약용으로 쓰임새도 다양하다. 솔잎으로 송편, 속껍질(송기:松肌)을 벗겨 송죽·솔기떡으로 먹는다. 송이버섯과 복령을 볶음·전골·육수·찌개로 먹는다. 솔잎차 만들 때는 5월에 솔잎 새순을 채취하여 3~4cm로 잘라서 설탕을 녹인 시럽을 넣고 끓인 후 솔잎이 물에 잠기게 하여 3개월 숙성시킨 후 찻잔에 솔잎 10~15개를 넣고 뜨거운 물을 부어 우려낸 물을 마신다. 복령차로 먹을 때는 소나무 뿌리 근처에서 쇠꼬챙이로 찔러 복령을 캐어 물로 씻은 후 햇볕에서 말린 후 잘게 썰어 다관이나 주전자에 넣고 약한 불로 끓여서 우려 먹거나 쪄서 가루 내어 물에 타서 마신다. 발효액 만들 때는 4~5월에 솔잎 새순을 채취하여 마르기 전에 용기에 넣고 재료의 양만큼 설탕을 붓고 100일 정도 발효시킨 후에 발효액 1에 찬물 3을 희석해서 음용한다. 송순주는 4~5월에 솔잎 새순, 벌어지지 않은 솔방울을 채취하여 물로 씻고 물기를 뺀 다음 용기에 넣고 19도의 소주를 부어 밀봉하여 3개월 후에 마신다.

소나무에서 담근 술

- 송순주(松筍酒) : 햇순으로 담근 술
- 송엽주(松葉酒) : 잎으로 담근 술
- 송실주(松實酒) : 솔방울로 담근 술
- 송하주(松下酒) : 솔 뿌리로 담근 술
- 송절주(松節酒) : 옹이로 담근 술

> TIP
> 1. 한방에서 솔잎을 "송엽(松葉)", 송진을 "송지(松脂)", 마디를 "송절(松節)", 꽃가루를 "송화(松花)"라 부른다. 주로 중풍, 혈전 제거, 신경통, 관절염, 요통, 동맥경화, 중성지방, 고혈압, 당뇨, 암, 기관지염, 천식, 간염 등에 다른 약재와 처방한다. 솔잎이나 솔마디를 약으로 쓸 때 송진이 몸 안에서 분해 흡수 되지 않고 혈관을 따라 몸 속을 흘러 다니디가 미세한 뇌혈관에 침착 되기 때문에 반드시 흐르는 물에 오래 담가 송진을 빼고 먹어야 한다.
> 2. 민간에서 관절염·요통에는 잎 10g+꽃가루 6g을 달여서 복용한다. 치주염·치은염에는 어린 솔방울을 달인 물로 입 안을 수시로 헹군다.

잣(잣나무)

"온갖 질병을 치료하고 자양강장제 잣"
"잣나무의 자랑은 잣송이 열매이다"

우리 겨레의 나무, 잣나무는 모든 나무 가운데 으뜸이다. 우리 조상은 겨울에도 푸른 잎을 지니고 곧게 뻗은 잣나무를 소나무와 더불어 불변성으로 여겨 양생, 부귀, 자손 번성, 풍요, 번창, 장수를 상징한다고 보고 옛날부터 우리 생활과 밀접했다. 중국인은 자연의약(自然醫藥)의 신(神)으로 받드는 신농씨(神農氏) 무렵에 살았던 적송자(赤松子)는 잣을 많이 먹고 신선(神仙)이 되었다는 전설이 있을 정도다.

조선시대 허준이 쓴 〈동의보감〉에 "잣을 많이 먹어 장수한다"고 했고, 중국 이시진이 쓴 〈본초강목〉에서 "신라 송자를 으뜸"이라 할 정도로 우리나라에서 나는 잣을 최고 쳤고", 고서 〈성혜방(聖惠方)〉에 "잣을 껍데기를 까서 짓찧어 고약(膏藥) 같이 만들어 두고 달걀 하나만큼씩 좋은 술과 함께 하루 세 번 씩 백 일을 먹으면 몸이 가벼워지고 3백 일이 지나면 하루에 5백 리를 걸을 수 있다. 오래 먹으면 신선이 된다"고 기록돼 있다.

잣나무는 이름이 많다. 백자목(柏子木), 가장 큰 소나무라 하여 "송자송(松子松)",

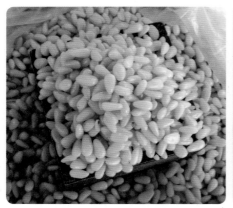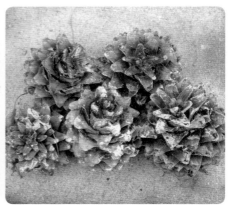

잎이 다섯 장이라 하여 "오엽송(五葉松)", 기름이 많기 때문에 "유송(油松)", 목재가 아름다운 붉은 빛을 띠기 때문에 "홍송(紅松)", 잎에 흰 가루를 덮어씌운 듯 창백한 녹색빛을 띠어 "상강송(霜降松)"이라 부른다. 중국에서 신라 때 들어왔다 하여 '신라송(新羅松)', 향이 좋아 "옥각향(屋角香)"이라 부른다.

🌿 잣은 뛰어난 자양강장제

잣나무의 자랑은 잣송이 열매이다. 잣은 모든 열매 중에서 가장 깨끗한 식품이다. 잣은 영양가가 풍부하고 고소한 맛과 향이 일품이어서 자양강장제로 최고이다. 백 그램에서 670칼로리의 열량이 나와 모든 곡식과 열매 중에서 가장 많은 열량이 나오며 비타민 B와 철분, 회분 등이 많이 함유되어 잇다. 잣에는 기름이 70퍼센트 이상 올레인산, 리놀산, 팔미틴산 같은 필수지방산은 살결을 곱게 하고 혈압을 내리고 모든 병의 원이 되는 세포의 변질과 손상된 것을 복구해 주고 중성지방질을 분해해 준다.

잣은 식용, 약용으로 가치가 높다. 씨에는 지방유 74%, 단백질 15%, 유지방,

필수지방산이 함유되어 있다. 맛이 고소해 날것으로 먹거나 각종 요리에 쓴다. 우리 전통 음식에는 잣을 이용한 잣죽, 잣엿, 잣을 섞어 굳힌 백자당(柏子糖), 잣백산, 잣산자 같은 유밀과나 잣단자(柏子團), 잣가루로 묻힌 잣가루강정이 있다. 신선로에도 은행과 함께 잣이 없어서는 안 될 재료의 하나다. 잣죽은 소화가 잘 돼 병후의 회복 음식으로도 좋고, 수정과나 식혜 잣 몇 개를 띄우는데 그 풍미는 우리만이 가진 멋이다.

백자주(柏子酒 · 잣술)는 9월에 덜 익은 파란 잣송이를 따서 통째로 용기에 넣고 19도의 소주를 부어 밀봉하여 3개월 후에 마신다. 환을 만들 때는 잣순을 채취하여 햇볕에 말린 후 제분소에서 가루를 찹쌀과 배합하여 만든다. 약초 만들 때는 연중 내내 뿌리를 수시로 캐어 햇볕에 말려 쓴다. 잣을 딸 때는 신발에 쇠가 박힌 신발을 신고 나무를 타고 올라가 꼭대기 가지 끝에 달린 잣을 장대로 두둘겨 땅으로 떨어뜨린다. 거죽을 덮은 실편(實片 · 비늘조각의 끝이 길게 자라 젖혀진 것)을 제거한 후에 씨를 햇볕에 말린 후 씨껍질을 벗겨 알갱이를 먹는다.

잣나무는 잣뿐 아니라 잣잎이나 잣나무 진도 훌륭한 약재가 된다. 약리 실험에서 혈압 강하 작용이 있는 것으로 밝혀졌다. 잣은 머리를 맑게 하고 기운을 돋게 한다. 잣은 모든 병의 원인이 되는 세포의 변질과 손상을 해독 · 복구해 주고, 몸 속에 있는 중성지방질을 녹여내고 혈액을 정화해 준다.

1. 한방에서 씨를 '해송자(海松子)'라 부른다. 건강 증진 · 호흡기계 질환에 효험이 있고, 주로 중풍 · 자양 강장 · 허약한 체질, 종자(풍비 · 두현 · 조해 · 토혈 · 변비), 뿌리(감기 · 기침 · 천식 · 해열), 고혈압 · 관절통 · 기관지염 · 비만증 · 빈혈증 · 시력 감퇴 · 원기 부족 · 허약 체질에 다른 약재와 처방한다.
2. 민간에서 자양 강장 · 허약한 체질에는 종자 10g을 달여서 먹는다. 중풍에는 잣나무 잎 한 묶음과 대파 뿌리 한 묶음을 달여서 먹었다.

느릅나무

"신비의 종창약 느릅나무"
"종창과 염증에 신비로운 묘약"

느릅나무는 옛날 사용했던 얇은 동전과 닮아 "유전(楡錢)", 또는 "유협전(楡莢錢)"이라 부른다. 그 외 "떡느릅나무", "뚝나무", "분유(粉楡)", "가유(家楡)" 등 다른 이름도 있다. 〈신약(神藥)〉을 쓴 인산 김일훈이 젊었을 때 왜경(倭警)을 피해 묘향산 깊은 산속에서 20여 년간 살 때 그 마을 사람들이 유별나게 건강하고 병 없이 오래 사는 것을 보고 신기해 자세히 관찰한 결과 그들은 느릅나무 껍질과 그 뿌리인 유근피(楡根皮) 껍질을 벗겨 율무가루를 섞어 그것으로 떡도 만들고 옥수수가루와 섞어서 국수로 눌러 먹고 있었다. 그들은 상처가 나도 일체 덧이 나가나 곪지 않았으며 난치병은 물론 잔병조차 앓은 일이 거의 없었다.

유근피에는 강력한 진통제가 함유되어 있고 살충 효과와 부작용과 중독성이 없어 장복해도 무방하다. 단방 혹은 혼합한 처방을 통해 쓸 수 있는 신비의 자연산 약재다. 암종(癌腫)의 영약으로 종창, 등창에 효험이 있고 비위 질환인 위궤양, 십이지장궤양, 소장, 대장, 직장궤양 등 제반 궤양증에 효험이 있다. 특히 장(腸)에 염증이 생기는 크론씨병에 효험이 탁월하다.

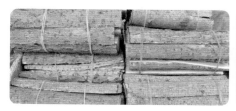 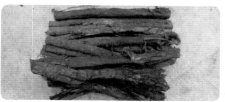

느릅나무는 동물 실험에서 위암, 폐암에 80%의 항암 효능이 있는 것으로 밝혀졌다. 종양이나 종창에 잘 듣는 약은 대부분 암 치료 약으로 쓴다. 유근피를 복용할 때는 위기(胃氣)를 돕기 위해 까스명수에 유근피 가루를 1순갈씩 복용한다.

느릅나무로 약초로 쓸 때는 봄부터 여름 사이에 뿌리를 캐서 물로 씻고 껍질을 벗겨서 겉껍질을 제거하고 햇볕에 말려 쓴다.

느릅나무는 식용보다는 약초로 가치가 높다. 봄에 어린잎을 채취하여 끓는 물에 살짝 데쳐서 나물로 무쳐 먹는다. 봄에 어린잎을 따서 된장국, 밀가루나 콩가루에 버무려 옥수수와섞어 수제비·국수를 만들어 먹는다. 열매를 따서 장을 담근다. 유근피차는 유근피 20g을 물 600ml에 넣고 30분 정도 끈적끈적해질 때까지 달인 후 3번에 나누어 마신다. 발효액 만들 때는 뿌리껍질을 캐어 물로 씻고 물기를 뺀 다음 겉껍질을 벗겨 내고 적당한 크기로 잘라 용기에 넣고 재료의 양만큼 설탕을 붓고 100일 정도 발효시킨 후에 발효액 1에 찬물 3을 희석해서 음용한다. 유백피주는 줄기껍질을 수시로 채취하여 적당한 크기로 잘라 용기에 넣고 소주(19도)를 부어 밀봉하여 3개월 후에 마신다.

1. 한방에서 뿌리껍질을 말린 것을 "유근피(榆根皮)·유백피(榆白皮)"라 부른다. 염증에 효험이 있고 간장과 호흡기 질환에 효험이 있고, 주로 뿌리껍질은 암, 종기, 종창, 옹종, 화상, 요통, 간염, 근골동통, 인후염, 장염, 해수, 천식, 타박상, 토혈, 열매는 회충, 요충, 촌충, 기생충에 다른 약재와 처방한다.
2. 민간에서 위암에는 느릅나무+오동나무 약재를 각각 20g씩에 달여서 복용한다. 종기·옹종·화상에는 생뿌리껍질을 짓찧어 즙을 환부에 붙인다. 불면증에는 어린 잎으로 국을 끓여 먹는다.

청미래덩굴

"수은 중독을 푸는 신약 청미래덩굴"
"청미래덩굴은 내 몸의 니코틴을 해독하는 명약!"

청미래덩굴은 수명을 늘려주는 나무라 하여 "명과(明果)", 옛날 병에 걸려 죽게 된 사람이 깨끗하게 나아 산에 돌아왔다 하여 "산귀래(山歸來)", 신선(神仙)이 남겨 놓은 양식이라 하여 "선유량(仙遺糧)", 산에 있는 기이한 음식이라 하여 "산기량(山寄糧)", 경상도에서는 "명감나무", 강원도에서는 "참열매덩굴", 전라도에서는 "종가시덩굴", 황해도에서는 "매발톱가시" 일본에서는 원숭이를 잡는 가시덤불이라 하여 "사루도리 이바라" 외 맹감나무, 멍개나무 등으로 부른다.

조선시대 허준이 쓴 〈동의보감〉에서 "청미래덩굴은 맛은 달고 매우며 독이 없다. 매독이나 수은 중독으로 팔다리를 쓰지 못하고 힘줄과 뼈가 시큰거리면서 아픈 것을 낫게 한다", 중국의 이시진이 쓴 〈본초강목〉에서 "토복령은 매독(梅毒) 같은 성병에 좋다"고 기록돼 있다.

〈항암본초(杭癌本草)〉에서 "뿌리를 달인 물이 항암 작용이 있어 암세포를 억제한다"고 기록돼 있다. 중국에서 암에 걸린 흰쥐의 종양을 억제하는 효과가 30~50%, 생명 연장율이 50% 이상을 보였다. 암(위암, 식도암, 간암, 직장암, 자궁암)에는

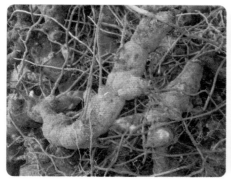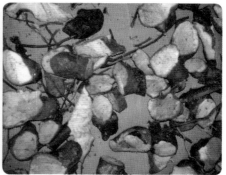

암에 효능이 있는 꾸지뽕나무+부처손+와송 등을 배합하여 장복하면 효과를 볼 수 있다.

청미래덩굴의 뿌리는 굵고 크며 목질로 딱딱하다. 땅속 깊이 뿌리를 내리고 있어 여간해서 뿌리를 캐내기가 쉽지 않다. 겉은 갈색이고 속은 담홍색으로 혹처럼 뭉친 덩이뿌리가 하수오처럼 연달아 달린다. 수십 년이나 수백 년 묵은 것은 길이가 4~10m가 넘고 무게도 10kg 넘는다. 가을에 빨간 열매가 달린 줄기를 통째로 채취하여 꽂꽂이 소재로 이용하고, 줄기는 젓가락 외 세공용(細工用) 재료로 쓴다.

청미래덩굴은 식용, 약용, 절하용, 관상용으로 가치가 높다. 봄에 막 나온 어린싹을 뜯어 2~3일간 물에 담가 쓴맛을 제거한 후에 끓는 물에 살짝 데쳐 나물로 무쳐 먹는다. 봄에 어린순을 따서 나물 무침·쌈으로 먹는다. 잎으로 떡·튀김으로 먹는다.

차는 가을에 뿌리를 캐서 물로 씻고 적당한 크기로 잘라 2~3일 정도 물에 담가 쓴맛을 제거한 후에 잘게 썰어 물에 달여 엽차처럼 마신다. 재료의 양만큼 설탕을 붓고 100일 정도 발효시킨 후에 발효액 1에 찬물 3을 희석해서 음용한다. 토복령주는 가을에 뿌리를 캐서 물로 씻고 적당한 크기로 잘라 2~3일 정도 물에 담가 쓴맛을 제거한 후에 용기에 넣고 19도의 소주를 부어 밀봉하여 3개월 후에 마신다.

약초 만들 때는 여름에 잎를 채취하여 그늘에 말려 쓴다. 가을에 열매와 뿌리를 채취하여 햇볕에 말려 쓴다.

청미래덩굴의 약성 평온하며, 달다. 뿌리 배당체에는 아미노산, 당질, 알칼로이드, 페놀류, 사포닌, 유기산, 정유성분, 녹말과 영양분이 풍부하다. 씨앗에는 지방, 잎에는 루틴의 성분이 있어 고혈압에 좋다.

최근 약리 실험에서 살충 작용이 있는 것으로 밝혀졌다. 미세먼지나 황사가 호흡기를 통해 모세혈관을 타고 침투하면 몸 밖으로 빠지지 않아 건강에 치명적이다. 우리 땅에서 자라는 청미래덩굴이 각종 환경 물질을 해독할 때는 봄에 어린 잎을 따서 손을 비벼 그늘에 말린 후 엽차처럼 차로 마시면 좋다. 수은, 니코틴, 중금속, 농약, 화학물질, 약물 오염에는 뿌리를 물에 달여 복용한다.

니코틴 해독

청미래덩굴의 자랑은 수은 해독이다. 니코틴을 해독 작용이 있어 여름에 잎을 채취하여 1일 뿌리 10~20g을 담배처럼 말아 불을 붙여 한 두 달 정도 피우게 되면 금단 현상 없이 금연이 가능하다.

> **TIP**
> 1. 한방 뿌리를 말린 것을 "토복령(土茯笭)", 잎을 말린 것 "금강엽(金剛葉)", 열매를 말린 것을 "금강과(金剛果)"라 부른다. 염증 · 부종에 효험이 있고, 주로 중독(수은 · 약물) · 매독 · 임질 · 암 · 악성 종양 · 관절염 · 근골 무력증 · 대하증 · 부종 · 소변 불리 · 야뇨증 · 요독증 · 타박상 · 통풍 · 피부염 · 이뇨 · 근육 마비에 다른 약재와 처방한다. 단, 떫은 맛이 있어 오래 먹으면 변비가 생기니 주의를 요(要)한다.
> 2. 민간에서 무릎 관절염에는 뿌리를 캐서 물로 씻고 15g+목단 5g을 배합해서 물에 달여서 하루에 3번 공복에 복용한다. 화상에는 잎을 짓찧어 즙을 환부에 붙인다.

천문동

"폐 질환의 묘약 천문동"
"천문동은 몸통인 폐의 명약!"

　도가(道家)에서 하늘의 문을 열어 주고 겨울 약초라 하여 "천문동(天門冬)", 울릉도에서는 눈 속에서 돋아난다 하여 "부지깽이나물", 강장제로 알려진 탓으로 "호라지(비)좆"이라 부른다.

　조선시대 허준이 쓴 〈동의보감〉에 "천문동은 폐에 기가 차서 숨이 차고 기침을 하는 것을 치료한다"고 했고, 세종 때 펴낸 〈향약집성방〉에 "신선방(神仙方)"에 석창포, 구기자, 회화나무 열매, 운모, 황장, 천문동, 복령, 닥나무 등을 꼽고 있다. 그 중에서 몸의 생명인 정기신(精氣腎)을 기운을 보하는 데는 천문동이 으뜸이라 했고, 북한에서 펴낸 〈동의학사전〉에 "천문동은 폐와 신장의 음(陰)을 보하고 열을 내리며 기침을 멈춘다"고 했고, 중국 진나라 때 갈홍이 쓴 〈포박자〉에서 "천문동을 삶거나 쪄서 먹으면 곡식을 먹지 않고도 살 수 있다"고 했고, 북한에서 펴낸 〈동의학사전〉에 기록돼 있다.

　중국 진나라 때 갈홍이 쓴 〈포박자〉에 했다. "두자미"라는 사람은 천문동을 먹고 80명의 첩을 거느리고 130명의 자식을 낳았으며 140세까지 살았는데 하

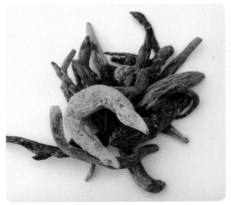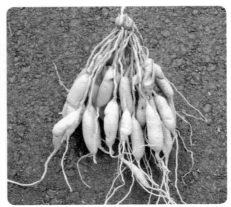

루에 300리를 걸어도 지지치 않는다는 전설 같은 이야기가 전한다.

천문동의 잎과 줄기는 아스파라거스를 닮았고 뿌리에는 작은 고구마처럼 생긴 덩이뿌리가 수십 개 달린 신비한 약초다. 약초 만들 때는 천문동은 여간해서는 잘 마르지 않는다. 가을~겨울까지 방추형 뿌리줄기를 캐서 증기에 쪄서 말린 후 가루 내기를 서너 번 반복해야 뭉치지 않고 제대로 가루가 된다.

예부터 천문동은 폐질환과 자양강장에 썼다. 최근 약리 실험에서 혈당 강하 작용, 항균 작용이 있는 것으로 밝혀졌다.

천문동은 식용, 약용으로 가치가 높다. 봄에 어린순을 채취하여 끓는 물에 살짝 데쳐서 나물로 무쳐 먹는다. 무침·볶음·찌개·국거리·반찬으로 먹는다. 삶아서 말려 묵나물로 먹는다. 뿌리에 소금을 한 줌 넣고 조려서 정과로 먹는다. 뿌리를 설탕에 조려 먹는다. 차는 7~8월에 열매를 따서 물로 씻고 햇볕에 말려서 가루를 내어 물에 타서 마신다. 발효액 만들 때는 가을~겨울까지 방추형 뿌리줄기를 캐서 물로 씻고 적당한 크기로 잘라 용기에 넣고 재료의양만큼 설탕을 붓고 100일 이상 발효시킨 후에 발효액 1에 찬물 3을 희석해서 음용한다. 천문동주는 겨울에 방추형 뿌리를 캐어 물로 씻고 물기를 뺀 다음 대나무를 얇게 깎아 뿌리의 겉껍질을 벗겨 낸 후 방추형의 뿌리 전체를 용기에 소주 19도를 부어 밀봉하여 3개월 후에 먹는다. 재탕까지 마실 수 있다.

천문동은 맛이 차고 달면서도 잘 씹어 보면 쓴맛이 나는 것은 스테로이드와 글로코시드라는 성분이 있기 때문이다. 끈적끈적한 점액질 성분은 인체의 삼보 ⁽三寶⁾인 정기신을 늘리고 폐와 골수를 튼튼하게 하고 기력을 늘려 암세포를 억제하기도 한다.

1. 한방 뿌리를 말린 것을 '천문동⁽天門冬⁾'이라 부른다. 순환계 및 소화기 질환에 효험이 있고, 주로 당뇨병, 신장병, 해수, 인후종통, 이롱, 객혈, 골반염, 골수염, 근골무력증, 근골위약, 성욕 감퇴, 소변 불통, 음위, 인후통, 자양 강장, 아편중독, 폐기종, 폐렴에 다른 약재와 처방한다. 단, 장기간 복용을 금한다.
2. 민간에서 해수·객혈에는 뿌리 5g을 달여서 먹는다. 당뇨병에는 뿌리줄기 6~12g을 약한 불로 끓여서 건더기는 건져 내고 국물만 용기에 담아 냉장고에 보관하여 마신다.

버섯

"4차원 의학의 신비를 푸는 버섯"
"사람이 고칠 수 없는 병은 버섯에 맡겨라!"

세계적으로 버섯은 5만여 종으로 추정된다. 그동안 남한에서 조사 확인된 1,550여 종 가운데 식·약용 버섯은 350여 종, 독버섯은 100여 종에 이른다. 고대로부터 버섯은 향과 맛이 좋아 식용으로 이용해 왔으나 최근에는 항생물질과 같은 의약품을 생산하고 항암 효과가 뛰어나 암환자에게 희망을 주기도 한다.

우리 조상은 고대로부터 버섯*을 식용과 약용으로 이용했다. 우리나라에서는 제1송이 제2능이, 제3표고라 하여 3종을 진귀한 식용버섯으로 여겨왔지만 최근에는 건강에 좋다 하여 버섯이 각광을 받고 있다. 이중 잘 알려진 식용버섯은 송이, 표고, 느타리, 목이, 석이 등이다. 약용 버섯은 영지, 상황, 구름, 차가, 운지, 말굽, 동충하초, 저령 등이다.

버섯에는 "베타 글루칸"이라는 성분이 있다. 약용버섯은 인체에서 부족한 미네랄을 풍부하게 함유하고 있어 영양 식품으로 손색이 없고 변조된 생체 기능을 강화해 주는 것은 물론 암환자의 약해진 면역력을 높여 간접적으로 암을 이

---

* 버섯이란 균류의 포자를 지니고 있는 육질의 기관이다.

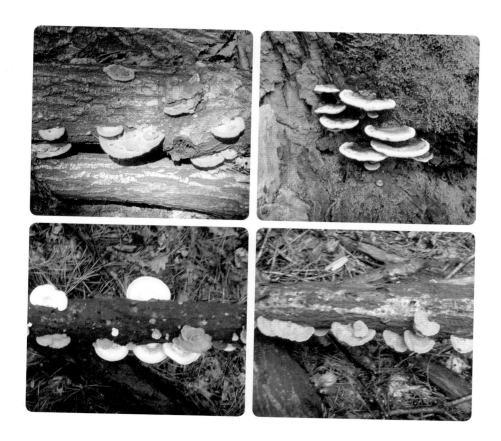

기도록 한다. 버섯에는 "스테로이드" 물질이 암세포를 직접 공격하여 소멸 시킨다. 구름버섯에서 "그레스틴"을 추출하여 항암제로 활용되고 있고, 표고버섯에서 "렌티안"을 추출하여 각종 임상 실험이 진행되고 있다.

최근 자연산이 멸종 단계에 이르자, 버섯 균사를 키운 균사덩이로 표고, 상황, 동충하초, 노루궁뎅이버섯, 아가리쿠스 등을 인공 재배하고 있다.

우리나라 최초의 버섯은 김부식이 쓴 역사서 〈삼국사기〉에 신라 선덕여왕 3년(704년) "금지(金芝)와 서지(瑞芝)를 진상물로 왕에게 올렸다"는 기록에서 금지는 나무에서 나는 버섯(목균)을, 서지는 지상에서 나는 버섯(지상균)을 각각 의미하지만 현재 정확한 종은 알 수 없다.

버섯을 고대 중국, 마야 등에서는 불쏘시개로 쓰고, 로마에서는 버섯을 먹을 수 있는 계층을 제한했고, 네로 황제는 달걀버섯을 무척 좋아해 가져오는 사람에게 버섯 무게 만큼 황금을 하사했다는 기록도 있다.

조선시대 허준이 쓴 〈동의보감〉에는 "표고, 송이, 목이, 말똥진흙버섯, 곰보버섯, 석이, 저령*" 등이 소개돼 있고, 홍만선이 쓴 〈산림경제〉에는 "표고, 저령, 복령**을 한약재로 이용할 수 있다"는 내용이 나오고, 홍덕주의 〈식용약방균보〉에는 "버섯 117종의 형태를 비롯해 재배, 요리, 채집 요령, 독버섯에 대한 주의사항이 알려져 있지만, 현재 사본으로 전해져 오지만 원본은 찾을 수 없다."

버섯은 부드러운 육질과 독특한 향은 요리에서 주재료로 맛의 질을 좌우하기도 하지만 중요한 역할을 한다. 수분이 대부분이며 고형 성분이 10%가 채 안 되지만, 칼로리가 낮으면서 미량원소나 비타민류가 풍부하다.

산행을 하다 보면 각종 버섯을 만나게 된다. 숲속을 걷다보면 나무에서 내뿜는 피톤치드와 음이온, 흙내음과 함께 느껴지는 버섯균사의 향이 은은하게 숲속을 감싼다. 특히 여름은 버섯에게는 자손을 퍼뜨리기에 더없이 좋은 계절이다. 국내 야생버섯은 1만 5,000여종 중 현재 은행에 보관된 수는 430종, 새로운 종을 찾는 방법은 산을 헤매는 수밖에 없다.

숲에는 나무와 숲 사이에 사랑방 친구처럼 자생하는 버섯은 나무 등걸과 흙에서 식물의 잎이나 줄기에 곰팡이처럼 실 모양의 균사체로 숨어 지내다가 홍수가 나거나 날씨가 추워질 때 꽃처럼 피어난다. 아름답고 향기로운 버섯은 주변 환경이 변할 때 자신의 씨앗을 빠르게 퍼뜨린다.

소나무, 너도밤나무, 자작나무 등과 공생하면서 살아가는 버섯은 식용버섯과 독버섯이 많다. 일반인이 식용버섯과 독버섯을 구분하기란 쉽지 않다. 유액이 있는 버섯은 모두 식용이라고 알려져 있으나 혀가 전혀 감각을 못 느낄 정도로

---

* 참나류 뿌리에 혹처럼 나는 버섯
** 소나무 뿌리에 혹처럼 기생하는 버섯

통증을 일으키는 유액을 내는 버섯이 많기 때문에 전문가의 도움을 받아야 한다. 식용버섯과 독버섯을 가장 확실하게 구분하는 방법을 요오드용액을 떨어뜨려 포자의 벽이 암녹색으로 변하는지 현미경으로 살펴봐야 독버섯을 가려낼 수 있다.

버섯은 광합성을 하며 스스로 영양분을 만드는 식물과는 달리 성장에 필요한 성분을 동물이나 식물로부터 얻는다. 예를 들면 약용버섯인 동충하초는 곤충을 죽인 뒤 영양을 얻기도 하고, 전나무 계통의 침엽수를 죽이며 양분을 빼앗는 해면버섯도 있다. 식물에게 필요한 인이나 무기양분을 흡수해 식물에게 공급하고 이들로부터 영양분을 받아 사는 식물과 공존하는 버섯도 많다. 소나무를 살리는 송이버섯, 참나무와 능이버섯은 소문난 공생커플이다.

예부터 버섯은 신과 대화하는 환각물질에서 불로초에 이르기까지 신비에 감추어 있다. 중국 진시황제는 신선이 되기 위해 불로초를 찾으려고 선남선녀 3000여명을 제주도 서귀포를 비롯해 파견했고, 고대 시베리아에 살던 원주민 코랴크족은 제사장이 종교의식을 치를 때 광대버섯을 음용한 후에 치렀다. 이집트 파라오는 평민이 버섯을 먹는 것을 금지했고, 고대 로마에서는 버섯을 먹을 수 있는 계층을 제한하기도 했다. 로마 네로 황제는 달걀버섯을 무척 좋아해 진상하면 그 무게만큼 황금을 하사했다는 기록이 전해진다.

중국의 역사서인 한서(漢書)의 무제기(武帝紀)에는 영지버섯을 불로초의 묘약으로 숭상했고, 도교 포박자(抱朴子)에 석가모니가 열반에 들기 전 버섯을 먹었다고 기록돼 있다. 곰팡이의 꽃인 버섯은 자태도 아름답지만 현대의학의 암을 비롯해 성인병의 놀란 만한 가능성의 신비의 물질로 각광을 받고 있다.

진핵세포를 가진 미생물에 속하는 진균류에 속하는 버섯은 낙엽이나 목재를 썩히는 분해자이자 자연계의 청소부다.

늦가을 낙엽이 지면 버섯을 볼 수 있지만 지상기온이 10℃ 이상일 때 나와 겨울을 지내는 팽이버섯도 있다.

인천대 생물학과 이태수 교수는 2009년 UPOV^(국제식물신품종보호동맹)가 한국산 버섯이 적용을 받으면 다른 나라가 신품종으로 등록한 식물에 대해서는 로열티를 지불하고 사와야 하기 때문에 향후 "버섯 전쟁"을 예언하면서 지금보다 몇 배나 비싼 값을 줘야 팽이버섯을 겨우 살 수 있을지도 모른다고 한바 있다.

버섯 종류별 항암 효과

번호	구분	암 치료율 치료된 쥐/암 걸렸던 쥐	종양 억제율	비고
1	상황버섯	7/8	96.7	
2	송이버섯	5/9	91.8	
3	맛버섯	3/10	86.5	
4	팽이버섯	3/10	81.1	
5	표고버섯	6/10	80.7	
6	구름버섯	4/8	77.5	
7	느타리버섯	5/10	75.3	
8	붉은점박이광대	0/8	72.3	
9	삼색도장버섯	4/7	70.3	
10	진흙버섯	1/9	67.9	
11	흰구름버섯	2/10	65.0	
12	잔나비걸상버섯	5/10	64.9	
13	대합승편버섯	1/10	49.3	
14	기와옷솔버섯	1/10	45.5	
15	목이버섯	0/9	42.6	
16	조개껍질버섯	0/8	23.9	

※ 출처 : 일본 암연구센터 이케가와 지하라 실장

버섯 임상실험

구분	환자수	음용일수	치료율	비고
성기능장애	159	40일	64.1%	
심장병	33	4주간	90.5%	
고혈압	273	1~2주간	76.2%	
폐병	30	2개월	80%	
B형간염	33	2개월	78.6%	
간경화	22	3개월	68%	
악성암	30	2개월	93%	
기관지염	41	3개월	94%	
당뇨병	29	1~2개월	86.9%	
백혈병	35	1~2개월	85.7%	

영지버섯

"십장생 속 불로초 영지버섯"
"불로장생을 상징하는 10가지의 상징물 중 하나"

우리 조상은 불로장생을 상징하는 10가지의 상징물인 십장생으로 소나무·해·산·물·돌·구름·거북·학·사슴·불로초(영지버섯)를 꼽았다. 십장생 병풍을 보면 불로초는 소나무 그루터기에 자리하는데 그것이 바로 영지다. 영지의 갓은 대부분 콩팥형이나 가끔 원형인 것도 있다. 다른 이름으로 "불로초", "만년버섯", "지초"라 부른다. 중국의 이시진이 쓴 〈본초강목〉에서 "영지는 만병을 퇴치하는 버섯"이라 했고, 〈신농본초경〉에 "영지는 생명의 영약"이라고 기록돼 있다.

전통의서인 〈항암본초〉, 〈민속약초연구도감〉에서 불로초인 영지버섯은 위암에 걸린 쥐를 대상으로 한 항(抗)종양 동물실험에서 암 억제율이 최고 80%까지 나타나며, 면역기능이 저하되거나 몸이 쇠약했을 때 복용하면 빠른 회복이 있는 것으로 밝혀졌다.

불로장생을 꿈꾸던 진시황은 늙은 매실나무 10만 그루 중 2~3그루에서 채취했다는 희귀품이 바로 영지였다. 자연산 영지는 100년 이상 묵은 매실나무 등

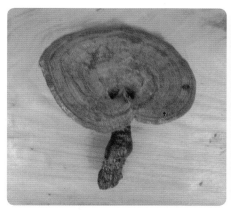
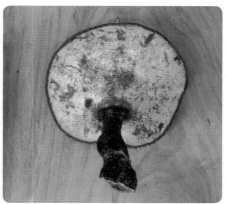

걸에서 자생하는 버섯을 최상으로 친다. 예부터 영지는 우리나라를 비롯해 중국·일본 등 동아시아 지역에서 쇠약한 몸 회복에 효과가 있어 식용과 약용으로 이용해왔다. 영지는 땅 속 죽은 나무에 있는 영양분을 흡수하면서 성장하는데 전면이 가죽 같은 각피로 덮여 있으며 조직은 코르크질로 단단하다. 표면은 옻칠을 한 것처럼 윤기가 있으며 동심형 고리의 홈이 뚜렷하고 방사형의 미세한 주름이 있다. 갓 표면은 처음에는 황백색이다가 점점 짙은 색으로 변한다. 영지는 참나무를 비롯한 활엽수의 그루터기나 말라죽은 나무의 땅 부위에 잘 자라며, 때로는 살아 있는 나무의 밑동 또는 뿌리 부근에서도 자생한다. 항암 효능이 뛰어나 방송에 종종 등장한다. 영지는 분류상 불로초속에 속한 버섯이다. 여름에서 가을까지 활엽수, 특히 참나무 그루터기에서 뿌리 부분을 썩히며 나오는 버섯으로 국내에서는 5종류 정도가 자생한다. 보통 우리가 찾는 영지는 진한 갈색의 대가 있고 포자는 갓 아래의 노란 관공에서 만들어져 갓 위로 올라와 있기 때문에 성숙한 버섯을 딸 때면 갈색의 포자가 손에 묻는다. 약효가 있는 버섯으로 유명한 영지는 중국 전통 약재 중 하나로, 에르고스테롤을 비롯한 기능성 물질이 함유돼 각종 암은 물론 성인병 예방, 체력 강화, 원기 회복 효과가 있다. 또 간과 위를 보호하고 뼈를 튼튼하게 하며, 혈압을 조절하고 항염증, 혈소판 응집 억제 작용을 한다. 전통 의서인 〈항암본초〉, 〈민속약초연구도감〉에 따르면 영지는 위암에 걸린 쥐를 대상으로 한 항(抗)종양 동물 실험에서 암 억제율이 최고 80%까지 나타나며, 면역 기능이 떨어지거나 몸이 쇠약할 때 복용하면 회복이 빠른 것으로 밝혀졌다.

영지는 참나무를 비롯하여 활엽수의 그루터기나 고사된 나무의 땅 부위에 잘 자라며, 때로는 살아 있는 나무의 밑둥 또는 뿌리 부근에서도 자생한다. 국내에서는 5종 정도가 자생한다. 종편에서 인기리에 방송되고 있는 "나는 자연이다"에서 영지버섯은 항암 효능이 뛰어나 단골로 등장할 정도다.

영지버섯의 주요 성분은 다당(GL-B)은 면역력을 증강시켜 각종 원인으로 저하된 면역기능을 회복하고 신체의 항종양과 항염증을 억제시켜 면역계통과 조혈계통에 대한 손상을 방지한다.

영지버섯은 간과 위장을 보호하고 뼈와 위를 튼튼하게 하며 신경을 안정시킨다. 주로 위암, 식도암, 폐암, 천식, 소화불량, 간염, 기관지염에 응용한다. 암세포를 생쥐에 이식한 후 영지버섯의 다당(GL-B)을 주사하거나 복용케 한 결과 암세포 증식이 억제되고 면역이 증강되었고, 생쥐의 육종암을 억제시키고 복강주사시 83.9%의 효과가 있는 것으로 밝혀졌다.

약효가 있는 버섯으로 유명한 불로초 영지버섯은 중국 전통약재 중 하나로 에르고스테롤을 비롯한 20여 종의 기능성 물질이 함유되어 있어 각종 암은 물론 성인병 예방, 체력 강화, 피로 회복, 간과 위를 보호하고 뼈를 튼튼하게 하고 혈압을 조절하며 항염증, 혈소판 응집억제 같은 약리작용이 과학적으로 입증되었다.

1. 한방에서 "영지(靈芝)"라 부른다. 순환계, 호흡기 질환에 다스린다. 주로 간기능회복, 간염, 갱년기장애, 고지혈증, 고혈압, 관상동맥질환, 기관지염, 동맥경화, 면역력 증강, 자양강장에 다른 약재와 처방한다.
2. 민간에서 완전히 말린 것을 영지와 마를 섞어 차로 먹거나 술로 담가 먹는다.

상황버섯

"암세포의 저승사자 상황버섯"
"자연산 야생 상황버섯을 발견하면 진상해야 했던 불로초 "

상황버섯이 최근 건강과 관련하여 식용뿐 아니라 약용으로 이용되고 있다. 최근에는 항암 효과가 널리 알려지면서 쓰임새가 더욱 다양해지고 있있고 대하·하혈 등 여성 질환 치료와 남자의 양기를 보충해주는 효과가 속속 밝혀지면서 건강식품으로 인기를 더해가고 있다.

버섯이 함유한 여러 성분 중에서 가장 주목받는 것이 몸의 면역력을 높여주는 베타글루칸이라는 물질이다. 특히 상황버섯의 단백질 결합 다당체와 알칼리성 단백질 등이 암세포 증식을 억제하는 것으로 밝혀져 의학계의 주목을 받고 있다. 최근 상황버섯은 재배기술이 개발된 덕분에 농업인은 물론 귀농인·귀촌인에게 소득작물로 손색이 없다.상황버섯의 "상황"이란 말은 중국에서 유래했다. 중국 한의학 고서에는 상이(桑耳)、상목이(桑木耳)、상신(桑臣)、매기생(梅寄生)、상황고(桑黃) 등의 이름으로 기록돼 있으며, 진나라 때는 상황버섯을 발견하면 나라에 진상해 제(祭)를 올리는 데 썼다고 한다.상황버섯은 어릴 때는 뭉친 진흙덩어리 같지만 다 자란 뒤에는 혓바닥 모양처럼 변한다. 고사목 또는 그루터기

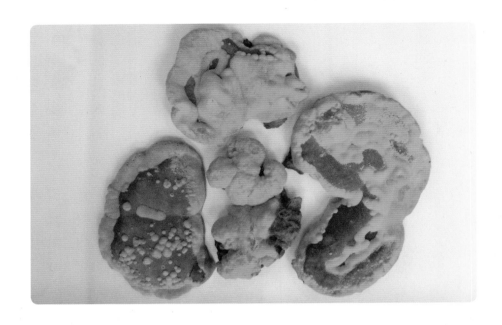

에서 혓바닥을 내민 모습으로 자란다고 해서 수설(樹舌), 버섯 모양이 마치 목질 같이 생겼다 해서 목질진흙버섯으로 불린다. 또 산뽕나무·뽕나무 줄기에 자생한다고 해서 진흙버섯이라고도 한다.

상황버섯은 산뽕나무 등 고목 그루터기에 붙어서 산다. 자연산 상황버섯은 겨울에 성장을 멈추고 진흙색으로 변해 겨울을 난다. 봄부터 늦가을까지는 노란색을 띠며 진흙덩이 모양으로 자란다. 혓바닥같이 생긴 버섯 윗부분은 노란색 융단 같은 덩어리다. 상황버섯은 산뽕나무·뽕나무·밤나무·상수리나무 등 활엽수 고목 몸통이나 그루터기에 붙어서 자란다. 상황버섯의 생김새는 반원, 둥근 산, 말굽 모양 등으로 다양하다. 갓 표면은 어릴 때 어두운 갈색 짧은 털이 촘촘히 있지만 자라면서 없어지고 각피화 된다. 갓에는 검은 갈색의 고리 홈이 나 있으며 가로와 세로로 등이 갈라진다. 가장자리는 선명한 노란색이고 아랫면은 황갈색, 과육은 황갈색이다. 포자는 연한 황갈색을 띠는 공 모양이다. 상황버섯은 중국 명나라 때 이시진이 쓴 〈본초강목〉, 최고 한약서인 〈신농본초경〉, 조선시대 허준이 쓴 〈동의보감〉 등에 약효가 기록돼 있다. 본초강목에는 "상황버섯은 차고 독성이 없으며 온화하고 독을 다스린다. 여성의 하혈·복통·대하 등을 치료하는 효과와 남자의 양기를 북돋우는데 좋다"고 기록돼 있다. 우리나라 자연산 상황버섯은 린테우스 (linteus)·피니(pini)·이그날리우스 (ignalius) 등의 균주를 함유하고 있어 고가에 거래된다. 중국산에는 린테우스가 없어 국내산과 비교하면 가치가 떨어진다. 상황버섯은 맛이 평이하고 독이 없는데 식용보다는 약용으로 가치가 높다. 상황버섯 추출물은 암 치료와 예방, 만성 간염을 포함한 바이러스 질환은 물론 자궁 출혈, 대하증, 월경 불순, 장 출혈 등을 치료하는 효과가 기대된다. 최근 약리 실험에서 항암과 혈압 강하 작용이 있는 것으로 밝혀졌고, 고혈압·소화 불량 치료와 건위·해독에 좋은 것으로 밝혀졌다. 1968년 일본 국립암연구소의 이케가와 지하라 박사 연구팀이 상황버섯 추출물이 뛰어난 종양 치유력을 지닌 것을 밝혀냈다. 1970년대 미즈노 교수가 "상황버섯은 96.7%의 종양 억제 효과가 있다"고 발표한 뒤부터 항암 효능이 널리 알려졌다. 우리나라에서도 상황버섯의 효능 연구가 활발하게 이뤄지고 있다. 1991년 한국신약의 공영윤 박사팀은 '인공 배양한 상황버섯 균사체의 활성화에 관한 연구'를 통해 복수암에 걸린 쥐의 생명 연장률이 평균 30%에 이른 것을 밝혀냈고, 1994년 충남대 약학대 정경수 교수는 "상황버섯의 단백질 다당체가 암세포의 독성을 없애는 효과는 없지만 면역 조절작용을 통해 항암력을 발휘하는 데 기여한다"고 말했다. 1998년 영남대 식품공학과 이재성 교수팀은 쥐에 암세포를 주입하고 상황버섯 균사체를 배양한 곡물 추출물을 투여한 결과 암세포 증식이 64% 억제되는 효과를 밝혀냈다. 2001년 한국화학연구원 맹은호 박사는 "상황버섯이 생체 방어 능력 및 면역력을 향상 시켜 백혈구 기능을 활성화한다"고 주장했다. 한방에서는 주로 소화기 계통의 암(위암·대장암·직장암)·어혈·옹종·요혈·출혈·대하증 등을 치료할 때 다른 약재와 함께 처방한다. 민간에서 상황버섯이 딱딱한 목질이기 때문에 잘게 부수어 차(보리차 대용)로 끓여 마시거나 가루를 꿀에 재어 먹는다. 육수를 만들어 탕·전골·찌개에 넣어도 좋다. 소주에 상황버섯을 넣고 밀봉한 다음 3개월이 지나면 건강주가 된다.

국내에서는 산뽕나무, 밤나무, 상수리나무 등의 활엽수나무 고목의 몸통이나 그루터기에 붙어 10종이 자생하는 것으로 확인되었다. 1990년대만 해도 인공 재배가 불가능하고 자연산이 많지 않아 귀한 대접을 받았다. 최근에 인공 재배에 성공하여 원목 하나에 연간 80~120g 정도가 생산 되기 때문에 농가에서 재배되고 있다. 항암 효과가 있는 것으로 알려져 일본으로 고가에 수출되면서 무차별로 채취해서 그나마 자연산은 요즘 자취를 감췄고 산삼과 유사한 대접을 받고 고가에 거래된다. 상황버섯은 1년 재배 후 수확이 가능하고 한 번 따내도 계속 자라므로 나무의 영양분이 다할 때까지 3~4년간 수차례 수확할 수 있다.

TIP
1. 한방에서 "호손안(胡孫眼)"이라 부른다. 주로 암(위암, 대장암, 직장암), 어혈, 옹종, 요혈, 출혈, 대하증, 건위에 다른 약재와 처방한다.
2. 민간에서 인체의 다른 장기에 전혀 부담을 주지 않는 천연식품으로 보리차 대용, 술로 먹거나 항암에 쓴다.

송이버섯

"불로장수 신선초 송이버섯"
"우리나라 산천의 소나무가 길러 낸 건강 보물"

송이버섯은 우리나라 산천의 소나무가 길러 낸 보물이다. 도가(道家)나 선가(仙家)에서 송이를 오래 먹으면 불로장수하여 신선(神仙)이 된다는 신선초로 알려져 있다.

솔잎으로 둘러싸인 송이버섯은 소나무를 살리기 위해 부단히 노력하는 버섯으로 솔잎혹파리에 병든 소나무나 척박한 토양에 뿌리를 둔 소나무와 공생한다.

송이버섯은 9월이나 10월에 30~1백년 쯤 자란 소나무 숲의 양지 바르고 바람이 잘 통하며 물기가 잘 빠지는 흙에서 원형 띠를 이루며 자란다. 최근 농가에서는 겨울에도 겨우 송이 재배에 성공하여 고가로 판매되고 있다.

송이버섯에는 셀라제, 헤밀라제, 벤트라제 등 섬유 효소가 함유 되어 있어 몸 안의 신진대사에 관여하고 질병 예방에 좋고, 송이버섯 달인 물을 암에 걸린 흰 쥐에게 먹였을 때 91.3% 억제하거나 파괴했고, 다당류 성분인 베타-14 16 글루칸을 이용한 동물 실험에서 100% 항암 활성이 있는 것으로 밝혀졌다.

〈동국여지승람〉에서 송이를 으뜸으로 쳤고, 조선시대 허준이 쓴 〈동의보감〉에는 "산중고송의 송기(松氣)를 받은 버섯을 으뜸이다"라 했고, 중국의 이시진이 쓴 〈본초강목〉에서 "송이는 소나무 그늘에서 나며 사랑스럽지 않은 것이 없다. 소변이 탁한 것을 치료하는데 좋다"고 했고, 〈동의학사전〉에서 "송이버섯은 맛은 달고 성질은 평하다. 많은 양의 다당류가 있는데 이것이 항암활성을 나타낸다. 염증이나 암 치료에 하루 3~9g을 달여 먹는다"고 기록돼 있다.

송이버섯에는 항암 효과가 뛰어나고 면역력을 높이는 물질인 베타 글루칸이 풍부하다. 수분이 90%이고 나머지는 거의가 단백질이고 칼슘, 무기성분, 아미노산, 핵산, 비타민 D, 향기 성분인 계피산 에스테르, 옥타놀, 이소마츠다케올이 다량 함유되어 있다.

송이버섯은 약용보다는 식용으로 가치가 높다. 버섯갓이 퍼지지 않았을 때 따서 식품으로 먹는다. 향이 강하여 오랫동안 그 향을 유지할 수 없어 말리지 않고 바로 먹었다. 일부 산간지역에서는 고추장이나 된장에 담가 "송이 장아찌"로 만들어 먹고, 술에 담가 먹기도 한다. 우리나라에서는 장독에 송이를 묻어 두었는데, 이는 장맛을 통하여 송이향을 계절을 초월하여 느끼고자 했다. 송이를 냉장고에 오래 두면 향의 성분이 변하여 부패한다.

TIP

1. 한방에서 "송이(松栮)"라 부른다. 주로 항암(인후암, 뇌암, 감상선암, 식도암), 마음의 안정, 고혈압, 기관지염, 염증, 종양에 다른 약재와 처방한다.
2. 민간에서 밥에 송이를 넣어 먹었고, 셀러드로 먹었다. 고혈압과 순산의 특효약으로 쓴다.

노루궁뎅이버섯

노루궁뎅이버섯은 활엽수의 살아 있는 나무 등걸이나 고사된 나무에 자생한다. 성장할 때는 백색이다가 날씨가 건조하면 황갈색으로 변한다. 노루궁뎅이를 닮았다 하여 "노루궁뎅이버섯", 중국에서는 "후두(猴頭)", 일본에서는 "야무부시다"로 부른다.

자연산 노루궁뎅이버섯은 그 개체수가 너무 적어 산삼보다 귀한 것으로 알려져 있다. 우리나라에서는 지리산, 덕유산 등에서 야생 노루궁뎅이 버섯이 자생하고 있으나 발견도 어렵다. 일본에서는 인공 재배에 성공하여 생산하고 있다. 중국에서는 약선요리에 쓰고 있고 통조림 식품으로 판매되고 있다.

중국에서 노루궁뎅이버섯은 해삼, 곰 발바닥, 상어 지느러미와 함께 4대 별미다. 중국 이시진이 쓴 〈본초도감〉에는 "노루궁뎅이버섯은 소자후두의 자실체다. 형태는 육질로 일년생이며 다수의 분지가 밀생해 덩어리 모양을 이루고 기부에서 늘어져 나무줄기 위에 착생한다"고 기록돼 있다. 중국·일본 등에서 오래전부터 약재로 쓰이던 버섯이다. 노루궁뎅이버섯은 활엽수(떡갈나무·단풍나무) 밑동이나 말라죽은 나무에서 자생한다. 초기에는 흰색이다가 성장하면서 담황색을 띤다. 날씨가 건조하면 황갈색으로 변하는 부후성 버섯이다. 노루궁뎅이의 자실체는 반구형이고 지름이 5~25cm이며, 짧은 털이 바늘처럼 빽빽하게 나 있지만 스펀지처럼 부드럽고 해산물 같은 식감이 있다. 포자는 기름 방울 모양이고 표면에 미세한 돌기가 있다.

자연산 노루궁뎅이버섯은 개체 수가 적어 귀하다. 요즘 자연산 희귀 버섯의 재배법이 개발되면서 식용·약용으로 가치가 높다. 일본과 한국에서도 재배돼 고가에 거래된다. 중국에서는 약선 요리에 쓰고 통조림 식품으로 생산한다. 노루궁뎅이버섯은 독이 없고 성질은 평하며 맛이 달다. 인체의 오장을 이롭게 하고 소화를 돕는다. 항암 효과가 있는 베타글루칸을 아가리쿠스버섯의 3배 이상 함유하고 있으며, 소화기 질환인 위염·위궤양·십이지장궤양·암(위암·식도암·장암) 등을 다스린다. 미량 금속 원소 11종 및 게르마늄이 들어 있다. 암세포 증식 억제 성분과 뇌 세포를 활성화하는 헤리세논과 에리나신을 함유하고 있어 치매 예방에 좋다. 1998년 일본 시즈오카대학 미즈노 타카시 교수는 논문 〈노루궁뎅이버섯의 약효와 이용〉을 발표한 이후 저서 〈치매·암·당뇨에 잘 듣는 효능 버섯 노루궁뎅이버섯〉에서 "노루궁뎅이버섯은 강력한 항암 작용은 물론 뇌 세포를 활성화해 치매를 예방하는 성분이 있다"고 밝혔다. 〈중국약용진균〉에는 노루궁뎅이버섯이 소화 불량, 위궤양, 신경 쇠약, 신체 허약 등에 효과가 있다고 기록돼 있다. 노루궁뎅이버섯은 다른 버섯의 배당체에 없는 활성 다당체인 갈락토실글루칸과 만글루코키실칸을 함유하고 있어 종양 억제율이 다른 버섯에 비해 높다. 최근 약리 실험에서 항종양·항염·항균, 위 점막 보호, 궤양 치유 촉진, 면역 증강 등의 효능이 있는 것으로 밝혀졌다. 한방에서는 암(위암·식도암·창자암)과 치매에 다른 약재와 함께 처방한다. 민간에서는 하루 30~150g을 물에 달여 먹으면서 만성 위염, 소화 불량, 신경 쇠약, 신체 허약, 당뇨병, 고혈압 등을 치료했다.

노루궁뎅이버섯은 독이 없어 식용과 약용으로 가치가 높다. 여름과 가을에 채취하며 햇볕에 말려 쓴다. 어린 자구체를 채취해 즉시 요리해 먹거나 햇볕에 말려 요리할 때마다 물에 불려 살짝 데쳐 먹거나 무침·볶음 요리해 먹는다.

노루궁뎅이버섯이 약리적 효능이 있는 것으로 알려져 새로운 소득원으로 주목 받는 가운데 차별화한 재배 기술로 이를 연중 생산·유통하는 이가 있다.

노루궁뎅이버섯은 소화기 질환 치료와 항암 효과가 뛰어난 약리적 효능이 알려져 수요가 점차 늘고 있지만 재배 기술이 까다롭다보니 일부 농가만 생산하는 실정이다.

노루궁뎅이버섯에는 미량 금속 원소 11종 및 게르마늄, 뇌 세포를 활성화시키는 헤리세논과 에리나신류가 함유되어 있다. 베타글루칸이 아가리쿠스버섯의 3배 이상 함유되어 있다.

최근 약리 실험에서 항종양 작용, 항염 작용, 항균 작용이 있는 것으로 밝혀졌다.

1998년 일본 시즈오카대학 미즈노 타카시 교수는 "야마부시 버섯의 약효와 이용"의 논문을 발표한 이후 "치매, 암, 당뇨에 잘 듣는 효능 버섯 야마시버섯"의 저서를 통해 "노루궁뎅이버섯은 강력한 항암 작용은 물론 뇌 세포를 활성화시켜 치매를 예방하는 성분이 존재"라고 했고, 1978년 중국의 〈중국 약용 진균〉에서 소화불량, 위궤양, 신경쇠약, 신체허약에 효과가 있는 약용 및 식용 버섯이라 했다.

1. 한방에서 "후두고"라 부른다. 주로 소화기를 다스린다. 항종양, 암(위암, 식도암, 장암), 위궤양, 소화불량, 강장 치매에 다른 약재와 처방한다.
2. 민간에서 소화불량·신경쇠약·신체허약·당뇨병·고혈압에 물에 달여 먹었다.

표고버섯

　우리 조상은 표고를 "산속의 쇠고기"라 불렀다. 중국 요리에서는 육류와 기름을 푸짐하게 쓰는 관계로 표고버섯을 많이 쓴다. 음식에도 궁합이 있는데 돼지고기 요리에 곁들여지는 단골 재료가 표고버섯이다.

　표고버섯, 다고(多菰), 화고(花菰), 추이(椎栮), 향심(香蕈)이라 부른다. 봄에서 가을까지 산지의 졸참나무, 상수리나무, 떡갈나무, 밤나무, 서어나무 등의 활엽수 고목이나 마른 줄기, 나무등걸에서 기생 또는 자생한다. 갓의 지름이 4~10cm의 원형 또는 심장형이고 드물게는 20cm에 이르는 것도 있다. 처음에는 공을 반으로 자른 반구형이지만 자라면서 점차 퍼져 편평해진다. 살은 흰색의 육질로 두꺼우며 마르면 향기가 난다. 표고는 우산처럼 벌어진 것보다 아직 채 펴지지 않은 것이 성분 함량이 더 많다.

　건강과 관련하여 표고버섯의 영양적 가치가 본격적으로 연구가 시작되어 우리 식탁에 오른 것은 불과 20여 년 밖에 되지 않는다. 표고의 등급에는 일반적으로 동고, 향고, 향신, 동고소립, 향고소립으로 구분한다. 향고소립에는 포자

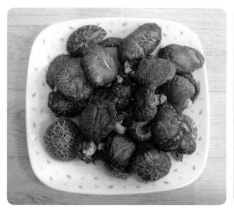
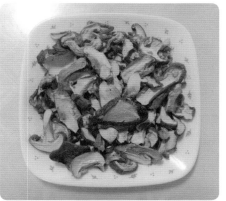

가 많기 때문에 약효 성분이 많아 최상품으로 쳐준다. 자연산은 통풍이 잘 되는 능선 부근 참나무 숲의 반 쯤 쓰러진 말라가는 나무에서 보통 5월 말 전후, 9월 말 전후에 발견된다.

표고버섯에는 독특한 향을 내는 "렌티오닌"과 감칠맛을 내는 "아데닐산"이 들어 있어 한국, 중국, 일본에서는 생표고와 건표고를 버섯 중에서 으뜸가는 식품으로 애용한다. 최근 솔표고나 느타리, 팽이처럼 인공 재배를 하는 버섯은 장식용으로 개발되고 있다.

표고버섯에는 섬유질이 많아 함께 먹는 식품 중의 콜레스테롤이 체내에 흡수되는 것을 억제한다. 표고버섯 당질 중에 렌티날을 비롯한 6종류의 다당체가 있어 항종양성을 나타내는 물질임을 실험적으로 밝혀냈다. 예로부터 표고버섯이 항암효과가 있는 식품으로 전해져 왔는데 그것이 과학적으로 밝혀졌다. 이 물질은 표고버섯을 뜨거운 물에 우려 내면 쉽게 얻어진다.

표고에는 핵산계 조미료 성분인 구아닐산을 함유하고 있어 감칠맛을 낸다. 표고버섯에는 비타민 D의 효과를 가지는 성분이 많이 들어 있어 체내에서 자외선을 받으면 비타민 D로 변한다. 에리타데닌(Eritadenine) 성분이 있어 콜레스테롤의 대사를 촉진하여 체외로 배출하고 혈압을 낮춰 준다.

표고버섯에는 식이섬유를 비롯하여 단백질, 당질, 비타민 B^1과 B^2, 지방, 탄수화물, 칼슘, 인, 나이신, 무기질 등이 함유되어 있어 암세포의 증식 억제, 고혈압, 당뇨병, 성인병에 좋다.

표고에는 면역 물질을 항진하는 KS-2를 함유하고 있어 인플루엔자 바이러스 감염에 항바이러스 활성을 가지고 있다. 렌티난 성분이 면역력을 높이는 항바이러스 물질이고, 항암 효과가 있는 것으로 알려져 있다.

표고버섯에는 목이버섯 다음으로 식이섬유가 많이 들어 있어 변비 예방에 좋고, 에리다데닌은 혈액 중 콜레스테롤을 제거해 고혈압을 예방해 주고, 갓의 색깔이 검은 표고에는 멜라닌 색소가 많아 호르몬이나 인슐린의 분비를 돕기 때문에 당뇨병에 좋다.

표고버섯은 독이 없어 식용과 약용으로 가치가 높다. 양질의 표고는 갓이 피지 않은 상태이고 연갈색 바탕에 거북 등처럼 흰 줄무늬가 많으며 검은 부분이 극히 적을수록 상품이다. 표고를 햇볕에 말려 물에 우려낼 때 녹아나오는 즙액을 버리지 않고 육수로 이용한다.

1. 한방에서 "표고"라 부른다. 이비인후과, 소화기 순환계를 다스린다. 주로 암 예방 및 치료, 간경변증, 간염, 고혈압, 당뇨병, 동맥경화, 식욕부진, 피부윤택, 허약체질에 다른 약재와 처방한다.
2. 민간에서 표고+소고기를 다져 부침개로 먹었고, 표고 침 크림수프를 요리해 먹는다. 위가 아프거나 거북할 때 생표고 90g을 잘게 썰어 물에 달여 먹었다. 독버섯을 먹고 해독할 때는 표고를 술에 달여 먹었다. 목에 통증이 있을 때 소금을 넣은 물에 표고를 달여 먹었다.

능이버섯

"암세포를 억제시키는 능이버섯"
"인체에서 꼭 필요한 미네랄의 보고"

능이버섯은 전국의 참나무가 빽빽이 들어선 곳에 무리를 지어 자란다. 1 능이, 2 표고, 3 송이라 하여 능이를 건조 시켜 방에 두면 그 향이 온 집안에 은은하게 퍼진다 하여 "향이" 또는 "향버섯"이라 부른다. 일본에서는 "고우다케"라 부른다.

능이는 소나무 뿌리에서 균생하는 송이버섯과는 달리 참나무 뿌리에서 균생하는데 갓의 크기가 7~10cm이고 높이는 7~30cm 정도까지 자란다. 능이의 향은 흙냄새, 강한풀냄새, 꽃향기, 나무향, 상큼한 우유향 등이 함유되어 있다.

필자가 전북 진안고원을 감싸고 있는 백마산을 가을에 산행할 때 활엽수립 내 땅 위에 군생 또는 단생하기 때문에 주변에서 자연산 능이버섯을 발견하고 채취한 적이 있다.

능이버섯은 약용 보다는 식용으로 가치가 높다. 아미노산 23종, 지방산 10종, 미량 금속 원소 13종, 유리당, 균당, 다량의 비타민을 함유하고 있고, 영양가가 풍부한 보건식품으로 알려져 있다. 생식하면 가벼운 중독 현상이 나타나기 때문에 잘 말려 오래 저장할 수 있으며, 겨울철 감기에 걸렸을 때 끓여 먹는다.

자연산 능이버섯에는 혈중 콜레스테롤을 저하시키는 Enitedenine과 의약품인 암세포를 억제시키는 다량체인 Lentian이 함유되어 있다. 인공재배가 되지 않아 자연산이 고가에 판매되고 있다.

1. 한방에서 "능이(能珥)"라 부른다. 주로 암예방, 기관지 천식, 감기에 다른 약재와 처방한다.
2. 민간에서 맛이 시원하고 담백하고 뒷맛이 깨끗하여 소고기와 함께 요리해서 먹었다. 육류나 소고기를 먹고 체했을 때 능이버섯을 물에 달여 먹었다. 위장에 염증이 있을 때는 복용을 금한다.

동충하초

예부터 동충하초는 인삼, 녹용과 함께 3대 약재로 취급돼 왔고, "만병통치약", "불로장생의 묘약", "불로장생의 비약", "자양강장제", "하초동충"이라는 애칭을 가지고 있다. 중국에서는 일부 부유층만이 건강 음료로 음용하고, 진시황과 양귀비가 불로장생의 묘약으로 복용했다. 등소평의 건강 비결은 동충하초를 상시 복용했다. 1992년 일본 히로시마 세계육상계를 평정한 중국의 육상 군단 "마군단"이 복용했다는 베일 속의 동충하초가 건강업계와 스포츠업계를 뒤흔들었다.

동충하초는 각종 질병을 예방하는 효능이 있어 예부터 다양하게 이용했다. 동충하초가 불로장생 묘약으로 알려지기 시작한 것은 고대 중국 은상(殷商) 시대부터이다. 기원전 1000년부터 기원전 200년까지 왕과 제후의 무덤 안에서는 동충하초처럼 만든 옥돌도 발견됐다. 왕과 제후가 사후에 다시 부활할 수 있다는 믿음에서 함께 묻었다.

동충하초 자실체(버섯)에서 포자가 흩어질 때 직접 곤충 몸에 떨어져 곤충에 침입하거나 포자가 떨어져 발아한 균시가 곤충의 애벌레나 성충에 들어가 곤충을 죽이고 양분을 얻어 이듬해 동충하초가 탄생한다.

겨울에 죽은 곤충의 사체를 분해해 영양분을 흡수하고 여름에 풀처럼 피어나 버섯이 된다고 해서 동충하초(冬蟲夏草)라는 이름이 붙여졌다. 벌·매미·노린재·송충이·딱정벌레 등의 곤충이 일생을 마무리하고 죽은 형체를 겨울 동안 그대로 유지하고 있는 것을 동충(冬蟲)이라 한다. 이 동충에 붙은 균사가 여름에 자실체를 만드는데, 모양이 마치 풀(草) 같다고 해서 하초(夏草)라고 한다.

버섯(자실체)에서 포자가 흩어질 때 곤충 몸에 떨어져 침입하거나, 포자가 떨어져 발아한 균사가 애벌레나 성충에 들어가 곤충을 죽이고 영양분을 얻어 이듬해 동충하초가 된다.

동충하초는 전 세계에 800여 종, 우리나라에 78종이 있다. 국내에는 번데기동충하초, 큰매미동충하초, 큰유충방방이동충하초, 유충긴몸구형동충하초, 눈꽃동충하초, 노린재동충하초, 벌동충하초 등이 있다.

예부터 동충하초는 중국의 윈난성 등 해발 4000m 이상의 고원지대에 자생하고 인삼·녹용과 함께 3대 약재로 취급됐으며 만병통치약, 불로장생의 묘약, 자양강장제 등으로 불렀고 노화 방지, 면역 증강, 자양강장에 좋다. 중국 전통의학서인 〈본초강목〉, 〈증류본초〉, 〈본초종신서〉 등에 동충하초의 약효가 기록돼 있다. 〈본초강목〉에서는 "폐를 보호하고 신장을 튼튼히 하며 정력을 증강시키고 출혈을 멈추며 담을 삭히고 기침을 멎게 한다", 〈본초종신서〉에서는 "기관지 천식·기침·가래를 삭힌다", 〈천연의약품대사전〉에서는 "맛은 달고 순하며 신장 기능을 돕고 폐를 튼튼하게 하며 강장·정력·진정·빈혈 등에 좋다"고 전한다.

동충하초는 지방 8.4%, 조단백 25.2%, 탄수화물 28.8%, 화분 4.1%, 코디세린 7.6% 등을 함유해 암·당뇨·기관지염·간염 등에 치료 효과가 좋은 것으로 알려져 있다. 또 천연 항생물질인 코디세핀을 함유해 남성 호르몬을 증가시켜 성 기능을 개선한다. 이와 함께 충초다당(蟲草多糖)은 인체의 저항력을 높이고, 근육의 힘을 키워 피로 해소 시간을 단축한다.

커닐햄이 1951년 동충하초에서 코디세핀을 추출해 생쥐의 복수암을 억제하는 것을 밝혀낸 이후 쥐를 이용한 실험에서 폐암·유선암·암종(癌腫) 등 치료 효능을 입증했다. 최근 연구에 의하면 항암·항피로·면역 증강·노화 방지 등의 효능이 밝혀졌다. 또 농촌진흥청과 서울대천연물과학연구소가 공동으로 동충하초 약리를 실험한 결과, 암세포 번식 억제와 종양 억제율 83%라는 놀라운 효과가 밝혀져 항암제로 가치가 높다.

버섯의 일종인 동충하초는 공기가 깨끗하고 습도가 높으며 적당한 나무 그늘이 있는 자연에서 자란다. 생육 조건이 무척 까다로워 극히 소량만 자라기 때문에 자연 채취가 어려웠으나 1990년 이후 민간에서 인공 재배에 성공해 농가 소득에 도움을 준다. 자연에는 독성이 강한 '벌동충하초'가 있기 때문에 주의해야 한다.

동충하초에는 천연항생물질인 코디세핀(Cordycepin)과 충초다당(蟲草多糖)의 물질이 있어 면역력을 증강해 주기 때문에 항암에 쓴다.

임상실험 결과

구분	환자수	음용일수	치료율	비고
성기능장애	159	40일	64.1%	
심장병	33	4주간	90.5%	
고혈압	273	1~2주간	76.2%	
폐병	30	2개월	80%	
B형간염	33	2개월	78.6%	
간경화	22	3개월	68%	
악성암	30	2개월	93%	
기관지염	41	3개월	94%	

당뇨병	29	1~2개월	86.9%	
백혈병	35	1~2개월	85.7%	

1. 한방에서 "동충하초(冬蟲夏草)"라 부른다. 주로 항암, 면역력 증강, 항피로, 마약 중독, 강장제로 다른 약재와 처방한다.
2. 민간에서 밀리타리스를 자연 조건과 유사한 노지 재배, 환기가 좋지 않은 병속 재배하였는가가 매우 중요하다.

말굽버섯

"유기게르마늄이 인삼보다 7배가 많은 말굽버섯"
"암으로부터 자유롭고 싶은가? 천연식품 버섯을 먹어라!"

말굽버섯은 북위 45° 이상, 영하 20~30℃의 혹한 지역에서 한국, 러시아, 중국, 몽골 등 자작나무의 수액을 빨아먹고 자란다. 말굽버섯은 살아 있는 나무나 고사된 자작나무, 너도밤나무, 단풍나무 종류의 활엽수에 뿌리를 내리고 기생하여 수년간을 자라는 코르크질로 마치 말굽처럼 생겼다 하여 "말굽버섯" 또는 "말발굽버섯"이라 부른다.

그동안 말굽버섯은 인체 안전성 검증이 미진했다. 한국보건산업진흥원이 2년간 실험한 결과 인체 유해 성분이 검출되지 않았고, 한국화학시험연구원에서의 독성 실험에서도 유해 성분이 검출되지 않았다. 2003년 식품의약품안전처가 식품 제조·가공 시 부원료로 사용할 수 있다고 발표하면서 관심을 끌고 있다.

말굽버섯은 기원전 8000년대 유적에서 발굴된 가장 오래된 버섯이다. 고대 그리스의 의학자 히포크라테스가 말굽버섯을 염증 치료와 상처에 뜸을 뜨는 데 이용했다.

중국 〈본초도감〉에는 "말굽버섯은 화균지(樺菌芝)이며, 자실체는 다년생으로

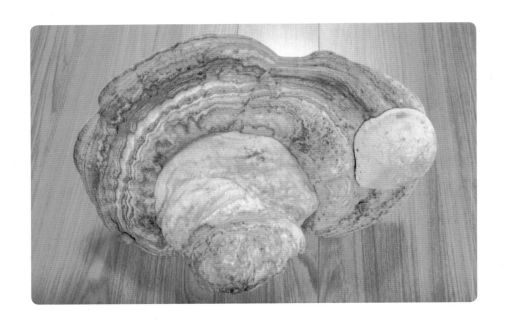

목질이며 측생하고 말굽형이다. 갓 표면이 반들반들하고 딱딱한 각피가 있으며, 맛은 쓰고 평하다. 소적(消積)·화어(化瘀)·항암 효능이 있다"고 기록돼 있다.

말굽버섯은 자작나무·너도밤나무·단풍나무 등 활엽수 밑동에서 자란다. 말굽처럼 생겨 '말발굽버섯'이라 부르기도 한다. 러시아·중국·몽골 등 온대 이북 등지에 분포한다. 북위 45° 이상, 영하 20~30℃의 혹한 지역에서 자작나무의 수액을 빨아 먹고 자라는 극내한성 버섯이다. 우리나라에서는 강원 고산지대와 지리산·덕유산 등에서 극히 적은 수가 서식한다. 장마철 습지에서 기온 30℃ 이상에서 잘 자란다. 목재를 흰색으로 부후(腐朽)시킨다.

말굽버섯의 갓은 말굽 또는 종 모양으로 대형과 소형 두 종류가 있다. 처음에는 반원형이다가 나중에 말굽 또는 종 모양이 된다. 모양과 크기는 나무 종류에 따라 다르다. 대형은 갓 지름 5~30cm, 두께 5~30cm인 것은 가치가 있고, 소형은 갓 지름 3~5cm인 것은 상품 가치가 없다. 갓 표면은 회색 또는 흑갈색의 물결 무늬와 함께 가로로 심한 홈 줄이 있다. 갓 둘레와 껍질은 황갈색이고, 껍질은 질긴 모피처럼 생겼다. 밑면은 회백색이고, 줄기 구멍(관공)은 여러 층이며 치밀한 황색의 작은 구멍이 나 있다. 포자는 타원형이며 흰색 무늬가 있다.

말굽버섯에는 "유기 게르마늄(Ge-132)"이 인삼보다 7배나 많은 1462ppm이 들어 있다. 면역력을 높여 질병을 예방하고, 몸에 쌓인 노폐물과 중금속을 배출하며, 신진대사에 관여해 당뇨병 등 성인병을 예방한다.

말굽버섯은 그동안 우리나라에서는 인공 재배가 불가능하고 다량 공급이 어려워 인체 안전성 검증이 미진했다. 한국보건산업진흥원이 2년간 실험한 결과 인체 유해 성분이 검출되지 않았고, 한국화학시험연구원에서의 독성 실험에서도 유해 성분이 검출되지 않았다. 대학 연구소에서도 인체에 해가 없다는 것을 과학적으로 입증했다. 또 2003년 식품의약품안전처에서 식품 제조 가공 시 부원료로 사용이 가능하다고 판정 받았다.

말굽버섯은 항암의 주성분으로 인정되는 '베타글루칸'과 암세포를 직접 공격해 소멸시키는 '스테로이드', 암세포를 억제하는 'D-프랑크션'을 함유하고 있어 유방암 · 폐암 등 암 예방과 치료에 효험이 있다. 일본 고베대 약학대학의 난바 히로아키 교수팀이 임상 시험한 결과 '암 조직이 유방암과 폐암은 70%, 간암은 50% 축소됐다'고 발표했다. 경희대 약학대학 이경태 교수는 상황버섯과 비교해 말굽버섯이 항암 · 항염증 효과가 월등히 높다는 연구 결과를 발표했다. 부산대 식품영양학과 박건영 교수는 여러 가지 버섯의 항돌연변이 및 항암 효과에서 각 버섯 추출물에 대한 암 억제 효과는 표고버섯(17%) · 영지버섯(13%) · 상황버섯(12%)보다 말굽버섯(42%)이 높았다. 경상대 약학대학 최종원 교수는 인체에 유익한 게르마늄 분석에서 영지버섯 · 상황버섯 · 인삼 등과 비교 분석한 결과 말굽버섯이 인삼보다 게르마늄 함량이 약 7배 높은 것을 밝혀냈다.

말굽버섯은 독성이 없어 약용 가치가 높다. 한방에서는 암(위암 · 식도암 · 자궁암) · 염증 · 옹종 · 간병변 · 위염 · 복통 · 감기 · 소화불량 · 식체 등을 치료하는 데 쓴다.

말굽버섯은 껍질이 두꺼워서 잘게 썰어 약한 불에 1시간 이상 달여 마시거나 육수를 만들어 요리에 넣어 먹는다. 체했을 때 말굽버섯을 달인 물을 먹으면 효과를 볼 수 있다.

말굽버섯의 갓은 지름이 20~50cm, 두께는 10~20cm의 크기로 자라는데 처음에는 반원형이다가 나중에 종 모양 말굽 모양으로 변한다. 모양과 크기는 나무의 종류에 따라 다르다. 자작나무에서 자라는 것을 최상품으로 치고, 갓의 지름이 3~5cm 정도 밖에 안 되는 작은 것은 상품으로 가치가 없다.

버섯의 항돌연변이 및 항암 효과

구분	종양 저해율	비교
말굽버섯	42%	
표고버섯	17%	
영지버섯	13%	
상황버섯	12%	

※ 출처 : 부산대 식품영양학과 박건영 교수

1. 한방에서 "목제(木蹄)"라 부른다. 주로 암예방 및 치료(위암, 식도암, 자궁암), 간 질환, 강장 보호, 복통, 오로(五老) 보호에 다른 약재와 처방한다.
2. 민간에서 햇볕에 말린 것을 적당한 크기로 잘라 보리차 대용으로 먹거나 끓여 각종 찌개에 육수로 먹는다. 음식을 체했을 때 물에 달여 먹었다.

목이버섯

"나무의 귀, 요리에 즐겨 사용하는 목이버섯"
"중국요리에 빼놓지 않고 들어가는 버섯"

버섯은 비가 내리는 날 아름답게 핀다. 숲 속 활엽수 고목(枯木)에 귀처럼 달린 버섯이 목이(木耳)버섯이다. 버섯의 이름은 "나무의 귀"라는 뜻이다. 목이버섯은 전 세계에 분포하며 동양인의 기호에 맞다. 우리나라에서는 이른 봄부터 가을까지 활엽수 고목인 뽕나무 · 물푸레나무 · 닥나무 · 느릅나무 · 버드나무 등에서 발생한 것을 5목이라 하며 최상의 품질로 친다.

버섯 중에서 목이류는 갓과 대가 분화돼 있지 않아 꽃잎 모양으로 자실체(버섯)를 만든다. 갓의 뒷면에는 포자(씨앗)가 간맥(間脈)이나 미세한 털로 덮여 있다. 목이버섯류는 포자가 발생하는 기관(담자기)이 4개의 작은 방으로 나뉘며 각 방에서 가늘고 긴 자루가 나와 그 끝에 포자가 매달린 특이한 구조로 돼 있다. 보통 버섯 포자에서는 하얀 실처럼 균사가 바로 나오지만, 목이류는 아교처럼 끈적끈적한 액체 상태의 포자가 자낭균이라는 공생균을 만나야 비로소 균사로 변한다.

목이버섯의 갓 지름은 3~12㎝이고, 종 · 귀 · 주발 등의 모양이지만 마르면 수축한다. 생것은 젤라틴 질감이고 쫄깃하다. 자실층은 표면보다 연한 색이고,

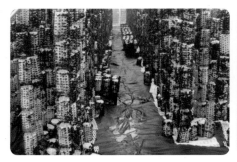
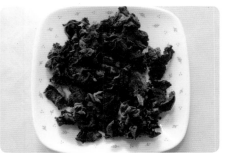

대는 없으며 몸통이 활엽수에 붙어서 자란다. 포자는 콩팥 모양이고 표면은 평탄하다. 포자가 생성될 무렵 버섯 전체가 흰 가루를 뿌려놓은 것처럼 변한다.

목이버섯류는 마르면 종이처럼 얇아졌다가 물기를 조금만 머금어도 팽창해 묵처럼 흐물흐물해지기 때문에 "흐르레기"라고 불린다. 이런 특징 때문에 생버섯보다 말린 것이 유통된다. 일본에서는 목이류가 해산물 해파리를 닮았다 해서 "나무해파리" 또는 "기쿠라게", 중국에서는 흰목이가 순백색 꽃잎처럼 아름답다 해서 "은이(銀耳)" 등으로 부른다. 목이류에 속하는 버섯 중에서 꽃잎, 뇌, 심지창 등을 닮은 종도 있다.

목이는 성질이 차고 맛이 달다. 조선시대 허준이 쓴 〈동의보감〉에서는 "목이는 성질이 차고 평하다. 오장을 좋게 하고 연한 것은 생절이를 해서 먹을 수 있다"고 했고, 중국 이시진이 쓴 〈본초강목〉에서는 "자실체가 습기를 머금었을 때는 아교질로 나타나고, 마를 때는 가죽질로 나타난다. 맛은 달고 평하다. 지혈 효능이 있어 치질 · 장풍(치질의 일종) · 붕루(월경 기간 이외에 피가 멎지 않고 나오는 증상) 등의 치료 효과가 있다. 10~30g을 달이거나 가루를 내어 복용한다"고 했고, 〈중국약용진균〉에서는 "목이버섯은 맛이 달고 기를 증진시키며 몸을 강하게 하고 피를 멈추게 해 통증을 없애준다"고 기록돼 있다.

최근 약리 실험에서 혈액 속에 중성 지방 등이 쌓이는 것을 막아 동맥경화를 예방해주는 것으로 밝혀졌다. 실험 자료에 따르면 종양 억제율 90.8%, 복수암

억제율 80%다. 또 폐질환에 좋고, 지혈 작용이 있다. 신체 피로물질인 과산화
지질의 생성을 막아 노화를 방지하고 멜라닌이 피부에 쌓이는 것을 막아 잡티
가 생기지 않게 한다.

목이버섯은 약용과 식용으로 가치가 높아 광범하게 쓰인다. 전골 · 탕 · 볶음
등 다양하게 요리해 먹을 수 있고 차로도 이용할 수 있다. 한방에서는 주로 하
혈(자궁 · 대소변 · 치루 · 탈항) · 출혈 · 치통 · 위통 · 위경련 · 인후통 · 편도선염 · 기침
등을 치료하는 데 처방한다. 민간에서는 눈에서 찬 눈물이 흐를 때 달여서 마시
고 치통이 있으면 달인 물로 양치질했다. 중국 요리에는 빠지지 않는 것이 양파
와 버섯이다. 차 문화가 발달한 중국에서는 흰목이 · 배 · 대추 등을 우린 물을
강장 식품으로 늘 마신다. 쓰촨성 지방에서는 나무에서 저절로 자란 목이버섯
이나 재배한 목이버섯을 사용한다. 마른 목이버섯은 물에 불리면 흑갈색의 주
름진 꽃잎처럼 펼쳐진다. 탕수육 · 잡채 · 짬뽕 등의 요리에서 흑갈색 꽃 모양을
띠는 것이 바로 목이버섯이다. 말린 목이버섯은 물에 불리면 흙냄새가 약간 나
지만 부드럽고 쫄깃하게 씹히는 질감이 일품이다.

예전에는 목이류의 공생균이 밝혀지지 않아 재배할 수 없었다. 흰목이는 참
나무에 기생하며 자낭균인 방석콩꼬투리버섯과 함께 있어야 자실체를 만든다.
흰목이를 재배할 때 표고버섯과 같이 참나무 원목에 종균을 접종해서 재배하고
있다.

목이버섯은 아시아에서 많은 종이 발견돼 기록돼 있다. 우리나라서는 목이 · 흰
목이 · 미역흰목이 등이 자생한다. 2005년에는 죽은 나무 잔가지에 초롱처럼 매
달려 있는 목이버섯이 발견돼 '금강초롱버섯'이라는 새로운 종(種)으로 등재됐다.

1. 한방에서 '목이(木耳)'라 부른다. 주로 하혈(자궁, 대소변, 치루, 탈항), 출혈, 치통, 위통,
   위경련, 인후통, 편도선염, 해수에 다른 약재와 처방한다.
2. 민간에서 눈에서 찬 눈물이 흐를 때 물에 달여 먹었다.

석이

"바위에 달라붙은 지의류 석이버섯"
"바위에 붙어서 1년 동안 0.5mm가 자라는 묘약"

바위나 나무 위에, 마치 이끼가 곰팡이 피듯 희끗희끗한 무엇인가가 덮여 있는 모습을 본 적이 있는가? 요즘 산속에 사는 자연인의 삶을 다룬 KBS, MBC, EBS, 종편 등에서 바위에 붙어 있는 석이를 채취하는 모습을 봤을 것이다.

바위나 돌에 달라붙은 모양이 귀를 닮았다고 해서 "돌의 귀"라는 석이(石耳)는 대부분 석이버섯이라 부르고 있지만 석이는 석이지의(umbilicaria) 속에 속하는 지의류(地衣類)*다. 깊은 산의 바위에 붙어서 자라는 엽상지의(葉狀地衣)이다.

지의류는 이끼처럼 바위나 나무 위에 붙어 자라며 모양도 비슷한 것이 많아 오해를 받기도 하지만 지의류는 이끼와 다른 생물로 인공적인 복원이 거의 불가능한 생물이고 생장 속도가 아주 더뎌 1년 동안 자라는 길이는 많아야 0.5mm에 불과하다.

조선시대 허준이 쓴 〈동의보감〉에서 "석이버섯은 성질이 차고 평하다. 맛이 달며 독이 없다. 속을 시원하게 하고 위(胃)를 보하며 피나는 것을 멎게 한다. 그

---

* 지의류는 미생물인 균류(버섯, 곰팡이 등이 속한 분류군)에 속하는 생물이다.

리고 오랫동안 살 수 있게 하고 얼굴빛을 좋아지게 하며 배고프지 않게 한다"고 했고, 중국 〈본초도감〉에서 "석이의 맛은 달고 평하며 독이 없다. 음을 보하고 지혈한다. 치루, 탈항, 노상해혈, 장풍하혈, 항균소 원료로 쓰이며, 그 밖의 수용성 다당은 고도의 항암 활성을 지닌다. 15~20g을 달여서 복용한다"고 했다.

석이는 약용보다는 식용으로 가치가 높다. 구약 성경 출애굽기에 "여호와가 주신 양식"으로 묘사되는 검은 식품이다.

1. 한방에서 "석이(石耳)"라 부른다. 주로 강장, 지혈제, 각혈, 하혈에 다른 약재와 처방한다.
2. 민간에서 맛이 담백하여 튀김 요리로 먹는다.

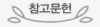
참고문헌

동의보감, 허준, 1610
본초강목, 이시진, 1596

ㄱ

강건일, 현대약 발견사, 참과학, 1997

건강생약협회, 약이 되는 건강 기능식품, 건강생활사, 2014

김동현, 신비한 오행벌침요법, 태을출판사, 1997

김정환, 알고 먹는 약 모르고 먹는 약, 다은북스, 2016

김일훈, 신약, 광제원, 1986

김상훈, 내 몸을 망가뜨리는 건강상식사전, 이지북, 2004

김윤세, 죽염요법, 광제원, 1993

김외순, 식초 · 오일 수첩, 우듬지, 2012

김용환, 자연식 건강법, 시아출판사, 2007

김태수, 로열젤리의 분석, 세진문화사, 1994

구본홍, 미네랄 낸 몸을 살린다, 모아북스, 2011

국립문화재연구소, 민간의학, 1997

ㄷ

동양자연의학연구소, 월간 전통의학 2016년 6월호, 2016

ㄹ

루이스 이그나로 정헌택 옮김, 심혈관질환, 이젠NO, 푸른솔, 2005

ㅂ

박종구, 밝은빛태극권, 정신세계사, 2001

박정훈, 잘먹고 잘사는 법, 김영사, 2002

박희준, 차한잔, 신어림, 1994

ㅅ

신동원 · 김남일 · 이인석, 한권으로 읽는 동의도감, 들녘, 1999

신우섭, 의사의 반란, 에디터, 2013

설현욱, 비아그라 혁명, 성아카데미, 1998

서울대학교 출판문화원, 새로운 약은 어떻게 창조되나, 2012

손찬락, 우리 몸은 자연을 원한다, 그린 홈, 2008

솔제니친, 암병동, 홍신문화사, 1993

ㅇ

오유진, 활성산가 질병의 원인이었다, 이화문화출판사, 1997

오유진, 질병을 고치는 프로폴리스, 이화문화출판사, 2000

오태광, 보이지 않는 지구의 주인 미생물, 양문, 2008

오홍근, 자연치료의학, 정한 PNP, 2004

이동호 · 박종구, 생활태극권, 도서출판 밝은빛, 2003

이상희, 미생물을 제대로 아시나요?, 상상가가, 2013

이승형, 생명의 원소 미네랄, 두루원 출판부, 2004

ㅈ

전세일, 보완대체의학, 계축문화사, 2004

정진호, 약 이야기, 푸른숲, 2017

정진호, 위대하고 위험한 약 이야기, 푸른숲,

정구영, 산야초대사전, 전원문화사, 2018

정구영, 약초건강사전, 전원문화사, 2019

정구영, 몸을 알면 건강이 보인다, 태웅출판사, 2003

정구영, 공부가 춤춘다, 태웅출판사, 2004

정구영, 산야초도감, 혜성출판사, 2011

정구영, 효소수첩, 우듬지, 2013

정구영, 약초대사전, 글로북스, 2014

정구영, 나물대사전, 글로북스, 2014

정구영, 버섯대사전, 아이템북스, 2017

정구영, 산야초민간요법, 중앙생활사, 2015

정구영, 산야초효소민간요법, 중앙생활사, 2017

정구영, 꾸지뽕건강법, 중앙생활사, 2015

정구영, 약초에서 건강을 만나다, 2018

조병식, 자연치유, 왕의서재, 2010

존 로빈스, 육식 건강을 마치고 세상을 망친다, 아름드리미디어, 2000

초

최성희, 우리 차 세계의 차, 중앙생활사, 2015

차종환, 자연의학, 도서출판 사사연, 2014

ㅋ

칼 오레이, 박선령 옮김, 자연이 준 기적의 물 식초, 웅진 윙스, 2006

ㅎ

하남주 · 이도경, 내 몸을 살리는 유산균, 라이프사이언스, 2014

후나야마 신니, 독과 약의 세계사, 에이케이커뮤니게이션즈,

한석규, 약 이야기, 동명사, 2016

한결, 꿀벌이 주는 건강 이야기, 보라기획, 2009

후나세순스케, 항암제로 살해 당하다, 중앙생활사, 2010

일간지 신문 및 잡지

필자의 연재물인 한국일보(정구영의 식물과 인간), 문화일보(약초 이야기), 디지털 농업(버섯 이야기), 산림(효소 및 청 이야기), 사람과 산(약용 식물 이야기), 월간조선(나무 이야기) 외 사이언스, 네이처, 영국의학저널, 미국의학협회저널, 조선일보, 문화일보, 매일경제 보도 인용 참조

색인

자연치유

2019년 7월 15일 **초판 1쇄 인쇄**
2019년 7월 25일 **초판 1쇄 발행**

편저자 · 정구영
펴낸이 · 남병덕
펴낸곳 · 전원문화사

주소 · 07689 서울시 강서구 화곡로 43가길 30. 2층
전화 · 02)6735-2100
팩스 · 02)6735-2103
등록일자 · 1999년 11월 16일
등록번호 · 제 1999-053호

ISBN 978-89-333-1147-9 13510
© 2019, 정구영